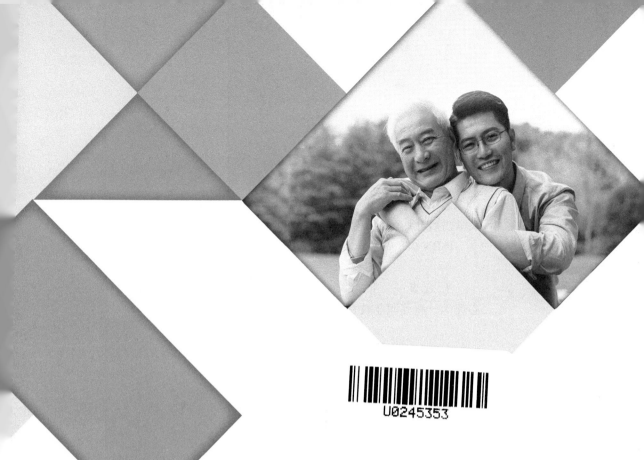

U0245353

老年心理护理

LAONIAN XINLI HULI

■ 主　编　刘志敏
副主编　张程波
周丹丹

 大连理工大学出版社

图书在版编目(CIP)数据

老年心理护理 / 刘志敏主编. -- 大连 : 大连理工
大学出版社,2020.5(2024.8重印)
ISBN 978-7-5685-2529-9

Ⅰ.①老… Ⅱ.①刘… Ⅲ.①老年人－护理学－医学
心理学－高等职业教育－教材 Ⅳ.①R471

中国版本图书馆 CIP 数据核字(2020)第 067461 号

大连理工大学出版社出版

地址:大连市软件园路 80 号 邮政编码:116023
发行:0411-84708842 邮购:0411-84708943 传真:0411-84701466
E-mail:dutp@dutp.cn   URL:https://www.dutp.cn
大连朕鑫印刷物资有限公司印刷   大连理工大学出版社发行

幅面尺寸:185mm×260mm 印张:14.75 字数:354 千字
2020 年 5 月第 1 版   2024 年 8 月第 5 次印刷

责任编辑:姚春玲   责任校对:刘俊如
              封面设计:张 莹

ISBN 978-7-5685-2529-9   定 价:39.90 元

本书如有印装质量问题,请与我社发行部联系更换。

前言　Preface

随着现代生活节奏的不断加快,加上年龄增长、身体健康状况衰退、社会适应能力变差等原因,老年人所承受的来自健康、社会、生活、家庭等方面的压力也与日俱增。老年人若长期处于失落、孤独、抑郁、焦虑、恐惧等不良情绪中,将导致食欲减退、失眠多梦、免疫力下降、老年疾病加重等危害,严重影响身心健康。目前老年人的心理健康问题已引起全社的广泛关注。帮助老年人建立积极心态,正确认识年老及由此产生的一系列生理、心理变化,为其提供必要、有效的心理援助,打造一片更健康、优质的生活空间,已成为当前养老服务的重要任务。

本教材的编写基于职业教育目标,以服务为宗旨,以就业为导向,以综合素质为基础,以能力为本位,以高素质技能型专门人才培养为目标,融"教、学、做"于一体,采用校企合作、工学结合的教学模式,具有很强的职业性和应用性。

本教材面向高职教育中的老年服务与管理专业,构建了老年心理健康与心理护理、老年社会适应心理与护理、老年常见心理精神障碍与护理、老年常见心身疾病护理以及老年死亡教育和临终关怀五大知识技能体系,力求使学生掌握实际工作中急需和行之有效的老年心理护理知识技能。本教材编写中充分考虑了学生和岗位特点,以案例引导,引起学生的学习兴趣;结合岗位需求,使学生掌握老年人常见心理问题及护理方法和技巧等。本教材在编写过程中注重课程思政内容,适时加入相关案例,引导学生积极看待老年人及其心理问题,树立为老年人服务光荣的理念,掌握为老年人进行心理服务的知识技能和素质,体现课程思政的要求。

本教材由大连职业技术学院刘志敏任主编,中合新桥(大连)城市服务有限公司张程波、大连市甘井子区辛寨子社区养老服务中心周丹丹任副主编。具体编写分工如下:刘志敏编写模块一、模块二、模块三、模块四,张程波编写模块五。周丹丹编写各模块的任务训练部分。全书由刘志敏统稿。

在编写本教材的过程中,编者参考、引用和改编了国内外出版物中的相关资料以及网络资源,在此表示深深的谢意。相关著作权人看到本教材后,请与出版社联系,出版社将按照相关法律的规定支付稿酬。

因编者水平所限,不足之处在所难免,敬请广大读者批评指正。

编　者

2020 年 5 月

所有意见和建议请发往:dutpgz@163.com

欢迎访问职教数字化服务平台:https://www.dutp.cn/sve/

联系电话:0411-84707492　84706104

目录 Contents

模块一

老年心理健康与心理护理

 ## 内容聚焦

　　随着人口老龄化进程的加快,养老问题已成为全社会密切关注的问题。要想提高老年人的养老品质及晚年生活质量,不仅需要关注他们的物质需求,还需要关注其心理需求。本模块主要从提升学生认知角度出发,以现实生活和工作中的情境为引导,对老年心理健康、心理咨询、心理护理方面的基础知识和技能进行了诠释,让学生在情境中理解和掌握这些基础知识和技能,深入了解实际岗位工作需求,为将来做好老年人心理护理工作打下良好基础。

任务一　老年心理健康

背景分析

　　随着社会的发展,人们越来越关注健康问题,现如今谈健康不仅包括身体健康,也包括心理健康。特别是在老年人物质需求得到很大满足、人们平均寿命逐渐提高的今天,如何提高老年人的心理健康水平,使亿万老年人得以安度晚年,已成为养老领域的重点研究课题之一。关注老年心理健康问题,对老年人拥有健康体魄和良好心态具有重要意义。

学习目标

知识目标

1.了解老年人心理健康的状况、影响因素。

2.掌握心理健康的概念及老年人心理健康标准。

3.熟悉各种心理测试的相关知识。

能力目标

1.能根据老年人心理健康标准对老年人的心理健康状况进行评估。

2.能准确选择并运用心理测试手段,对老年人进行心理测量。

素质目标

1.树立正确的老年心理健康理念,自觉尊重、关爱老年人。
2.培养科学的心理测量与评估习惯,能敏锐地洞察老年人的心理问题。
3.养成积极关注老年人心理健康状况的习惯。

▌ 案例导入 ▌

马爷爷今年80岁,已入住养老院多年,受到了护理人员的精心照护。最近护理员小王发现马爷爷情绪有点低落,做什么都不感兴趣,吃饭也比以前少了很多。小王多次主动找马爷爷聊天,想劝他出去走一走,他都沉默以对,连以前最爱的电视节目也不看了。小王想了很多办法,马爷爷的状况都没有好转,于是小王联系了他的家人,想了解造成其情绪低落的原因。家人与其沟通后刚开始有所好转,但过后依然如故,每天几乎不怎么说话,喜欢自己一个人发呆,有时会答非所问,行动变得越来越迟缓。看着马爷爷的精神状态日益变差,小王和养老院领导都很着急,找来心理工作人员帮忙。

·思考·

1.马爷爷的心理行为出现了哪些异常?你如何看待这些异常?
2.你认为护理员小王的行为有哪些可取之处,有哪些不足?
3.作为专业护理人员,你有什么方法或措施可以帮助马爷爷?

知识准备

一、关注老年心理健康

(一)健康与心理健康

1. 健康

健康是人生最宝贵的财富,没有健康的身心,一切皆无从谈起。人们越来越重视健康问题,但现如今人们谈健康,不单单是指身体健康,还包括精神、心理、生理、社会、环境、道德等方面的完全健康,即一种"大健康"观念。所谓大健康,就是围绕人的衣食住行、生老病死,对生命实施全程、全面、全要素地呵护,人们既追求个体生理、身体健康,也追求心理、精神等各方面的健康。

大健康是根据时代发展、社会需求与疾病谱的改变,提出的一种全局观念。大健康倡导的是一种健康的生活方式,不仅是"治已病",更是"治未病",帮助人们消除亚健康状态,提高个体身体素质,做好健康保障、健康管理和健康维护工作。实现大健康,需要树立大健康理念,进行大健康教育,创新大健康技术,发展大健康产业,完善大健康服务。

当前我国发展大健康产业既有重要意义,又具有良好条件。积极发展大健康产业,不仅有利于提高人民群众健康水平和生活质量,而且有利于调整产业结构、推动经济社会可持续发展。

2. 心理健康

心理健康是现代人健康不可分割的重要方面。心理健康这一概念有广义和狭义之分。广义的心理健康是指一种高效而满意的、持续的心理状态。狭义的心理健康是指人的基本心理活动的过程完整、协调一致，即认识、情感、意志、行为、人格完整和协调，能顺应社会，与社会保持同步。

总的来说，心理健康是一种持续且积极发展的良好心理状态，在这种状态下，个体有安全感、幸福感，社会适应性良好，能与外部环境进行良好沟通，能充分发挥其身心潜能。心理健康主要表现为情绪稳定和心理成熟两方面。

（二）老年心理健康

1. 老年心理健康状况

老年心理健康关注的是老年人的心理健康问题，那么我国老年人的心理健康状况如何呢？

现如今有很多老年人能通过体育锻炼等方式来维护身体健康，但对心理健康却多有忽视。其实心理健康也是非常重要的，它和身体健康互相促进，若没有健康的心理往往容易导致各种疾病。目前很多老年人存在失落自卑、孤独寂寞、抑郁悲伤、焦虑恐惧、嫉妒委屈、疑病怕死等不良心理。

（1）失落自卑心理。这是由于工作环境特别是社会环境变化而产生的。再加上老年人自身感知觉衰退、与外界信息交流较少、学习能力下降，从而产生被抛弃、与社会脱节的感受，导致出现失落感和自卑感。

（2）孤独寂寞心理。由于离开熟悉的工作岗位、子女离家工作、亲友相继生病去世等原因，老年人容易产生孤独寂寞之感，严重的会影响老年人的思考、判断能力，加速衰老，导致相关疾病发生发展。

（3）抑郁悲伤心理。这是老年人最为常见的消极心态，是老年人对自己的生活状态缺乏信心和激情导致的不良情绪。若这种心态得不到及时调整，长期的抑郁心理易诱发老年抑郁症，严重者可导致自杀。

（4）焦虑恐惧心理。焦虑恐惧也是老年人较为常见的负面情绪。当老年人经历重大生活事件后，如离退休、子女离家、亲友生病时，经常会紧张，焦虑，胡思乱想，甚至产生恐惧心理。

（5）嫉妒委屈心理。老年人由于年龄、身体等条件制约，在社会适应方面容易出现困难。当处于劣势的老年人看到在各方面和自己原本相差无几、甚至不如自己的人，现在反而过得很好时，就有可能出现心理失衡，嫉妒他人。而嫉妒心理一旦产生，常会表现为情绪多变、易怒、自卑等，会严重影响心理健康。

（6）疑病怕死心理。很多老年人年龄大了之后特别关注身体健康，担心自己得了不治之症，担心自己会痛苦地死去，因而会夸大身体症状，反复去医院检查，哪怕医学检查结果很好，医生反复解释，都不足以打消其疑病顾虑。

2. 影响老年人心理健康的因素

影响老年人心理健康的因素是复杂多样的，大致有四个方面：

（1）衰老和疾病。人到老年会引起一系列生理和心理上的退行性变化，体力和记忆力都会逐步下降。这种正常的衰老变化使老年人难免有"力不从心"的感觉，并且带来一些身体不适和痛苦。尤其是高龄老年人，甚至会担心"死亡将至"而胡乱求医用药。在衰老的基础上若再加上疾病，有些老年人就会产生忧愁、烦恼、恐惧心理，导致心理失衡，影响到心理健康水平。

（2）精神创伤。老年人会面临各种各样无法回避的变故,如离退休、配偶或亲友去世、身体衰老、健康状态每况愈下等。这些精神创伤对老年人的生活质量、健康水平和疾病的疗效有着重要的影响,有些老年人因此陷入痛苦和悲伤之中不能自拔,久而久之必将有损心理健康。

（3）环境变化。经济状况、人际关系变迁、婚姻家庭状况、社会风气、社会福利等因素都会对老年人心理健康产生一定的影响。特别是家庭环境是影响老年人心理健康的重要因素之一。如果老年人生活在友好和谐的社会环境里,尊老爱老蔚然成风,家庭成员友爱团结,儿女孝顺,那么老年人就会心情愉悦、幸福快乐地安度晚年;反之,则容易受负面刺激困扰,心理健康状态不良,甚至会患上各种心理疾病。

（4）个人因素。影响老年人心理健康的个人因素既包括老年人的生活习惯、生活方式等因素,也包括老年人对年老、心理健康的主观看法等。若老年人拥有健康的生活习惯,早睡早起、合理运动、均衡营养,保持心情愉悦,其心理健康水平就高;但若老年人沾染了不良的生活习惯,如抽烟、酗酒、赌博等,则会严重损害心理健康。

二、老年心理健康的标准

许多学者对老年心理健康标准进行了研究,综合以往研究,我们认为老年心理健康标准应包括认知功能正常、情绪积极稳定、自我评价恰当、人际交往和谐和适应能力良好五个方面。一般来说,美国心理学家马斯洛提出的心理健康十标准更适合老年人的心理健康状况。

1. 充分的安全感

老年人对社会环境、自然环境、工作环境、家庭环境的安全感很重要,尤其是家庭环境的安全感最为重要,因为家是躲避风浪的港湾,有家才会有安全感。

2. 充分地了解自己

能否对自己的能力做出客观、正确的判断,对老年人自身的情绪有很大的影响。老年人若过高地估计自己的能力,勉强去做超过自己能力的事情,常常会达不到目标,使自己受到打击,出现消极情绪;而过低地估计自己的能力,自我评价过低,缺乏自信心,常常也会产生抑郁情绪。

3. 生活目标切合实际

老年人要根据自己的经济能力、家庭条件及相应的社会环境来制订生活目标,生活目标的制订既要符合实际,又要留有余地,不与他人盲目攀比,不超出自己及家庭承受的能力范围。

4. 与外界环境保持接触

与外界环境保持接触包括三个方面,即与自然、社会和人的接触。老年人退休在家,有很多空闲时间,如果长期在家不与外界接触,易产生抑郁、焦虑等消极情绪。因此,老年人应常走出来,与外界保持适当接触。这样一方面可以丰富自己的精神生活,另一方面也可以及时调整自己的行为以便更好地适应环境。

5. 保持个性的完整与和谐

个性的完整与和谐主要表现为能够正确评价自己和外界事物,能够听取别人意见,不固执己见;能够控制自己的行为,办事盲目性和冲动性较少。另外,老年人的能力、兴趣、性格与气质等各项心理特征和谐而统一。

6.具有一定的学习能力

现代社会知识爆炸,不学习就会落后,与年轻人之间的差距会更大,因此为了适应新的生活方式,与年轻人更好地交流,老年人必须不断学习。如学习计算机,体会上网乐趣,缩短与家人和外界的沟通距离;学习健康新观念,提升生活质量等。另外,学习可以锻炼老年人的记忆和思维能力,对于预防脑功能减退大有益处。

7.保持良好的人际关系

有了良好的人际关系,就有了良好的社会支持系统。众多研究发现,社会支持与个体的主观幸福感呈正相关,与抑郁等消极情绪呈负相关。有了良好的社会支持系统,在开心时有人与你分享,在情绪低落时有人听你倾诉;在健康时有人与你一起锻炼,在生病时有人在旁照顾。可见,个体的社会支持程度越高,便会越快乐,对老年人也是如此。

8.能适度地表达与控制自己的情绪

人到老年后,由于生活环境等发生很大改变,容易产生焦虑、抑郁等不良情绪。但是,若不良情绪压抑过久或是某种情绪表现过激,都会损害人的身心健康。而合理控制情绪变化,巧妙地利用情绪来调节人体生理指标,会增进人的身心健康——情绪能"致"病亦能"治"病。健康的老年人能够对自己的情绪进行良好的管理。

9.有限度地发挥自己的才能与兴趣爱好

老年人的才能与兴趣爱好应该对自己、对家庭、对社会有利,不良的兴趣爱好应尽量克服。如有的老年人喜欢往自己家里捡垃圾,造成家中凌乱不堪,异味传到走廊,引起家人和邻居不满,这种爱好就需要戒掉。

10.在不违背社会道德、公共秩序的情况下,个人的基本需要应得到一定程度的满足

老年人与其他人一样,当自己的需要得到满足时就会产生愉快感和满足感,因此老年人的合理需求应予以重视和满足。但人的需要有时并不符合法律和道德的规范,如个别老年人去女厕偷窥、假扮专家进行虚假诊疗等行为明显是不健康的。

▼ **相关链接**

老年心理健康十二条标准

在实际生活和工作中,老年人心理健康也可采取以下标准进行评估:

1.感知觉尚好。稍有衰者,可通过戴眼镜、助听器等方法弥补,判断事物不常发生错觉。

2.记忆良好。能轻松地记住一读而过的七位数字可说明记忆良好。

3.逻辑思维健全。说话不颠三倒四,回答问题条理清晰。

4.想象力丰富。不拘泥于现有的框框,做的梦常新奇有趣。

5.情感反应适度。积极的情绪多于消极的情绪。对事物能泰然处之。

6.意志坚强。办事有始有终,能经得起悲伤和挫折。

7.态度和蔼可亲。能知足常乐,能制怒。

8.人际关系良好。乐于助人,也受他人欢迎。

9.保持学习的兴趣。能坚持某一方面,不倦地学习。

10. 有正当的业余爱好。如养鱼、下棋、种花等喜好。

11. 与大多数人的心理活动基本保持一致。

12. 保持正常的行为。能坚持正常生活、学习、工作和活动。能有效地适应社会环境变化。

（资料来源：孙颖心. 老年心理护理与康复咨询. 北京：经济管理出版社，2006）

三、促进老年心理健康的方法

维护老年人心理健康已成为当前社会中一个重要课题，作为养老服务人员，更应了解老年人心理，掌握促进老年心理健康的方法。可以从以下几个方面入手：

（一）积极宣传心理健康知识，加强健康管理

关注老年心理健康应从普及宣传心理健康知识开始。通过心理健康知识宣传，让老年人了解自身心理特点，知道什么样的心理行为是正常的，是符合大多数老年人实际情况的，是有益身心健康的，而什么样的心理行为是异常的，若不加关注可能会导致各种疾病等。应教给老年人维护自我心理健康的方法，同时告诉老年人若遇到心理问题，在自己无力调适、家人帮助无效的情况下，应向谁求助、如何求助。只有提高老年人的心理健康意识和能力，加强自我健康管理，才能帮助老年人提高心理健康水平，使他们更好地享受晚年美好生活。

（二）弘扬尊老敬老的社会氛围，建立和谐的家庭关系

尊老敬老的优秀文化传统在中国可谓是源远流长，这对保证老年人心理健康起到了很大的作用。在一个尊敬老年人的社会氛围中，老年人会产生自豪感、成就感，较少出现被抛弃感、失落感。但近些年随着社会和家庭结构的变化，尊老敬老的优良传统也受到了一定程度的冲击，如在社会上出现了老年人摔倒"扶不扶""是老年人变坏了，还是坏人变老了"这样的讨论，在家庭中也出现了"老少倒挂"现象，这些都应引起我们的重视。我们应积极响应国家号召，大力弘扬尊老敬老的优良传统，表彰尊老敬老的先进集体与个人，充分利用新闻媒体，积极营造尊老敬老的社会风气，加强家风建设，形成良好的家庭氛围，让老年人充分感受到尊重与幸福，提高心理健康水平。

（三）加强经济保障，提高老年人生活质量

生活质量影响着老年人的心理健康水平。一般来说，生活质量越高，老年人就越满意、幸福，其整体心理健康水平也越高。虽然我国社会经济发展迅速，很多老年人的温饱问题已解决，但老年人对养老品质的要求却在逐渐提高。他们不仅需要有较好的物质保障，还有日益丰富的精神文化方面的需求。今后，关注老年人的精神文化需求、提高老年人心理健康水平将成为新时期养老服务工作中更广泛的需求。

（四）加强老年心理危机干预，提高养老工作者的心理健康教育水平

老年人心理健康水平的提升离不开养老工作者的努力，特别是老年心理工作者的专业付出。要想做好老年心理健康教育工作，并非只要关心老年人、能言善辩就可以胜任，它需要具备专业知识和技能，既能结合实际开展丰富多彩的心理活动，同时还能做好个别老年人的心理咨询工作，妥善处理老年人的各种心理危机，预防老年人自杀、延缓疾病发生发展。这些都需要专业的服务人员在老年心理学理论指导下科学开展工作

才行,因此加强老年心理健康服务队伍建设,提高养老工作者的心理健康教育水平是十分重要的。

（五）帮助老年人转变观念,适应社会发展

人以什么样的态度对待生活,生活就会以什么样的姿态回报你,只要你热情、乐观、进取,你的生活就会充满阳光。因此,应帮助老年人建立积极的生活态度,善于发现生活中的美,能在黑暗中看到光明,正确对待疾病、衰老和死亡。应鼓励老年人积极参加各种力所能及的活动,主动与他人接触交流,了解社会新变化,努力适应社会发展。

▼ **相关链接**

促进老年人身心健康的小秘诀

老年人如何拥有高质量的生活和愉快的身心呢?根据我国古今养生保健的理论和实践,可以将其概括为四个字,即"动""仁""智""乐"。

一是"动",就是身体多运动。生命在于运动,"君欲延年寿,动中度晚年。"不同年龄段的老年人要注意"动静结合",适度锻炼,循序渐进,持之以恒。

二是"仁",其核心就是爱人。"仁者寿"也,长寿老年人大多慈祥善良。乐于同情和帮助他人,有利自身的心理健康。专家认为同情与援助他人可以提高自身的免疫机制。淡泊名利能使人心平气和,身心健康。

三是"智",就是勤于学习,科学用脑,用科学的知识指导养生保健。步入老年后,一个重要的行动就是重新学习,丰富精神生活,延缓大脑衰老。积极了解国内外大事,了解社会变更,学习新知识、新观念,紧跟时代的步伐,主动把自己融入发展的社会中去。

四是"乐",就是保持乐观情绪和积极向上的心态。即正视现实,接受挑战;乐观豁达,安享晚年;适应今天,迎接明天。快乐与豁达是一种宝贵的资源,不仅要会享用,更要善于发掘。清代画家高桐轩总结了"十乐养生延寿法":①耕耘之乐,②把扫之乐,③教子之乐,④知足之乐,⑤安居之乐,⑥畅谈之乐,⑦漫步之乐,⑧沐浴之乐,⑨高卧之乐,⑩曝背之乐。可谓"乐者寿"之集大成者。

（资料来源:寻医问药网）

四、老年心理评估

心理评估是心理护理行为产生的前提条件,对老年心理护理具有重要意义。在对老年人进行心理护理前,首先需要进行心理评估,明确问题所在,然后才能运用各种心理学知识、技术等对他们进行有效的心理护理。

（一）老年心理评估的含义

心理评估有广义和狭义之分,广义的心理评估是指对各种心理和行为问题的评估,广泛运用于医学、心理学和社会学领域。狭义的心理评估也叫临床评估,指在心理咨询领域中运用心理学知识和技术来对个体心理状况、人格特征和心理健康等做出判断、决策的过程。

老年心理护理是指依据心理学知识、方法和技术获得相关资料,对老年人的人格特征、认知能力、情绪情感、适应能力等心理行为和心理健康状态进行判断、预测和决策的过程。心理评估在老年心理护理中起着重要的作用,它是做好老年心理护理的重要前提和依据,同时也是对心理评估效果做出判定的保障。

(二)老年心理评估的原则

老年心理评估的原则是开展老年心理评估工作的基本要求和指导思想,是做好老年心理护理工作的基础。老年心理评估应遵循以下基本原则:

1. 客观性原则

老年心理评估的首要原则是客观性原则。所谓客观性原则是指在对老年人进行心理评估过程中要遵循实事求是的态度,依据被评估者的客观心理事实和科学的方法,对其心理问题进行科学的评估。心理评估的客观性原则非常必要,因为它直接关系到收集的资料是否真实、观测的数据是否可靠、评估的结论是否科学、护理效果是否有效等,因此,客观性是老年心理评估的最基本原则。

贯彻客观性原则,要求心理护理人员具体做到以下四点:第一,心理评估确定的目标或指标要客观,应选择那些客观存在的现象作为焦点进行观测和探讨。第二,收集资料时要尊重被评估者的客观心理需求。第三,在实施心理测量时,要运用适当的心理评估工具,严格按有关操作标准进行,对测量结果以科学、慎重的态度予以解释。第四,在做评估结论时,要对通过各种途径获得的全部事实进行综合分析,以保证评估结果的科学性。

2. 整体性原则

老年心理评估的整体性原则,是指在心理评估过程中要运用系统观点对被评估的心理现象及影响因素之间的相互关系进行整合研究,同时对被评估的心理现象进行多层次、多水平的系统分析。因此,心理护理人员在心理评估中应具体注意以下两点:第一,对心理问题的分析和研究应从整体出发,挖掘老年人内在心理要素间有怎样的联系。第二,对心理现象的评估要从不同层次、不同水平予以分析,从横向和纵向的角度去发现老年人心理问题的成因。

3. 动态性原则

要以动态的观点来看待被评估老年人的问题和整个心理评估的过程,明确心理评估只是对被评估老年人当前问题的一种定性,而不是最终的结论,要看到或去挖掘被评估者的潜力以及自我治愈的能力。简言之,应以动态发展的观点去评估每一个老年人,而不能一成不变。

4. 综合性原则

老年心理评估的综合性原则,是指在心理评估中除运用心理学的方法和技术外,还要根据需要结合运用多种学科的方法和技术以取得最佳的评估结果。在心理护理实践中,除以心理学的评估方法为主外,有时还需借助多种方法综合进行。如采用一定的生化、物理检测手段,从神经生理学、心理学、社会学、医学的角度获取一些有价值的信息;通过访谈、调查、现场考察等方法,从教育学、社会学等方面获取丰富的内容。总之,采用综合性原则进行心理评估,可以博采众长、取长补短,全面评估老年人的心理健康水平。

5. 保密性原则

老年心理评估的保密性原则,是指护理人员不能在工作和生活中随意提及被评估者的姓名、家族住址等重要的个人信息,以及涉及的心理问题的主要内容等。保密性原则是做心理护理最基本的道德水准和从事心理评估的最基本要求,是鼓励被评估者提供真实材料的保证,也是对被评估者的人格与隐私权的最大尊重。当然也存在保密例外,即当被评估者可能会对社会、对他人,甚至自己构成危害时,评估人员确有必要与有关部门或其家属沟通的情况下,可以不遵循保密原则。

6. 指导性原则

老年心理评估的指导性原则,是指对被评估者的心理问题做出评估后,对其存在的心理问题给予有针对性的指导,从而更好地促进其心理问题的解决和心理的健康发展。评估后给出具体、可行的指导意见,对老年心理护理开展是很有借鉴意义的。

(三)老年心理评估的方法

1. 观察法

观察法是在自然情境中或预先设置的情境中,系统地观察、记录并分析人的行为,以期获得其心理活动产生和发展规律的方法。观察法有两种具体方式,一是参与观察,二是非参与观察,但无论采取哪种方式,原则上不能使被观察者发现自己的活动正在被他人观察,否则就会影响他们的行为表现。观察法的优点是保持被观察对象的自然流露和客观性,获得的资料比较真实、客观,其缺点是观察者处于被动地位,只能消极等待被观察者的某些行为表现,进程较缓慢。

在老年心理评估中观察法是普遍使用的一种方法,学会合理运用观察法对于评估老年心理健康非常重要。观察法需要有目的、有计划地观察,记录老年人在活动中表现出的心理特点,以便科学地解释行为产生的原因。在运用观察法的过程中,所收集到的第一手资料必须是准确的、有代表性的,不能对老年人的行为进行主观臆测,而应尊重客观事实。

2. 调查法

调查法即为了达到目的,就某一问题要求被调查者回答其想法或做法,以此来分析、推测群体心理倾向的研究方法。常用的调查法有以下两种:

(1)访谈法。访谈法是研究人员通过与被调查者直接交谈来探索被调查者心理状态的一种研究方法。访谈时,研究者与被调查对象面对面地交流,针对性强,操作灵活,得到的数据真实可靠。而且访谈的形式是多种多样的,可以是个别访谈,也可以是集体访谈,可以是正式访谈,也可以是非正式访谈。利用访谈法获得的数据真实可靠,但访谈法最大的缺点在于花费大量的人力和时间,调查范围比较窄。

(2)问卷调查法。问卷调查法是科学探究常用的方法之一,通过收集资料,进行定量和定性的研究分析,归纳出调查结论。采用问卷调查方法时,最重要的是根据需要确定调查的主题,然后围绕主题设立各种明确的问题,做全面摸底了解。一般范围较大的心理调查,常采用问卷的方式进行。问卷调查法的优点是能够同时收集到大量的资料,使用方便,并且效率高,其主要缺点是被调查者由于种种原因可能对问题做出虚假或错误的回答。

3. 心理测验法

心理测验法是用标准化量表对个体心理特征进行量化研究的方法,通常用来确定被测试的某些心理品质的存在水平。测验法是个体心理特征和行为表现的量化研究的主要工具,应用范围很广。这种方法的最大特点是对被测试者的心理现象或心理品质进行定量分析,具有很强的科学性。而且随着计算机技术的发展和广泛应用,心理测验领域已实现计算机化,如在机上施测、自动计分、测试结果分析和解释等。

在老年心理评估中,常用的心理测验有:

(1)90项症状自评量表(SCL-90)

90项症状自评量表包括90个项目,具体分为躯体感觉不适、情绪、情感、思维、人际关系等10个因子,可用来评定特定一段时间(通常是一周)的心理健康症状。

(2)简易精神状况检查表(MMSE)

简易精神状况检查表(MMSE)是用来快速甄别老年人有无认知功能障碍的检查表,它包括11个项目,分属五个范畴:定向、识记、注意和计算、回忆、语言。该量表使用情况具体参考模块三"老年常见心理精神障碍与护理"中的任务五"阿尔茨海默症及护理"。

(3)老年抑郁量表(GDS)

老年抑郁量表(GDS)是针对56岁以上老年人的专用抑郁筛查量表,主要评价老年人情绪低落、活动减少、易激惹、退缩和消极评价等症状。该量表使用情况具体参考模块三"老年常见心理精神障碍与护理中"中的任务三"老年抑郁症心理与护理"。

(4)危机干预的分类评估表(THF)

危机干预的分类评估表(THF)多用于心理危机干预中的分类评估,可以帮助评估人员认清问题所在及其严重程度,以便及时采取有效的应对措施。

4.作品分析法

作品分析法也称产品分析法,所谓"作品"指被评估者所做的日记、书信、图画、工艺等文化性的创作,也包括他(她)生活和劳动过程中所做的事和东西。通过分析这些作品(产品)可以有效地评估其心理水平和心理状态,并且可以作为一个客观依据留存,如利用沙盘游戏来分析病患者的心理状况等。由于很多老年人有着强烈的自尊心,不愿提及一些不如意、不光彩的事情,而累积在心中又可能产生心理危机,因此通过沙盘、绘画、工艺品、日记等方式可以帮助其正视自己的内心,缓解心理压力。

(四)老年心理评估的过程

由于评估对象、目的不同,评估过程可以分为不同的阶段,但一般分为四个阶段:

1.准备阶段

了解被评估老年人的主要症状、表现,与老年人或家属一起商定评估手段和步骤等。

2.信息输入阶段

信息输入是指通过调查、观察、会谈以及问卷、心理测验等收集有关信息。

3.信息加工阶段

对收集到的信息进行处理,做出分析,然后进行解释。

4.信息输出阶段

在以上各阶段的基础上,提出问题解决的建议。建议要针对老年人的要求和实际状况。在评估中发现新问题时,对新问题的解决也应包含在这些建议之中。

心理评估实施

在教师指导下,学生共同完成案例分析,分组完成心理评估工作,并进行小组汇报,说明评估中选择测验方式的原因和使用情况等,并由教师进行点评,总结。

一、案例分析

通过讨论分析,我们发现案例中的马爷爷情绪低落、活动减少,出现了心理健康方面的问题。护理员小王能及时发现马爷爷的异常表现,主动与老年人沟通,试着去帮助老年人的做法是很好的,但他在促进心理健康策略方面还需加强。我们需要根据老年心理健康标准,应用观察法、调查法、心理测验法等方法,对他的心理健康状况进行评估,并提出可行的改进措施。

二、技能准备

1.老年心理健康评估的过程(步骤)。

2.老年心理评估常用方法和工具。

(1)90项症状自评量表(SCL-90)。

(2)简易精神状况检查表(MMSE)。

(3)老年抑郁量表(GDS)。

(4)危机干预的分类评估表(THF)。

三、心理评估实施

在教师指导下,学生分组完成心理评估实施工作,具体可参考以下工作流程:

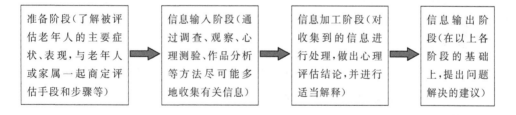

准备阶段(了解被评估老年人的主要症状、表现,与老年人或家属一起商定评估手段和步骤等) → 信息输入阶段(通过调查、观察、心理测验、作品分析等方法尽可能多地收集有关信息) → 信息加工阶段(对收集到的信息进行处理,做出心理评估结论,并进行适当解释) → 信息输出阶段(在以上各阶段的基础上,提出问题解决的建议)

步骤一:准备阶段

在这一步骤中,应先了解被评估老年人的主要症状、表现,判断老年人是否需要进一步的心理评估;与老年人或家属一起商定心理评估的手段和步骤等。

步骤二:信息输入阶段

通过调查、观察、心理测验、作品分析等方法尽可能多地收集有关信息。根据案例中老年人的情况,建议在观察、会谈的基础上,采用合适的心理测验对老年人进行心理评估。

步骤三:信息加工阶段

对心理测验结果进行分析,亦可采用在线答题的方式直接输出结果,对收集到的其他信息进行分析处理,得出心理评估结论,并进行适当解释。

步骤四:信息输出阶段

在以上各阶段的基础上,提出问题解决的建议,由心理工作人员进行老年心理咨询或其他心理护理措施。

四、总结提升

分组讨论。在具体的心理评估实施中,应注意以下几点:

(1)在准备阶段,应多方面了解老年人的心理状况。可通过倾听老年人自述、观察老年人言行举止、他人对被评估老年人的观察和评价等,多角度、全方位地了解老年人信息。但应注意合理分析老年人倾诉的真实性,不可盲目相信或偏听偏信。

(2)在信息输入阶段,应根据被评估老年人的实际情况,选择合适的方法。注意在心理测试使用中,不可滥用心理测验,不可盲目解读测验结果。

(3)在信息加工阶段,应根据老年心理评估的原则,做出真实、可能的心理评估结论。既不能回避矛盾,掩饰问题,也不能盲目夸大、恐吓老年人。

(4)在信息输出阶段,应根据被评估老年人的心理评估结论,提出可行的改进措施。在这一部分可以建议对老年人实施心理咨询、心理护理,也可以建议心理问题严重的老年人直接去综合医院的心理门诊进行系统的专业治疗。

任务训练

情境一

某机关退休老年人孙某,身体硬朗,65时老伴去世,一直心情不好。随后几年中他的好几位亲友也相继去世。每走一位好友,他都会上网详细了解亲友死亡的疾病及原因,越来越害怕,担心有一天也会发生在自己身上。今年他68岁,前些日子他生病住院,医生说已经治好可以出院了,但他总认为没有治好,浑身上下到处都不舒服。虽然经过再三检查,没有发现相关疾病,但孙某仍是疑心重重。最后变得失眠,茶饭不思,不愿出门见人,家人建议他去找心理医生。

思考

1.孙某出现了哪些异常的心理行为?请对孙某的心理健康状况进行评估。

2.想一想还可以通过哪些方法对老年人的心理健康状况进行评估?

情境二

李奶奶,88岁,退休前曾是人大代表。她育有四个儿女,儿女均事业有成,她自己身体状况良好。现在一家社区养老中心进行日托护理。李奶奶每天都面带笑容地与工作人员交流,为人谦虚和善,热情大方,对初来社区养老中心的人总是热情招待,亲切交谈。她发自内心地感激工作人员的陪伴与付出,经常说"谢谢",逢人就说店长和工作人员很好,很负责。李奶奶爱好广泛,记忆也不错,不论大家提及哪方面的知识她都略知一二,工作人员从她身上学到了很多东西。

思考

1.你认为李奶奶的心理健康状况如何?并说明你的理由。

2.从李奶奶的故事中你学到了什么?对其他老年人有哪些借鉴意义。

课后练习

一、选择题（每题只有一个正确答案）

1.广义的心理健康是指一种（ ）而（ ）的、（ ）的心理状态。

A.高效、满意、持续　　　　　　　　　B.高效、开心、持续

C.愉悦、知足、长久　　　　　　　　　D.上进、积极、高效

2.环境变化,特别是（ ）是影响老年人心理健康的重要因素之一。

A.工作环境　　　B.家庭环境　　　C.社会氛围　　　D.遗传环境

3.老年心理护理是指依据心理学知识、方法和技术获得相关资料,对老年人的人格特征、认知能力、情绪情感、（ ）等心理行为和心理健康状态进行判断、预测和决策的过程。

A.智力水平　　　B.思维发展　　　C.适应能力　　　D.兴趣爱好

4.老年心理评估的首要原则是（ ）原则,在对老年人进行心理评估过程中要遵循实事求是的态度,依据被评估者的客观心理事实和科学的方法,对其心理问题进行科学的评估。

A.动态性　　　　B.系统性　　　　C.真实性　　　　D.客观性

二、判断题

1.现如今人们谈健康,不单单是身体健康,还包括精神、心理、生理、社会、环境、道德等方面的完全健康,即一种"大健康"观念。　　　　　　　　　　　　（ ）

2.人老之后就可以不必学习新知识和新技能了,比如说上网、微信等老年人是不用学的。　　　　　　　　　　　　　　　　　　　　　　　　　　　　　（ ）

3.心理评估在老年心理护理中起着重要的作用,它是做好老年心理护理的重要前提和依据,同时也是对心理评估效果做出判定的保障。　　　　　　　　　（ ）

4.老年心理评估的保密性原则是指不论在什么情况下都要为老年人保密。（ ）

三、简答题

1.老年人常见的不良心理有哪些?

2.影响老年人心理健康的因素有哪些?

3.老年心理健康标准有哪些?

4.促进老年心理健康的方法有哪些?

5.老年心理评估常用的方法有哪些?

四、思考题

1.请结合实际情况,谈一下如何对老年人的心理健康状况进行评估。

2.在老年人心理评估中应遵循哪些原则? 这些原则在实际工作中是如何运用的?

任务二 　老年心理咨询

背景分析

近年来随着人们对心理健康的关注,心理咨询也逐渐大众化。在老年心理健康教

育中,心理咨询是常用的手段。作为养老服务工作者,在了解老年人心理的基础上,应掌握老年心理咨询的相关知识,简单运用心理咨询常用方法帮助老年人进行心理调适,提高老年人的心理健康水平和晚年生活质量。

学 习 目 标

🔘 知识目标

1.了解老年心理咨询的含义、心理咨询与心理治疗的异同点。

2.熟悉老年心理咨询的对象、内容、任务和原则等。

3.掌握老年心理咨询常用方法和技术、实施过程以及老年心理咨询师应具备的素质。

🔘 能力目标

1.能熟练运用心理测试、心理评估等方法与手段,对老年人进行心理诊断。

2.能熟练运用老年心理咨询中的常用方法和技术,为老年人提供有效帮助。

3.能根据心理咨询实施步骤进行有针对性的老年心理咨询工作,能灵活应对意外情况。

🔘 素质目标

1.树立正确的心理咨询观念。

2.培养心理咨询师应具备的专业知识、职业道德和心理素质。

3.养成尊重老年人、关爱老年人的工作态度,积极关注老年人心理健康。

案 例 导 入

孙奶奶,70岁,身体较为健康,由于子女工作忙而入住某养老院。平日里积极参加各项活动,为人热情大方,是养老院里的明星人物。最近她情绪出现了波动,经常会冲他人发脾气,在一次活动中和李奶奶吵了起来,弄得大家都不欢而散。工作人员看在眼中很着急,想帮助她,但是经过吵架事件后孙奶奶的自我防御心理极强,面对工作人员的关心显得有些不耐烦,一提及之前的事,就愤愤不平,误会工作人员是"说客""帮凶",不然就说"我要休息了,别打扰我"。

·思考·

1.孙奶奶可能出现了什么心理问题?你有什么方法可以和她好好沟通?

2.如果你为孙奶奶进行心理咨询,你觉得哪些常用方法和技术比较可行、有效?

知 识 准 备

一、老年心理咨询概述

(一)心理咨询与老年心理咨询的概念

1.心理咨询

心理咨询又称心理辅导,与心理治疗、心理相谈有相似之处。在科学领域中,给某类事物下定义,应采用最概括的语言说出该事物的本质。因此心理学领域中给心理咨询下的定义只有一句话:"心理咨询是心理师协助求助者解决各类心理问题的过程。"如果更详细一点,心理咨询的概念是:"心理师运用心理学的原理和方法,帮助求助者发现自身的问题和根源,从而挖掘求助者本身潜在的能力,来改变原有的认知结构和行为模式,以提高对生活的适应性和调节周围环境的能力。"

心理咨询有广义和狭义之分。广义的心理咨询涵盖了临床干预的各种方法或手段;狭义的心理咨询主要是指非标准化的临床干预措施。也就是说,广义的"心理咨询"这一概念,包括了"狭义的心理咨询"和"心理治疗"这两类临床技术手段。心理治疗是心理咨询师对求助者各类心理与行为问题进行矫治的过程。

狭义的心理咨询和心理治疗既有相同之处,也有不同之处。第一,两者的目的一致,都强调帮助来访者成长和改变,采用的指导理论和方法技术常常是相似的;第二,两者都注重帮助者和来访者之间的良好关系。心理咨询和心理治疗的不同之处体现在,一是心理治疗在操作上是规范化、标准化的;而心理咨询是不太规范、不太标准的。二是心理咨询是"协助解决",即在协商和帮助过程中解决问题;而心理治疗则是"矫治",即带有强制性的矫正和按治疗方法进行调治。三是心理咨询的对象广泛,包括正常人,但心理治疗的对象多为心理病人。

▼ 相关链接

正确认识心理咨询,避免认识误区

误区一:心理咨询就是聊天。心理咨询不同于一般意义上的聊天,它利用心理学知识,帮助他人解除心理危机,促进人格发展。这完全不同于朋友聊天、亲友的劝解安慰、老师的教育、领导的思想政治工作。

误区二:谁都能当心理咨询师。如同不是谁都能开汽车一样,并非人人都能当心理咨询师。心理咨询师应经过严格的训练与考核,取得管理部门的许可证才能上岗。

误区三:心理问题等于精神疾病,去做心理咨询很丢人。许多人对心理咨询的惧怕与怀疑可能源于对"精神病"的无知,去做心理咨询怕被当成"精神不正常"来看待。其实心理问题不等于精神疾病,去做心理咨询可以帮助人们成长。

误区四,心理咨询应该一次就解决问题。许多初次做心理咨询的人幻想心理咨询师能够一次把自己长期的压抑与痛苦一扫而光,然而心理咨询师并非神仙,也无超常能力,需经过多次甚至长期咨询才可以帮助他人缓解心理压力,很少一次就可解决其所有心理问题。

误区五:我的心理素质好,不需心理咨询。人一生当中可能会遇到各种各样的问题,心理咨询就像一面比较标准的镜子,可以从各个角度正确了解自己。正确了解自己可以扬长避短,促进人生发展与成功。

误区六:心理咨询师能看透我的想法,知道我的过去和未来。个别人把心理学等同于神秘学说,如同算命先生、占卜、特异功能等,但心理咨询师除了具备心理学方面的专业知识外,并不能一眼看穿他人的想法和过去、未来等。

(资料来源:根据网络资料整理而成)

2. 老年心理咨询

老年心理咨询是指心理咨询师协助求助老年人解决各类心理问题的过程。老年心理咨询要解决的是老年人的心理问题,而不是其他问题。但鉴于老年人的特殊情况,编者认为心理相谈更符合当前养老服务中的实际需求。所谓心理相谈是指心理咨询师或其他养老护理人员在温馨、安静的环境里与老年人一起交流,充分表达意见、沟通感情,达到分析问题、解决问题的目的。心理相谈中的"相"既有相互的意思,也有协商、观察之意。

因此,本教材中提及的老年心理咨询充分考虑到老年人防卫心理重、不愿被说教等特点,更倾向于采用各种心理学方法和技术,和老年人一起沟通交流,协商解决其遇到的各种心理问题的过程。

(二)老年心理咨询的对象

老年心理咨询的对象主要是存在一定心理问题的老年群体,也可以是老年人的家属、子女、亲友等。只要老年人存在心理困惑、情绪苦恼等心理问题,都可以进行心理咨询。但并非所有遇到心理问题的老年人都适合进行老年心理咨询,需具备一定的条件才行,不然即使他们当下遇到的问题属于老年心理咨询范畴,也无法取得良好的咨询效果。老年心理咨询对象应具备的条件如下:

1. 具有一定的智力基础和基本的交流能力

老年心理咨询的对象首先要有一定的智力基础,能够叙述自己的困惑、诉求等,能够明白咨询师话里的意思,和咨询师进行良好沟通,否则咨询将难以进行,难以取得良好的咨询效果。

2. 咨询的内容应属于心理咨询范畴

人到老年,会遇到各种各样的问题,但不是所有问题都适合进行心理咨询。一般来说,老年人的各种情绪问题,与心理社会因素有关的社会适应问题等适合进行老年心理咨询。而那些严重的神经症患者、人格障碍患者、发作期的精神疾病患者都不适合进行心理咨询,他们应该接受专业的心理治疗。

3. 接受咨询的动机应合理

老年心理咨询对象是否有咨询动机会直接影响到咨询效果。那些缺乏咨询动机或动机不合理的老年人,不适合做心理咨询,因为他们没有改变自己状态的动机,会在咨询中表现得抗拒、不配合,难以取得良好的咨询效果。

4. 双方互信,认可心理咨询

老年心理咨询是一个双向活动,需要双方互相信任,老年人对心理咨询有一定的认可度、信任度。如果老年人关注自我心理健康,相信心理咨询师可以帮助他,积极配合心理咨询师的建议与要求,那么心理咨询的效果就好。如果老年人认为心理咨询师是不专业的,心理咨询只是聊聊,没什么实质效果,那么在心理咨询过程中就不会充分敞开心扉,积极配合,效果自然就差。

因此,在实际工作中,对老年人进行心理咨询前,首先要评估老年人的整体状况,评估老年人的状态是否适合进行心理咨询,判断老年人的问题是否属于心理问题,是否属于心理咨询范围。既不可大包大揽,将不适合心理咨询的人或不属于心理咨询范畴的问题纳入心理咨询中,而延误老年人病情,或是因咨询效果不佳而出现新的问题。

（三）老年心理咨询的内容

1.情绪情感问题

在老年心理咨询中大部分是因为情绪情感问题去寻求帮助的,如老年人常见的孤独、寂寞、焦虑、抑郁等情绪。面对这些问题,心理咨询师在可在沟通中帮助老年人分析出现不良情绪情感的原因、改变原有不合理认知,逐步消除心理危机,帮助老年人解除疑虑、端正态度、树立生活的信心和勇气。

2.各种社会适应问题

人到老年都会面临离退休、空巢、丧偶、再婚等一系列社会适应问题。有一些老年人不能及时调整自己的心态、尽快适应新的角色,这时就会出现各种心理问题、困惑等,适时进行心理咨询可以帮助他们尽快适应新的社会变化。

3.患病老年人的心理调适与护理问题

老年人随着年龄增长,身体健康状况会逐渐下降,很多老年人都身患多种疾病,并由此引发一系列的心理问题,不良情绪会诱发或加速疾病发展。通过心理咨询可以帮助老年人适应病人角色,摆脱心理困扰,尽早恢复身心健康。

4.各种心理疾病的初步诊断、护理

老年性疾病如老年焦虑症、抑郁症、疑病症、睡眠障碍、阿尔茨海默症等,对老年人心理及生活会产生极大影响,初步掌握这些疾病的诊断和护理技巧,有助于老年人的治疗和康复。对患有老年精神病但症状已缓解或显著减轻的老年人,适时进行心理援助或心理咨询既有助于他们生活质量的提升,也有助于护理工作的开展。

5.心理健康知识方面的问题

老年人希望自己可以健康长寿,而健康也包括心理健康,现在很多老年人已意识到心理健康的重要性,那么如何保持心理健康就成为老年人关注的内容。为了获得心理健康方面的知识,老年人常常会通过各种渠道进行来咨询,适时进行心理健康知识宣传有助于提升老年人的心理健康水平。

（四）老年心理咨询的任务

老年心理咨询的任务不在于大包大揽解决老年人的一切问题,而是在来访老年人或家属和心理咨询师的沟通交流中,帮助老年人分清现在存在的心理问题及产生原因,共同研究解决策略,适时给予他们合理且有效的指导和建议。

1.帮助来访老年人认清内部冲突,纠正错误信念

老年心理咨询中的大部分问题是由于他们的某些不合理观点、信念导致的,与其人格特点和处事风格有关,但这些求助者常常不能意识到这一点。咨询师可以帮助老年来访者认识到,他们现在所处的心理困境是由于这些不合理的信念引起的,而外部环境不过是其中一个方面而已。如有的老年人一遇到问题或困难就认为是自己人老了不中用了,把所有问题都归结于年老,消极对待生活,正是这些不合理的错误观念导致了现有困扰。因此在心理咨询中,心理咨询师应帮助老年人认清这些错误观念,不再自我欺骗,用积极观念代替这些错误观念。

2. 帮助老年来访者建立新的人际关系

心理咨询关系是一种相互理解的人际关系,要想帮助老年人首先需要想方设法去理解对方,增强他们的自尊、自信和独立自主精神,鼓励他们勇敢地自我表现,并把自己与心理咨询师的关系以及发展关系的经验,成功地运用于人际交往之中。

3. 帮助老年来访者学会认清现实

很多求助老年人在面临问题时,不仅躲避现实以减少自己的焦虑,还总想按照自己的意愿去应对或摆布现实,并经常设法求得周围人的支持,以利于他们逃避现实。心理咨询为他们更加有效地面对现实问题提供了机会,通过心理咨询可以帮助他们正确认识当下现实问题,既不逃避现实,也不粉饰太平,而是引导他们回归现实生活中。

4. 鼓励老年来访者建立积极的生活方式

积极的生活方式可以帮助老年人摆脱困扰,提高生活质量和心理健康水平,因此在咨询中应启发、鼓励、支持求助者采取新的有效行动,建立积极的生活方式。如早睡早起,规律作息,培养适当的兴趣爱好,放松心情,享受生活,遇事不纠结不苛求等。

(五)老年心理咨询的原则

1. 保密性原则

咨询师应对来访老年人的有关资料给予保密,不得对外公开来访老年人的姓名、个人情况等信息,不能随意谈论来访者的问题,尊重来访者的个人隐私权。如因工作需要不得不引用咨询事例时,应对材料进行适当处理,不得公开来访者的真实姓名、单位或住址。当然,也有保密例外的情况,若老年在咨询中表现出自杀倾向或因对他人憎恨有犯罪倾向时,可不遵循保密原则,应及时通知相关人员,一起做好老年人心理疏导和危机干预工作。

2. 客观性原则

咨询师在心理咨询过程中应保持客观、中立的立场,不以咨询师自身的认知来评判来访者的心理和行为,更不对来访者进行批评或指责。

3. 互相信任原则

在对来访老年人进行心理咨询的过程中,咨询师应从尊重信任的立场出发,努力和来访老年人建立良好的信任关系,确保咨询工作顺利进行。但需注意的是,与来访者的关系不能太过亲密,否则会使老年人产生依赖心理,而影响以后的发展。

4. 专业能力限定原则

咨询师的主要目的是帮助来访老年人分析问题的所在,培养来访者积极的心态,树立自信心,让来访者的心理得到成长,自己找出解决问题的方法。但心理咨询师不是万能的,即使是在职业范围内也有他擅长和不擅长的领域。当来访者面临的问题超出咨询师的专业能力范围时应主动、及时地把当事人转介到合适的心理咨询机构或综合医院进行系统治疗。

5. 重大决定延期的原则

在心理咨询期间若来访老年人情绪过于不稳和动摇,应规劝其不要轻易做出离开、放弃治疗等重大决定。在咨询结束后老年人的情绪安定、心境得以整理之后做出的决定往往不容易后悔或反悔的比率较小。

二、老年心理咨询中的常用方法和技术

(一)老年心理咨询中的常用方法

1. 倾听

老年人由于孤单等原因,说话爱唠叨,在心理咨询和心理护理过程中应注意耐心倾听其心声。对很多老年人而言,倾诉并不是为了解决问题,而只是想找人说说话,排解一下内心寂寞,因此倾听本身就具有一定的咨询效果。咨询师应全神贯注地聆听老年人,关切、重视老年人的遭遇和感受,并恰当地表示理解和支持。

▼ 相关链接

倾听十大注意事项

在老年人心理咨询和心理护理工作中,倾听是一项非常重要的技能,也是做好养老护理工作的必备技能。无论老年人说什么、说几遍,都是可以的,都当作是第一次听到,让老年人在倾诉中,感受到被接纳、理解、支持,找到心中的爱,这是目前养老机构中关于老年人心理慰藉的基本要求。

倾听注意事项如下:

第一,倾听的心态:专注、接纳、真诚、好奇。

第二,避免倾听中的误区:游离、安慰、打断、说教、评判、建议等。在与老年人沟通中,不要急于下结论,不可轻视老年人的问题,不可说教老年人,不可对老年人的话题进行过多价值评判。

第三,应适当回应:用接纳性语言回应老年人,适时找到老年人闪光点并反馈,可配合眼神、表情、姿势、肢体动作。

第四,如果开始老年人比较拘谨,可以用一些普遍性、开放性话题引入。如果老年人不想说或身体状况不适合交谈,则尊重老年人,可采用其他方式陪伴或离开。

第五,有的老年人不能语言表达但认得字,这时可以尝试书写沟通。

第六,说话时注意语音、语调和音量,照顾到特殊老年人和其他老年人。

第七,如果听不清或听不懂老年人的讲话,不需着急,只要老年人愿意继续说,仍然可以保持微笑倾听的态度。

第八,如果老年人有情绪释放,或老年人不断重复相同的话,或比较悲观厌世,要保持内在的定与静,耐心倾听不打扰。

第九,可配合采用抚触、音乐等沟通方式,但要与老年人建立起一定关系后方可使用,如果观察到老年人抗拒,要及时调整。

第十,对老年人表达赞赏的时候要心态真诚,叙说具体,切忌过多过滥。

(资料来源:根据网络资料整理而成)

2. 共情

共情也叫同理心、移情、同感,是咨询师设身处地感受老年来访者的内心世界,领悟其思想、观念和情感,从而达到准确理解来访老年人境况的一种态度和能力。共情的核心是理解,将个人观点、价值观等暂时摒弃,站在老年人的立场去感受,深入其内心。咨询师要想做好共情,需要做到:一是知悉老年人所陈述的事实、观点等内容;二是理解老年人的真实感受;三是对老年人感受的认识全面而准确。高水平的共情反应往往比来访老年人表达出来还要全面和准确。

3. 解释

解释是指咨询师运用某种心理理论来对老年来访者的思想、情感和行为的原因实质进行描述的过程。解释为老年来访者提供了一种新的认识自身的方式,但需注意应根据老年人的文化水平、人格特点等进行,而且必须在掌握了足够信息,把握住了来访者的心理问题后才能进行,否则难以取得良好效果。解释内容不能与老年人的信念、文化背景存在过大差异或产生严重的冲突,解释时的措辞须得当,注意观察老年人的反应,尤其是他的非言语行为,如沉默、微笑等,避免抵抗和防御性行为出现。注意不能强迫老年人接受你的观点。

4. 自我表露

自我表露又称自我开放,是咨询师在和老年来访者交流时,表达出自己的情感、思想、经验等与老年人分享。通过这个过程可拉近咨询师与老年人的距离,建立协调信任关系,从而获得老年来访者更多的信息。但自我表露要适度,过多地自我开放,不仅会占用老年来访者的大量时间,而且会让他们觉得咨询师在炫耀或是认为咨询师的心理也不太健康,反而降低信任感。

5. 提问

老年心理咨询中需要双方互相交流,但也需咨询师控制谈话方向,适时的提问将有助于获得有用信息。提问的目的是探清来访老年人的问题,澄清老年人的目标,掌握会谈方向,探讨认知行为改变的可能性,了解心理咨询的效果。在心理咨询中常用的提问形式有以下五种:一是封闭性提问,如"您是不是今天没有出去参加活动""您有没有出现情绪低落、食欲不振的现象";二是开放式提问,如"您当时还有那些想法";三是祈使提问,如"您能将这种感受详细说一下吗";四是间接性提问,如"我感到好奇的是您当时是怎么闯过这一关的";五是投射式提问,如"如果是您,您会怎么做"总之,在提问中应注意把握提问时机和方式,尽量避免消极的提问方式和重复提问。

(二)老年心理咨询中的常用技术

目前心理咨询中技术很多,考虑到老年人的特殊情况,现介绍几种在老年心理咨询中常用的技术。这些疗法不拘泥于传统的会谈方式,形式生动活泼,在活动中了解、提升老年人的心理水平。

1. 催眠疗法

催眠疗法是指用催眠的方法使求治者的意识范围变得极度狭窄,借助暗示性语言,直接与潜意识中的人沟通,找到问题根源,以消除病理心理和躯体障碍的一种心理治疗方法。催眠可以很好地推动人潜在的能力,可用于强迫症、焦虑抑郁症、戒除网瘾毒瘾、情绪问题、失眠困扰等心理疾病的治疗。

2. 家庭疗法

家庭疗法又称家庭治疗,是以家庭为对象而施行的心理治疗方法。协调家庭各成员间的人际关系,通过交流、扮演角色、建立联盟、达到认同等方式,运用家庭各成员之间的个性、行为模式相互影响、互为连锁的效应,改进家庭成员心理,促进家庭成员的心理健康。老年人出现心理问题时若能得到家人的支持和配合,将有助于他们的心理康复。

3.沙盘疗法

沙盘疗法是指在所营造的"自由和保护的空间"气氛中,把沙子、水和沙具运用在富有创意的意象中的治疗。一个系列的各种沙盘意象,反映了来访者内心深处意识和无意识之间的沟通与对话,以及由此而激发的治愈过程、身心健康发展以及人格的发展与完善。沙盘疗法是分析心理学理论同游戏以及其他心理咨询理论结合起来的一种心理临床疗法,通过创造的意想和场景来表达自己,直观显示内心世界,从而可以绕开咨询中的阻抗。

4.绘画疗法

绘画疗法是心理艺术治疗的方法之一,是让咨询者通过绘画的创作过程,利用非言语工具,将潜意识内压抑的感情与冲突呈现出来,并且在绘画的过程中获得疏解与满足,从而达到诊断与治疗的良好效果。无论是成年和儿童都可在方寸之间呈现完整的表现,又可以在"欣赏自己"的过程中满足心理需求。作为一种"玄妙"的语言,咨询师可以通过绘画解读其心灵密码,透析深度困扰人们的"症结"。作为心理诊疗的一个有效工具,真可谓"此处无声胜有声,述说不清能看清"——用绘画的方法进行诊断和治疗,其功效是巨大而独特的。

5.音乐疗法

音乐疗法是通过生理和心理两个途径来治疗疾病的一种方法。因为音乐的频率、节奏和有规律的声波振动,是一种物理能量,而适度的物理能量会引起人体组织细胞发生和谐共振现象,能使颅腔、胸腔或某一个组织产生共振,这种声波引起的共振现象,会直接影响人的脑电波、心率、呼吸节奏等。

6.认识领悟疗法

认识领悟疗法是通过解释使咨询者改变认识、得到领悟而使症状得以减轻或消失,从而达到治病目的的一种心理治疗方法。当咨询者能正确认识并领悟面临问题时,其烦恼或症状就能缓解或消除了。

7.合理情绪疗法

合理情绪疗法是帮助咨询者解决因不合理信念产生的情绪困扰的一种心理疗法,属于认知行为疗法的一种。该理论认为引起人们情绪困扰的不是外界发生的事件,而是人们对事件的态度、看法、评价等认知性的内容。

8.森田疗法

森田疗法是一种顺其自然、为所当为的心理治疗方法,适用于强迫症、社交恐怖、惊恐发作等神经症的治疗,目前还扩大到解决正常人的生活适应性问题方面。主张让老年人在自然生活环境中,带着症状,好好生活。

9.心理剧疗法

心理剧疗法不是以谈话为主,而是让咨询者重新表演生活事件中的相关内容,通过特殊情境下的自发表演,使表演主角的患者的人格特征、人际关系、心理冲突和情绪在表演过程中逐渐呈现在舞台上,在治疗师的间接干预和其他人的帮助下,使心理问题得到解决。

三、老年心理咨询的实施

老年心理咨询有别于普通聊天或护理中的谈话,不仅要选择合适的场所进行,还需要建立良好的护老关系,促进和老年人之间的良好的情感交流才能取得良好的咨询效果。同时还应争取老年人家属、亲友或护理人员的配合,加强心理健康教育宣传。

(一)老年心理咨询的实施步骤

一般来说,老年心理咨询的过程可分为心理诊断、帮助和改变、结束和巩固三个阶段。

第一阶段:心理诊断阶段

咨询师与来访老年人建立良好的咨询关系,收集老年人的相关资料,听取老年人或其家属的叙述,达到了解老年人动机和需要的目的。首先是了解来访老年人的基本情况,包括姓名、性别、年龄、文化程度、原来职业、身体状况等。这些内容可以通过来访的老年人或陪同人所填写的表格加以了解,见表 1-1。表格可设计得详细一些,除以上内容外,还可以包括简要的生活经历、重大的生活事件、原工作环境、家庭环境、健康状况、需要咨询的问题以及临床诊断、人格与情绪心理测验的结果等多项内容。通过这些项目可先对老年人有一个概括的了解,再通过老年人的家属、亲友等做进一步了解。

表 1-1 　　　　　　　　　　来访者信息登记表

来访者信息登记表
姓名:＿＿＿＿＿　　性别:＿＿＿＿＿　　年龄:＿＿＿＿＿
宗教:＿＿＿＿＿　　教育程度:＿＿＿＿＿　　职业:＿＿＿＿＿
婚姻状况:○未婚　　○已婚　　○恋爱　　○离婚　　○丧偶
子女个数:＿＿＿＿＿＿＿＿＿＿＿＿＿
电话:(住宅)＿＿＿＿＿＿＿＿＿(手机)＿＿＿＿＿＿＿＿＿
住址:＿＿＿＿＿＿＿＿＿＿＿＿＿
是否曾接受过辅导、咨询或治疗?
○未曾　　○曾
辅导、咨询或治疗的机构名称:＿＿＿＿＿＿＿＿＿＿＿＿　年份:＿＿＿＿＿
这次要求辅导、咨询的原因是:
你期望经过辅导或咨询后达到怎样的结果:
来访者签名:＿＿＿＿＿＿　　日期:＿＿＿＿＿＿

(资料来源:岳晓东.心理咨询基本功技术.北京:清华大学出版社,2015)

一般来说,要让老年人充分表达思想,在自然、愉快的气氛中进行咨询。老年求助者要愿意让心理咨询师进入他的内心世界,将个人的看法、感受向心理咨询师表达。咨询师和求助者要建立良好的关系,以便于咨询师能更全面地了解他的情况,对求助者做出更准确的判断。

咨询师根据来访老年人提供的信息进行系统思考,认真分析,抓住老年人的心理矛盾和思想症结所在,与其共同确定咨询目标和实施方案。咨询目标的确定需要求助者和咨询师共同参与,互相配合。

第二阶段:帮助和改变阶段

这个阶段咨询师将运用各种咨询技能,各种咨询流派的具体干预技术对求助老年人进行帮助。此时心理咨询师可以初步设计并提出多种办法,并和老年人一起研究这些方法可能引起的结果,进行评价,通过对比进行最优化选择,选择一个最为适合自己的解决办法,咨询后应完成咨询记录表,见表1-2。

表1-2 心理咨询记录表

心理咨询记录表

来访者姓名:_____ 性别:_____ 年龄:_____

咨询师姓名:_____ 面谈日期:_____ 面谈时间:_____

录音录像:○有 ○无录音录像编号:_____

来访者提出的问题:

_____

来访者表现的特别之处:

_____

来访者表达的重要内容:

_____

你与来访者的互动:

_____

你所认为的来访者的核心问题:

_____

对此次咨询和个人效能的评估:

_____

下一步咨询的方向:

_____

其他备注:

_____

咨询师签名:_____ 日期:_____

(资料来源:岳晓东.心理咨询基本功技术.北京:清华大学出版社,2015)

在此过程中,咨询师一方面要用摆事实、讲道理的方式帮助老年求助者纠正认识上的偏差,另一方面要通过有针对性的心理和行为指导,为老年人解决心理问题,解除其心理上的压力。在工作方法上,还要注意心理咨询的目的是引导老年求助者认识自己、接受自己,尽量发挥自己的潜能,对自己的行为和生活有新的信念,否则就不能达到改变老年人心理障碍的目的。

第三阶段:结束和巩固阶段

在此阶段咨询师和求助者一起对照咨询方案,看是否已经取得了阶段性的成效。对于还未解决的问题和尚未达到的目标,寻找原因并采取相应的对策。

(二)老年心理咨询的具体技巧

(1)老年人进行心理咨询时眼神要正视对方,表情要自然,坐姿、站姿要稳重,面部表情要温和,语态要有修养,忌用口头语,不用生硬、强词夺理的语句,更应避免教育者的口气。

(2)要善于倾听来访老人说话。来访老人说话时不能插嘴,不要过早下结论,要让其把话讲完、讲透,让他们把心里的不快全部倾吐,将问题提出,这样有利于咨询师了解其心理状况,及早有效地解决矛盾。只有这样,来访老人才会感到有依靠、有知己,心里觉得满足。

（3）要善于引导老年人说话。咨询师的注意力应集中在老人头部、面部和讲话的内容上，以表示愿意听他讲述，这样老人就愿意与之交谈，但切忌追问，避免使谈话陷入僵局。

（4）咨询时要善于察言观色。要有意识地观察老人的情绪变化，注意老人的神态、表情、语速、语气、声调等，以探索老人心理活动。要适时转换话题，但又不能被察觉，以免老人紧张或有意掩饰。

（5）掌握咨询结束的技巧。一般应在话题告一段落时，说些安慰鼓励的话，然后向老人表示谈话结束或把话题引开，不可无缘无故离开老人，导致老人感到不安，产生疑虑，增加心理负担，影响下次交谈。

（三）老年心理咨询结束后的事项

（1）心理咨询要做记录。包括日期、主要内容、老年人的反应、初步效应等，必备案例分析，最后应有咨询师签名。

（2）注意保护老年人的隐私。对老年人的隐私要绝对保密，取得老年人的信任他才会说心里话，如不注意保密，给予扩散，会加重他们的心理负担，对咨询师也会产生不信任感。更不能当作与他人闲谈的资料，以免老年人发生误会，认为把他当作了笑料。

（3）兑现承诺。已允诺老年人的要求及事情，应尽快帮助落实解决。

（4）制订下一次咨询的计划。咨询时应从谈话中了解老年人的心理、情绪变化，以便考虑下次的相谈计划和内容。

总之，解决老年人心理问题最有效的方法就是和他进行有目的的交流，即老年心理咨询。通过心理咨询能解决老年人心里存在的疑问，了解其心理活动状况，使其生活得更愉快、更健康、更长寿。

四、老年心理咨询应具备的素质

老年心理咨询工作不仅有助于维持老年人的心理健康，对改变老年人的不良生活方式和不良行为有重要意义，而且对家庭和社会安定，提高老年人的生活质量也都有一定的积极作用。但并非能言善辩、充满爱心就可以做好老年心理咨询工作，它需要掌握专业知识，具有高尚的职业道德和良好的心理素质才行。

（一）基本专业知识

心理咨询是一项科学工作，要用科学的知识帮助来访者，使他们认识到困扰他们的真正原因，改正或放弃不良的思想。按照国家职业标准规定，心理咨询师必须掌握普通心理学、儿童心理学、社会心理学、心理咨询学、心理健康与心理障碍学、心理测量学、职业道德与相关法律等方面的基本知识，同时还要接受正规培训，掌握心理测验、心理诊断和心理咨询的相关操作技能。对于从事老年心理咨询工作的人来说，还应了解老年医学、老年心理学、老年生理学、老年精神病学、老年社会学等方面的知识。

（二）高尚的职业道德

从事心理咨询工作的人，只有热爱自己的事业，对心理咨询工作有高度的责任感和荣誉感，才能认真、慎重地处理老年来访者的每一个心理问题。咨询师只有全神贯注地对待老年来访者，才能得到他们的信任。对待老年来访者，不论贫富贵贱、社会地位等都要一视同仁，平等对待。

（三）良好的心理素质

心理咨询师的心理素质是在教育、学习中不断地充实自己和在生活实践中逐渐形成和发展起来的。因此,要成为一名称职的心理咨询师,就要努力培养自己良好的心理素质。首先心理咨询师要对自己有一个清晰的认识和了解,善于自我探索和自我完善;其次要热爱生活,对人生有积极的感悟能力;再次要善于和老年人交流,对老年人有亲和力和感染力;最后具有不求回报帮助老年人的利他倾向,能设身处地理解老年人,对老年人产生同情。

总之,要想做好老年人的心理咨询工作,咨询师应拥有敏锐的观察力,广博的专业知识和社会知识;在洞察、分析和推理老年人内心世界时应迅速、准确,并有自己擅长的领域、有效的模式和亲和性的风格;可以根据实际情况,合理应对各种突发问题,灵活运用和变更常用方法和技术。优秀的心理咨询师还应有良好的记忆力、丰富的想象力和较强的语言表达能力;乐观开朗,意志坚强,并有充沛的精力。

心理咨询实施

在教师指导下,共同完成案例分析,分组完成心理咨询方案制订工作,并进行小组汇报,说明方案的优缺点、现实可行性等,并由教师进行点评、总结。

一、案例分析

通过讨论分析,我们发现案例中的孙奶奶情绪出现了波动,并由此产生了一系列问题。情绪问题属于心理咨询范畴,一起分析造成孙奶奶情绪波动的可能原因,针对这些可能制订可行的心理咨询方案并实施,帮助她解开心结,调整情绪状态。

二、技能准备

1. 运用观察、谈话、心理测试等方法对老年人进行心理诊断。
2. 老年心理咨询实施的程序。
3. 老年心理咨询的常用方法、技术和注意事项。

三、心理咨询实施

在教师指导下,学生分组完成心理护理实施工作,具体可参考以下工作流程:

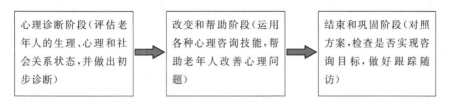

| 心理诊断阶段(评估老年人的生理、心理和社会关系状态,并做出初步诊断) | 改变和帮助阶段(运用各种心理咨询技能,帮助老年人改善心理问题) | 结束和巩固阶段(对照方案,检查是否实现咨询目标,做好跟踪随访) |

步骤一,心理诊断阶段

和老人建立良好的信任关系,对老人的身心健康、社会适应、人际关系等进行分析,明确老人当下的心理问题,对老人的心理问题做出初步的心理诊断。

步骤二,改变和帮助阶段

和老人进行深入沟通,运用各种心理咨询方法和技术,帮助老人正确认识、接纳自己,尽量发挥自己的潜能,建立积极健康的生活理念和生活方式。

步骤三,结束和巩固阶段

咨询师和来访老人一起对照咨询方案,回顾咨询过程,检查是否取得阶段性成效。对于未解决的问题需一起寻找原因并采取相应对策。

四、总结提升

在老年心理咨询中,态度非常重要,礼貌、真诚是老年心理咨询的基本前提,既是尊重老年人的体现,也是咨询师自身修养的展示。

(1)礼貌待人。首先要会和老年人打招呼、微笑服务。一个令老年人喜欢的称呼、一个灵活自然的开场白,会很快打破僵局,使老年人产生亲近感和信赖感。在与老年人沟通中应做到"人未开口,先笑脸相迎",让老年人感受到春风般的温暖。在此基础上他们才愿意将自己的思想暴露在咨询师的面前,并愿意接受相应的开导与帮助。

(2)学会真诚地赞美老年人。如"您今天气色真好""今天这件衣服很符合您的气质""这本书很有品位"等。赞美要真诚,要具体,不能是评比性的,如"您这件衣服穿起来比某某可好看多了""您比某某幸福多了"等。

(3)心理咨询形式灵活多变。可以是一对一的个别咨询,也可以是一对多的团体咨询,可以是门诊咨询、电话咨询,也可以是网络咨询、现场咨询。但不管什么形式,目的都是帮助老年人解决心理困扰。

实训任务

情境 一　管不住自己的老年人

蔡爷爷,72岁,患有慢性哮喘和糖尿病,独居。老年人不愿去儿子家,不想成为儿子的负担。虽有糖尿病但并未接受系统治疗,不忌口,平时喜爱甜食,有多年吸烟史。近期检查发现,体重减轻了,血糖浓度也有所上升。蔡爷爷生活中逐渐开始破罐破摔,态度消极,不打扫卫生,不勤换衣服,到处都乱糟糟的,和以往有很大不同。儿子曾劝过他,但依然如故。

·思考·

1. 蔡爷爷可能出现了哪些心理问题,造成目前现状的可能原因有哪些?

2. 假如你是社会心理工作人员,面对他儿子的求助,你将如何帮助蔡爷爷?

情境 二　爱学习的李阿姨

李阿姨今年68岁,身体相对健康,爱好广泛,最近她迷上追剧,从经典剧到流行剧,凡是感兴趣的她都看了一遍,休息时喜欢和人一起讨论剧情。李阿姨性格开朗,为人热情,善交际,每天都乐呵呵的,哪怕遇到问题也会很快调整好心态。她说她的秘诀就是学习:学习新知识,和年轻人、和时代保持同步;学会放下,不纠结过去,只想过好当下生活。

·思考·

1. 李阿姨保持良好心态的秘诀是什么?

2. 她的案例给了我们哪些启发?

课后练习

一、选择题（每题只有一个正确答案）

1. 广义的心理咨询涵盖了临床干预的各种方法或手段,它不包括( )。
A. 现实问题的咨询
B. 临床患者的心理咨询
C. 健康人的心理咨询
D. 心理治疗

2. 老年心理咨询的对象首先要有一定的( )基础,能够叙述自己的困惑、诉求等,能够明白咨询师话里的意思,能和咨询师进行良好沟通,否则咨询将难以继续。
A. 人格
B. 智力
C. 生理
D. 文化

3. 在心理咨询期间由于来访老年人情绪过于不稳和动摇,应规劝其不要轻易做出离开、放弃治疗等重大决定。这属于心理咨询中的( )原则。
A. 客观性
B. 保密性
C. 重大决定延迟
D. 专业能力限定

4. 顺其自然、为所当为的心理治疗方法是( )。
A. 音乐疗法
B. 绘画疗法
C. 催眠疗法
D. 森田疗法

5. 老年心理咨询记录中应包括( )内容。
A. 日期、主要内容、老人反应、初步效应等,最后应有咨询师签名
B. 日期、主要内容、老人反应等,可以不必签名
C. 老人说的每一句话以及表情
D. 老人的主要问题、反应、感受等

二、判断题

1. 广义的"心理咨询"这一概念,包括了"狭义的心理咨询"和"心理治疗"这两类临床技术手段。 ( )

2. 只要是有心理问题的老年人,都可以成为老年心理咨询的对象。 ( )

3. 在老年心理咨询中要与来访者建立良好的信任关系,但也不能太过亲密,否则会使老年人产生依赖心理,反而影响以后的发展。 ( )

4. 在心理咨询中,若老年人说得不对,可以随时打断他们,告诉他们正确的答案是什么。 ( )

5. 若老年人很健谈,可以跟着老年人思路走,不能打断老年人说话。 ( )

6. 在心理咨询中为了安抚老年人情绪,可以承诺一些事情,但不一定非要做到,可能过后老年人就忘了。 ( )

三、简答题

1. 老年心理咨询的任务是什么?
2. 老年心理咨询的原则有哪些?
3. 在心理咨询中提问的形式有哪几种?
4. 老年心理咨询的实施步骤有哪些?
5. 在老年心理咨询中具体的技巧有哪些?
6. 老年心理咨询结束后应注意哪些事项?

四、思考题

1.请结合实际,谈一下哪些内容可成为老年心理咨询的内容。

2.如何培养自己具备良好的心理咨询职业素养,具体可从哪几个方面着手?

3.结合实际情况,谈一下在养老服务工作中可采用哪些心理咨询技术。

任务三 老年心理护理

背景分析

老年人随着健康水平和生活适应能力的下降,易出现紧张、焦虑、抑郁、恐惧、悲观厌世等消极心理,出现不配合治疗或护理的消极行为,而这些消极心理和行为往往会导致疾病加重,不利于康复,严重影响老年人的生活品质,因此,做好老年人的心理护理工作是非常重要的。了解老年心理护理相关知识和技能,可以满足老年人的个性化养老需求,提高养老服务质量。

学习目标

知识目标

1.了解老年心理护理的含义。

2.熟悉老年心理护理的内容和原则。

3.掌握老年心理护理的程序和注意事项。

能力目标

1.能根据老年人的身心状况,对老年人进行心理评估。

2.能根据老年人的需求,制订合理的心理护理方案并实施。

3.能根据老年人的心理护理要点对他们实施有针对性的心理护理。

素质目标

1.树立正确的老年心理护理理念,尊重、关爱老年人。

2.培养敏锐的观察力,能及时发现老年人的心理问题。

3.形成主动向老年人宣传老年心理护理知识的意识。

▌案例导入▐

龚先生,82岁,入住大连某社区养老服务中心。因患病腿脚不太灵活,医生建议他每天坚持进行康复训练。龚先生是一位非常自律的人,自尊心也很强,他每天坚持训练,但一段时间后发现效果并不明显,因此情绪出现大幅波动。有时会感慨康复训练没有用,变得失望、愤怒和自卑;有时又自我安慰说康复训练贵在坚持,或许下个月会有好转。有一天,他还和来看望他的女儿因为康复训练的事情吵了起来,吵的过程中可以看得出来他在极力压抑怒火。现在他变得敏感、退缩,很少主动和服务中心的其他老年人聊天,和工作人员的交往也很少,精神状态变得越来越差。社区养老服务中心的工作人员很着急,找来从事心理工作的护理人员来帮助他。

> ·思考·
>
> 1.龚先生出现了什么心理问题,你认为造成该问题的主要原因有哪些,应如何正确认识?
>
> 2.针对龚先生的情况,请制订一份可行的心理护理方案。

知识准备

一、老年心理护理概述

(一)老年心理护理的含义

1.老年心理护理的概念

心理护理作为一种护理方法,是伴随以患者为中心的现代护理理念变化和新型护理模式而产生的。所谓老年心理护理是以心理学理论为指导,以良好的人际关系为基础,运用心理学方法,通过语言和非语言的沟通,改变护理老年人不良心理状态和行为,提高其社会适应能力,促进其康复或心理健康的护理过程。

在老年心理护理中,其护理对象不仅是临床各科的老年病人,还包括各养老机构中的老年人,甚至是相对健康的老年人;其护理实施也不限于医护人员或心理工作人员,从事养老服务的工作人员、老年人及其家属都可以在掌握相关知识基础上对有需要的老年人进行心理护理。

2.老年心理护理的目的

老年心理护理与老年生活护理、技术护理相辅相成,有机结合,是现代老年人整体护理中的重要组成部分。老年心理护理的主要目的有三点:

一是通过合适的语言、愉快的情绪、友善的态度、优美的环境,解除老年人对疾病的紧张、焦虑、悲观、抑郁等情绪,增强老年人的机体抗病能力和战胜疾病的信心。

二是正确及时地进行健康教育,使老年人尽早适应新的角色及医院或养老院的环境。通过老年心理护理帮助老年人尽快适应离退休、空巢等社会角色变化,适应生病住院或进入养老院后的新环境,打消久病床前无孝子、人老无用等消极观念。

三是帮助老年人建立新的人际关系,特别是医患关系、护老关系,以适应新的社会环境。老年人面临不熟悉的环境容易出现不适应,心理护理可以帮助他们建立新的人际关系,尽快熟悉、适应新环境。

(二)老年心理护理的内容

1.心理评估

对老年人的心理问题进行评估是老年心理护理的基本内容之一。心理问题的准确评估是优选心理护理对策的前提。心理评估包括监控和检测老年人心理状态、老年人的心理演变过程等内容,可采用观察法、会谈法、量表法、作品分析法等方法进行心理评估。

2.情绪护理

情绪护理是老年心理护理的重要组成部分,包括情绪表达、情感宣泄与情绪调控等内容。护理人员通过与老年人建立良好的信任关系，促使老年人主动表达真实情绪，从而实现对其情绪状态的主观评价，更好地进行情绪调控。对情绪过于激动的老年人，可让其以合理的方式进行宣泄；对于情绪低落的老年人，应分析原因，帮助其合理升华或转移注意力。

3. 信息支持

有时老年人之所以出现心理问题是源于他们对新环境的陌生或是面对新问题时掌握信息不足而出现恐慌，因此在老年心理护理中应给予老年人一定的信息支持。信息支持的内容包括信息的内容和数量、提供信息的时间及人员等，但要注意考虑个体的心理特点，不能一概而论。如一位老年人需要做一个有创手术，如果他是内向性格，则需在术前很长一段时间提供与手术有关的详尽信息，助其打消手术疑虑，提高治愈信心；如果他是外向性格，则仅需在术前提供一些简单信息即可。因此对老年人进行心理护理应首先评估老年人的个性特征，再进行有针对性的个性化心理护理。

4. 提供心理支持和安全感

在老年心理护理中，应尽可能采用一切可行手段，为老年人提供心理支持，减轻其因疾病和治疗所产生的心理负担。这些支持可以是与老年人建立良好的护理关系，也可以是创造机会促使老年人之间友好交流，可以是耐心倾听老年人诉说，也可以是帮助老年人分析问题、解决问题，其目的是在这些支持中增强老年人的安全感和幸福感。

老年心理护理这几个方面的内容贯穿于整个护理活动始终，互相联系，互相依赖，只有护理工作各方面到位，双方设立共同的目标，老年护理工作才能获得最佳的效果。在老年心理护理中要重视语言的重要作用，多与老年人诚恳交谈，多运用积极语言鼓励老年人。同时还应注意非语言信息的运用，眼神要真诚，表情应自然大方，不做无关或有歧义的动作，以免给老年人带来心理负担。

(三)老年心理护理的原则

老年心理护理工作有其特殊的规律和专业要求，为更好实现护理目标，在心理护理实践中应遵循以下原则：

1. 交往性和服务性原则

老年心理护理是以良好的人际关系为基础的，交往有利于护理工作的顺利进行，有助于老年人保持良好的心理状态。心理护理具有服务性，护理人员应以服务者的心态为老年人提供技术服务和生活服务，如为老年人改善住房环境，尽量美化环境，布置好房间内设施，保持清洁安静等，以满足老年人的心理需要。

2. 针对性和个性化原则

护理人员应当根据老年人在年龄或疾病不同阶段所出现的不同心理状态，有针对性地采取各种对策，做到因人而异。为此，护理人员在与老年人交往中要善于观察，常与其交谈，必要时使用心理测验等手段，及时掌握其心理状态与个性特点，做到个性化护理。

3. 启发性和预防性原则

护理人员在给老年人进行心理护理时，应当运用心理学知识向其进行健康教育，给其以启迪，以改变其认知水平，消除他们对疾病、死亡和当前生活状况的错误认识，使他们的态度由消极变为积极。注意观察老年人言行，预测其可能会患的某些疾病，从而在生活中指导其加以注意，做到在疾病早期尽早预防和干预。

4. 持之以恒和全社会参与的原则

随着逐渐衰老,老年人的生理和心理问题会加重,如感知觉的异常、记忆能力的下降、认知能力的退化、人格的改变等。因此对老年人需要连续性照顾,开展长期的心理护理。老年心理护理必须兼顾到医院、家庭和社会人群,从某种意义上讲,家庭和社会护理更重要,因为这样可以使老年人得到更全面的护理,并增加家庭与社会对老年人的理解与关爱。

二、老年心理护理的实施

(一)老年心理护理实施的程序

老年心理护理的实施需要参照一定的程序进行,一般我们将之分为以下几个步骤:

1. 心理评估

了解老年人的身体、心理和社会状况,了解老年人的需求,观察老年人的反应,并对老年人的心理状态做出判断和评估。

2. 制订心理护理方案

根据老年人的需求,对老年人的心理问题进行分析,明确首要问题及次要问题,和老年人一起协商心理护理的目标和方法等,制订出可行的心理护理方案。

3. 实施心理护理方案

实施老年心理护理方案,并灵活应对可能出现的问题或突发事件。

4. 护理效果评价

对心理护理的效果进行评价,可采用老年人的自我评价,也可采用工作人员或家人的评价。

(二)老年心理护理中的注意事项

老年人的心理活动比较复杂。根据不同老年人的心理状态开展心理护理,能减轻他们的痛苦,提高临床疗效和护理效果。

1. 关心和尊重老年人

老年人一般都希望别人重视自己的疾病,能主动关心他们,因此护理工作者在护理工作中要耐心细致,视老年人为亲人,说话时态度和蔼,服务热情周到,只有这样才能使其心情舒畅,与他们建立起良好的医患关系或护老关系,对以后的护理产生积极效果。护理中应尊重老年人,对老年人的提问要认真听取、耐心解释,不能有不耐烦的情绪,以消除老年人的不安,打消其疑虑。

2. 主动帮助老年人解决生活问题

由于很多老年人生活自理能力差,子女因工作不能常陪伴,使得他们在精神上感到孤独寂寞,护理人员要通过温暖的话语、热情的态度及行为去影响他们,避免不良情绪对其身体的影响。生活中主动帮助老年人,如帮助他们打饭,洗衣服,协助他们大小便等,使他们感到温暖,增强战胜疾病的信心。

3. 稳定老年人的情绪

老年人对所患疾病都有一定的精神负担和心理压力,忧虑自己的病能否治愈,怀疑别人对他隐瞒病情的严重程度,怕得不到满意的护理,又怕由此失去家人的关心或对恢复健康失去信心。这类心理一旦出现，如果不及时开导，往往很难逆转，所以要及时观察，给予体贴、关心和必要的教育，以改变其消极态度。健康的心理、乐观的情绪是战胜疾病的重要支柱，因此在老年人的护理工作中要耐心细致，态度和蔼，有问必答，不嫌烦，不嫌脏，并主动向他们介绍病情、治疗情况及治疗效果，提高老年人对疾病的认识能力，稳定情绪，帮助其建立不畏老、不怕病的信心。

心理护理实施

在教师指导下，共同完成案例分析，分组完成心理护理方案制订工作，并进行小组汇报，说明方案的优缺点、现实可行性等，并由教师进行点评、总结。

一、案例分析

通过讨论分析，我们发现案例中的龚先生由于康复训练效果不明显而出现了情绪波动，并由此产生了一系列问题。他变得情绪易怒，敏感，失落，自卑，社会交往减少，这些心理和行为影响到了其疾病康复和生活质量。在老年人的心理护理中，应敏锐地观察到其情绪波动，正确分析其行为背后的原因，主动关心他，尊重他，真诚地鼓励他，指导他合理地进行康复训练，促使他正确认识疾病和康复效果，能正视自己，接纳自己。

二、技能准备

1. 运用观察、谈话、心理测试等方法对老年人进行心理评估。
2. 老年心理护理的程序。
3. 老年心理护理的注意事项。

三、心理护理实施

在教师指导下，学生分组完成心理护理实施工作，具体可参考以下工作流程：

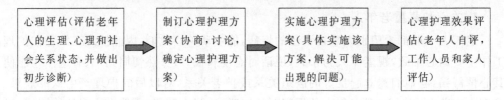

| 心理评估（评估老年人的生理、心理和社会关系状态，并做出初步诊断） | → | 制订心理护理方案（协商，讨论，确定心理护理方案） | → | 实施心理护理方案（具体实施该方案，解决可能出现的问题） | → | 心理护理效果评估（老年人自评，工作人员和家人评估） |

步骤一，分析资料，进行心理评估

首先应对老年人的身心健康、社会适应能力、人际关系等进行分析，做好心理评估工作，并针对老年人目前的状况做出基本的心理诊断。

步骤二，制订心理护理方案

和老年人进行深入沟通，明确当下面临的主要现实困境和心理问题，解释其心理形成原因，共同协商制订心理护理方案。可参考知识准备部分相关内容。

步骤三，实施心理护理方案

按照制订的心理护理方案对老年人进行心理护理。作为心理护理人员，需预先考虑到老年人可能出现的反应并做好预案，面对突发问题能妥善处理。

步骤四,心理护理效果评估

心理护理方案实施后,应及时掌握老年人的心理动态,对护理效果进行评估。可采用老年人自评方式,也可采用工作人员和家人评估的方式进行。

四、总结提升

心理护理过程中要了解老年人的心理情况,加强与他们的沟通和联系,了解他们的心理需求,不断地找出工作中的不足,改进和完善心理护理工作。

通过分组讨论,在具体的心理护理实施中,应注意以下几点:

(1)在心理评估环节,合理选择心理评估方法,不过度使用和解释心理测验。在评估中注意保护老年人的隐私,维护老年人自尊心。

(2)在制订心理护理方案环节,应和老年人一起探讨、交流,尊重老年人的知情权,争取老年人的积极配合。方案制订包括调节不良情绪、改善人际关系、建立积极健康的生活方式等,同时应注意满足老年人合理的心理需求。

(3)在实施心理护理方案环节,应注意观察老年人的真实反应,不被表面问题所迷惑。方案中的具体活动可根据情况需要做出微调。提前做好突发状况预案,面对这些突发状况能及时、灵活应对。

(4)在心理护理效果评估环节,应对照之前的心理护理方案,检查目标是否实现,评价心理护理的效果。做好案例总结,与老年人及其家属商讨后续阶段的跟进计划。

任务训练

情境 一　　不愿吃饭的老年人

某养老中心近期新入住的一位老年人,因身体不好,不能完全自理,被子女送到养老中心。自老年人入住以后一直情绪低落,每天都独自静坐,不思饮食。护理员询问他是否饮食不合口味,他喜欢吃什么,并告诉他食堂可以接受点餐,但是老年人就是不愿吃东西。也有护理员从家里带来小吃,想诱发老年人的食欲,但都效果不佳。眼看老年人日渐消瘦,身体状况一天比一天差,养老中心的领导和护理人员都很着急,希望可以找到问题所在,帮助老年人改善目前困境。

·思考·

1.根据经验,你认为老年人不愿吃饭的原因可能有哪些?

2.请想办法和老年人交流,弄清原因,并制订一份可行的心理护理方案。

情境 二　　杞人忧天真的可笑吗

某养老院中有一位老年人,特别敏感、多疑,总是担心会发生不好的事情,担心自己得了绝症而不自知,担心儿女周末不来看他,担心护理人员不细心,卫生打扫不干净等。这一天,几个老年人坐在一起聊天,说到了杞人忧天这个成语,其中一位老年人绘声绘色地讲解了杞人忧天的成语故事,并在言谈中举了一些例子,做了个人点评,引得周围老年人哈哈大笑。这时这位老年人非常生气,他认为他们是故意针对他,是在影射他。可是他觉得自己一个人说不过他们,就说了一句"好笑吗",便气呼呼走开了。从此以后,这位老年人更加敏感多疑了,总觉得他们聚在一起就是讲他的笑话,并变得孤僻、退缩。护理员小李看在眼里,很想帮助他。

·思考·

1.请分析老年人的性格特点,以及他在该事件中有哪些不足之处。

2.请为这位老年人制订一份可行的心理护理方案。

课后练习

一、选择题(每题只有一个正确答案)

1.心理护理是以心理学理论为指导,以良好的( )为基础,运用心理学方法,通过语言和非语言的沟通,改变护理对象不良心理状态和行为,提高其社会适应能力,促进其康复或心理健康的护理过程。

A.人格　　　　　B.情绪状态　　　　C.沟通能力　　　　D.人际关系

2.关于老年心理护理的对象,下面说法错误的是( )。

A.可以是临床各科的老年病人　　　　B.可以是各养老机构中的老年人

C.也可以是相对健康的老年人　　　　D.只能是身患疾病的老年人

3.老年心理护理的内容不包括( )。

A.心理评估　　　　B.情绪护理　　　　C.信息支持　　　　D.康复护理

4.有时老年人之所以出现心理问题是源于他们对新环境的陌生或是面对新问题时掌握信息不足而出现的恐慌,因此在老年心理护理中应给予老年人一定的( )。

A.精神慰藉　　　　B.心理评估　　　　C.情绪护理　　　　D.信息支持

二、判断题

1.心理护理作为一种护理方法,是伴随以患者为中心的现代护理理念变化和新型护理模式而产生的。　　　　　　　　　　　　　　　　　　　　　　　( )

2.解除老年人对疾病的紧张焦虑、悲观抑郁等情绪,增强战胜疾病的信心代替性防御机制是用另一样事物去代替自己的缺陷,以减轻缺陷的痛苦,是老年心理护理的目的之一。　　　　　　　　　　　　　　　　　　　　　　　　　　　( )

3.老年心理护理几个方面的内容是互相独立、互不影响的,可以根据其内容分别设立护理目标。　　　　　　　　　　　　　　　　　　　　　　　　　( )

三、简答题

1.老年心理护理的内容有哪些?

2.老年心理护理的原则是什么?

3.老年心理护理的程序是什么?

4.老年心理护理中的注意事项有哪些?

四、思考题

1.请结合实际,谈一下如何对老年人常见的负面情绪进行心理护理。

2.如何在老年心理护理中体现护理人员的职业道德。

模块二

老年社会适应心理与护理

 内容聚焦

　　人到老年,由于社会经济、政治、文化变迁导致生活环境发生了很大变化,再加上身体健康状况变化、社会角色变更等,往往会给老年人带来一系列社会适应问题。社会适应良好是心理健康的标准之一,关注老年人的社会适应问题,有助于提高老年人的心理健康水平和生活质量。提高老年人的社会适应能力是应对人口老龄化急需解决的问题,应引起全社会的积极关注与重视。本模块从老年人社会适应心理入手,介绍了离退休老年人、空巢老人、老年人婚姻家庭中的心理问题及护理,让学生在情境中理解和掌握相关知识和技能,为学生将来走上工作岗位、做好老年人社会适应心理护理打下良好的基础。

任务一　老年社会适应心理

背景分析

　　人到老年之后,生理和心理上会出现一系列的变化,而且其工作和生活环境都发生了很大的转折,容易在思想、生活、情绪、习惯和人际关系等方面出现不适应现象。只有科学认识老年人的社会适应问题,了解其行为背后的心理防御机制,深刻理解老年人适应问题的实质,才能更好地帮助老年人适应社会转型带来的新变化,做一个身心健康的快乐老年人。

学习目标

知识目标

1.了解老年人社会适应中的常见现象,掌握老年人常见的社会适应心理。

2.掌握支持性心理疗法的原则、方法等。

3.熟悉心理防御机制类型,掌握老年人常用的心理防御机制及表现。

能力目标

1. 能够对老年人的社会适应做题做出基本判断,并提出可行的干预措施。
2. 能熟练运用支持性心理疗法,对社会适应不良的老年人进行心理护理。

素质目标

1. 帮助老年人树立正确的社会适应观念。
2. 培养良好的观察能力,能敏锐地洞察老年人的社会适应问题。
3. 养成主动关心老年人、尊重老年人的工作态度。

▌ 案例导入 ▌

王奶奶,62岁,退休之后生活非常惬意、自在,但自从儿子结婚有了小孙女后,她的生活出现了很多新变化。王奶奶很喜欢小孙女,也愿意帮助儿子带孩子,但是总感觉现在的育儿观念与以往相差太大,虽万般小心,但总是被儿子和媳妇埋怨。她很想告诉儿子、儿媳不给他们带孩子了,又不知如何开口。现在她天天忙忙碌碌,和之前好友交往也少了,很多活动都参加不了,渐渐地她脸上的笑容越来越少,行动越来越迟缓,甚至出现了轻微的强迫倾向,总怕做不好会使小孙女受伤,会被埋怨。

·思考·

1. 王奶奶出现了什么心理问题?请分析一下可能的原因有哪些?
2. 假如你是王奶奶所在社区的养老服务人员,面对求助你将如何帮助她呢?

知 识 准 备

随着社会经济的高速发展,人们的生活环境、思想观念等都发生了很大的变化,但作为社会群体中的成员,人们的行为都要受到社会规范的约束,不能为所欲为。面对社会转型期的新变化,很多老年人一时间难以适应,并由此引发了一系列问题,严重者还会影响身心健康。作为养老服务人员,需要了解老年人面临的社会角色转变、常见社会适应问题,以便能更好地帮助他们适应社会变化,乐享社会成果。

一、老年人社会适应问题

(一)社会适应

1. 社会适应的概念

所谓社会适应是指个体与特定环境相互作用达成协调关系的过程,以及这种协调关系呈现的状态。社会适应良好是现代心理健康的标准之一,我们每个人都需要适应社会变化。有研究表明,适量的刺激可以有助于个体生存和发展,但过量、过强、过久的刺激会影响个体身心健康,导致个体适应不良,进而出现各种心身疾病。

其实对不同个体而言,社会适应不是"是"与"非"的问题,即适应与不适应问题,而是适应程度的差异问题。换言之,我们每个人都能去"适应"社会变化,只不过有的人适应得好,如鱼得水、相得益彰,而有的人适应得差,寸步难行、痛苦不已。人们之所以会出现社会适应问题,正是因为随着社会及个人发展,人们的社会角色发生了一定变化,但却未能很好地适应新角色变化。

2. 社会角色转变

一生中我们每个人都有很多社会角色,如子女、学生、父母、朋友、恋人、员工等,这些社会角色不断发展变化着,有时会产生新的角色,有的角色也会因某种原因而消亡。当我们能履行好这些不同角色的职责、很好应对社会角色转变时,我们就会表现出社会适应良好;反之,则会出现社会适应不良,甚至社会适应障碍。

社会角色的改变,不仅意味着失掉了与角色相对应的某种权力,更为重要的是丧失了角色情感,丢掉了习惯化的行为方式。因此,要进入一个新的角色,必须要经历一个过程,经历新旧角色的斗争,重新寻找新角色的价值、意义,重新建立新的感情,才能适应。

社会角色转变主要有以下三种形式:第一种是指我们能根据情境变化及时、恰当地改变角色,例如在父母面前,你只是儿子或女儿,不论你在外面多么威风,此时也应收敛,以子女的角色面对父母。第二种是指人们遇到重要的社会角色更迭、消亡时产生的角色转变,例如降职、退休、工作变动等,这时应及时调整心态,尽快找到并进入新的角色。第三种是指人们应主动创造新的角色,如退休后主动去做小学生交通规则引导员,这时就会产生新的角色。

(二)老年人社会适应

1. 老年人社会角色转变

老年人随着个体社会地位的不断变化,其社会角色也会发生相应变化。老年人社会角色变化的主要特点是:

(1)在工作上,由职业角色转入闲暇角色。老年人退休后在角色上的显著变化就是从职业角色进入了闲暇角色。很多老年人在退休后就会与原单位脱离工作关系,进入闲暇状态,即使有的老年人仍在工作,但从社会整体看也是处于发挥余热的从属地位。退休后老年人的经济收入、社会地位会发生相应变化,并可能由此产生一系列角色转变和社会适应问题。

(2)在生活中,从主体角色演变为依赖角色。年老之前他们是家庭的主体角色,承担着教养子女、赡养老年人的任务,处于一家之主的地位,但年老后他们逐渐从主体角色演变为依赖角色,需要子女的照顾与帮助,一般来说年龄越大,对儿女的依赖程度就越高。此外,老年人还会从有配偶角色变为单身角色,一旦老年人的配偶丧失,剩下的另一位老年人就会进入单身角色,单身老年人更需要子女和社会的关注与照护。

老年人社会角色变化是一种必然,老年人应根据角色变化的时间、事件、环境等因素主动调适自己的心理和行为,变被动为主动,这样才能顺利度过老年期;反之,就可能出现角色偏离,发生身心方面的障碍。

2. 老年人社会适应

与其他年龄阶段的人员相比,老年人面对的社会变化更加复杂,他们处于身体生理衰退、社会角色更替、人际关系变化等特殊时期,再加上当前社会政治、经济、文化、观念和人们生活方式变化迅速,因此对老年人的社会适应能力提出了更高的要求。对老年人而言,他们的社会适应问题可以分为"生存性社会适应"和"发展性社会适应"两大类。所谓生存性社会适应是指老年人在现实社会生活中能够自理、存活的程度,而发展性社会适应是指老年人在现实生活中能够发挥自身潜能、扩展自我价值的程度,包括老年人个体发展适应、老年人精神文化适应和人际关系适应。

社会再适应评价量表

指导语:生活中的突然变动是造成压力的主要来源之一,这些变动有时让我们难以面对,甚至会造成我们身体的不适感或者疾病。即使原本能给人带来快乐的事情,譬如结婚,因为使个体已习惯了的生活方式产生较大变化,要求个体必须重新去适应新的环境要求,所以也会产生压力。特别是对那些不善于应变的人来说,生活中的任何变动都可能使他们感受到非常大的压力。表2-1即可针对你既往一年中所遇到的生活事件进行评价打分。

仔细阅读下列的每一事件,在次数项上写下去年经历这个事件的次数,再将该项压力指数与去年经历该事件的次数相乘,将得数写在生活压力分数栏内,最后将各项的分数相加即为去年一年的生活压力总分。

表 2-1　　　　　　　　　　　社会再适应评价量表

生活事件	压力指数	去年经历的次数	生活压力分数
1. 配偶死亡	100 ×		=
2. 离婚	73 ×		=
3. 分居	65 ×		=
4. 入狱	63 ×		=
5. 亲人死亡	63 ×		=
6. 自己受伤或生病	53 ×		=
7. 结婚	50 ×		=
8. 被开除	47 ×		=
9. 婚姻复合	45 ×		=
10. 退休	45 ×		=
11. 家人健康或行为状况改变	44 ×		=
12. 怀孕	40 ×		=
13. 性方面的困难	39 ×		=
14. 家庭增加新成员(如:出生、继养或奉养老年人等)	39 ×		=
15. 工作上的调适(如:搬迁、公司重组、公司破产等)	39 ×		=
16. 经济状况改变(如:大赚或大赔等)	38 ×		=
17. 好友死亡	37 ×		=
18. 职业改变	36 ×		=
19. 和配偶争执的次数改变(如:为了子女管教方法、个人的生活习惯等)	35 ×		=
20. 贷款或抵押较多(如:房屋贷款或生意周转等)	31 ×		=
21. 丧失抵押物赎取权	30 ×		=
22. 工作职务的改变	29 ×		=

生活事件	压力指数	去年经历的次数	生活压力分数
23.子女离家(如:结婚、念大学等) ………	29	× _____	= _____
24.姻亲间的纠纷 ………	29	× _____	= _____
25.个人有杰出的成就 ………	28	× _____	= _____
26.配偶开始或停止工作 ………	26	× _____	= _____
27.开始或停止上学 ………	26	× _____	= _____
28.居住环境改变(如:住新房子、邻居搬走等) ………	25	× _____	= _____
29.个人习惯改变(如:衣着、态度等) ………	24	× _____	= _____
30.与上司有纠纷 ………	23	× _____	= _____
31.工作时间或状况改变 ………	20	× _____	= _____
32.搬家 ………	20	× _____	= _____
33.转学 ………	20	× _____	= _____
34.改变休闲生活方式 ………	19	× _____	= _____
35.宗教活动改变(如:增加或减少参加次数) ………	19	× _____	= _____
36.社交活动改变(如:参加俱乐部或去看电影等) ………	18	× _____	= _____
37.少量贷款 ………	17	× _____	= _____
38.睡眠习惯改变(如变多或变少或改成白天睡觉等) ………	16	× _____	= _____
39.家人相聚次数改变(如:变多或变少) ………	15	× _____	= _____
40.饮食习惯改变 ………	15	× _____	= _____
41.休假或度假 ………	13	× _____	= _____
42.圣诞节 ………	12	× _____	= _____
43.轻度违法(如:交通违规、扰乱安宁等) ………	11	× _____	= _____

社会再适应评价量表的评估标准:生活事件变化总分值:

(1)LCU≤150,第二年很可能健康平安;

(2)LCU 在 150～199 之间,37%的患病风险率

(3)LCU 在 200～300,50%的患病风险率;

(4)LCU>300 以上,79%的患病风险率。

[资料来源:根据网络资料整理,社会再适应评定量表(SRRS)由霍尔姆斯和瑞赫于1967 年编制而成]

4.老年人社会适应中常见的心理问题

人在一生中会不断地产生各种心理问题,老年人在社会适应中也是如此。当然并不是所有的老年人都会出现这些问题,一些适应能力强、身心健康的老年人可能不存在这些问题,而且不同职业、不同地位的老年人对于角色变化的心理反应也有差异。在此我们仅谈一下具有普遍意义的老年社会适应心理问题。

(1)去势焦虑。去势焦虑指的是随着老年人从工作岗位上退下来,由于优势丧失而产生的种种不适应的心理紧张状态。焦虑是心理上的一种紧张状态,去势焦虑会使老年人产生无力感、无用感、无助感和无望感。

(2)消极人格变化。老年人的人格发展往往呈两极性变化。许多老年人随着年龄的增长、阅历的丰富,人格日益走向成熟,如稳重、宽厚、豁达。但也有一些老年人因为

不能很好地适应老年期的一系列变化,导致人格发生消极的变化,体现为以自我为中心、脱离现实生活等不健康倾向,如疑心重重,总怀疑别人在背后捣鬼;倚老卖老,说话办事从不考虑他人的感受;牢骚满腹,怨天尤人;自制力差,情绪易激惹;嫉妒心强,不希望别人比自己好等。

(3)不健康的补偿。很多老年人喜欢追忆过去,总爱将"想当年"挂在嘴边,但无论过去经历好坏、顺心与否,都应积极调整心态,改变看问题的角度,不能总是沉浸在对己后悔、对他人怨怼的情绪中,也不能一味企盼通过某种形式的补偿来使自己恢复心理平衡。这种不健康的补偿往往只会起到困扰当下生活、影响晚年幸福的消极作用,使自己无法积极地适应老年生活,导致各种不良后果。

二、心理防御机制

(一)心理防御机制的含义

心理防御机制是由奥地利心理学家弗洛伊德首先提出的,是指个体面临挫折或冲突的紧张情境时,在其内部心理活动中具有的自觉或不自觉地解脱烦恼,减轻内心不安,恢复心理平衡与稳定的一种适应性倾向。心理防御机制是自我受到超我、本我和外部世界的压力时,自我发展出的一种机能,即用一定方式调解、缓和冲突对自身的威胁,使得现实允许、超我接受、本我满足。也可以说,心理防御机制是自我的一种全然潜意识的自我防御功能。

有的心理防卫机制会保护老年人,能够使他们在遭受困难与挫折后减轻或免除精神压力,恢复心理平衡,甚至激发他们的主观能动性,激励他们以顽强的毅力克服退休、空巢后的困难,战胜挫折;但也有的心理防御机制会损害老年人的身心健康,可能使他们因为压力的缓解而自我满足或出现退缩,甚至是恐惧,从而导致心理疾病。因此,我们应该帮助老年人在生活中建立起健康的心理防御机制,创造出属于他们自己的美好的晚年生活。

(二)心理防御机制的分类

大体上,我们可以把心理防御机制的类型分为五大类等,共十六种。

1.建设机制

建设机制属于在心理防御机制中较好的一类,它是向好的方面去做补偿,是属于建设性的,可以分为认同和升华两种类型。

(1)认同。在人生中,每个人都有一些重要的事情需要去完成,而其中主要的一项就是完成"认同"的历程。认同是儿童至青少年期的主要发展任务,儿童通过认同来学习态度和习惯,青少年通过认同来找寻自我、肯定自我。"认同"意指个体向比自己地位或成就高的人的认同,以消除个体在现实生活中因无法获得成功或满足时,而产生的挫折所带来的焦虑。但认同使用不恰当的话,也可能成为一种防卫反应。认同可借由分享他人的成功,在心理上为个人带来不易得到的满足或增强个人的自信,如成语中的"狐假虎威""东施效颦"就是认同的例子。

(2)升华。将一些本能的行动如饥饿、性欲或攻击的内驱力转移到一些自己或社会所接纳的范围时,就是"升华"。例如,一生命运多舛的西汉史学家司马迁,因仗义执言,得罪汉武帝,被判处宫刑,在狱中他撰写了流传千古的《史记》;德国思想家、文学家歌德在失恋之后,创作了著名的书信体小说《少年维特的烦恼》。他们都是战胜悲痛的坚强者,将自己的痛苦、忧伤升华,为后世开创一个瑰丽壮观的文史境界。在老年人的日常生活中也可见升华的作用,如老年人受到挫折后,将自己的遭遇和体验写成文章,警醒他人。升华是一种很有建设性的心理作用,可以维护心理健康,警醒世人。

2.代替机制

代替性防御机制是用另一样事物去代替自己的缺陷,以减轻缺陷的痛苦。这种代替物有时是一种幻想,因为现实得不到满足,个体便以幻想在想象的世界里得到满足;有时是用另一种事物去补偿个体因缺陷而受到的挫折。一般代替机制可分幻想型和补偿型两种。

(1)幻想。当人无法处理现实生活中的困难,或是无法忍受一些情绪的困扰时,将自己暂时离开现实,在幻想的世界中得到内心的平静和达到在现实生活中无法经历的满足,称为"幻想"。幻想可以是一种使生活愉快的活动(很多文学、艺术创作都源自幻想),也可能有破坏性的力量(当幻想取代了实际的行动时)。幻想可以说是一种思维上的退化,幻想使人暂时脱离现实,使个人情绪获得缓和,但幻想并不能解决现实问题,人必须鼓起勇气面对现实,并克服困难,才能解决问题。

(2)补偿。当个体因本身生理或心理上的缺陷致使目的不能达成时,改以其他方式来弥补这些缺陷,以减轻焦虑,建立自尊心,称为"补偿"。就作用而言,补偿可分为消极性的补偿与积极性的补偿。所谓消极性的补偿,是指个体所使用来弥补缺陷的方法,对个体本身没有带来帮助,有时甚或带来更大的伤害。例如,一位老年丧子的老年人,整日沉溺于酒精中而无法自拔;一个体弱多病的老年人,一遇到不如意的事就暴饮暴食来减轻挫折。所谓积极性的补偿是指以合宜的方法来弥补缺陷,人们常说的"失之东隅,收之桑榆"就属于成功的补偿。积极性的补偿运用得当,会给空巢老人的人生带来一些好的转变。例如,空巢之后致力于学问上的追求,以赢得他人的重视。

3.逃避机制

逃避机制是一种消极性的心理防御,以逃避性和消极性的方法来减轻自己在挫折或冲突时感受到的痛苦,其实这就像鸵鸟把头埋在沙堆里当作看不见是一样的。这类防御机制又有三种主要形式:

(1)压抑。压抑是各种防卫机制中最基本的方法,是指个体将一些自我所不能接受或具有威胁性、痛苦的经验及冲动,在不知不觉中从意识中排除,而抑制到潜意识里。例如,老年人常说的"我真希望孩子还小""我不要再想它了",都是这种压抑的结果。压抑作用从表面上看起来老年人已把事情忘记了,但实际上它仍然存在于他们的潜意识中,在某些时候会影响他们的行为,还可能会以做梦、口误等形式表现出来。

(2)否定。它是一种比较原始而简单的防卫机制,其方法是将不愉快的事件"否定",当作它根本没有发生,来获取心理上暂时的安慰。"否定"与"压抑"极为相似,但否定并非没有目的地忘却,而只是把不愉快的事情加以"否定"。例如,许多人在罹患绝症或亲人死亡时,通常会说"这不是真的",即是用"否定"来逃避巨大的伤痛。其他如人们常说的"眼不见为净""掩耳盗铃"等,都是否定作用的表现。在特殊情况下,人们的反应会不同寻常,这很可能就是无意识将真正的感受做了压抑。例如,某老年人接到电话称他们的独子在外地出了意外,虽然他一向爱子如命、冲动暴躁,但面对悲痛欲绝、担心不已的老伴,他可能一边耐心劝慰老伴,事情也许没有她想象得那么糟,一边办理车票、联系亲友处理。其实他并非不担心儿子,他一反常态的表现,只是因为他采用了压抑的防御机制。

(3)退化。退化是指个体在遭遇到挫折时,表现出其年龄所不应有的幼稚行为的反应,是一种反成熟的倒退现象。根据美国心理学家勒温等人的研究,二至五岁的儿童遭遇挫折时易表现出退化行为,但退化行为不仅只见于小孩,成人身上有时也会出现这种退化行为。例如,平常有重大事件发生时会下意识地大叫一声"妈呀",夫妻吵架时妻子跑回娘家向母亲哭诉,都是退化行为。空巢老人由于子女长大离家而表现得像小孩子一样,极度依赖,动不动就发脾气,还像孩子一样爱"告状"等,也是一种退化行为。

4. 自骗机制

自骗防御机制含有自欺欺人的成分,也是一种消极性的行为反应。它含有反向的作用,走向另一极端。例如,坏人平时会表现得极为正派,以瞒过自己和别人。自骗机制也是人们常运用的防御方法,了解之后可以协助人们了解自己或他人行为的背后动机。

(1)反向。个体的欲望和动机不为自己的意识或社会所接受时,唯恐自己会做出,于是将其压抑至潜意识,并再以相反的行为表现在外显行为上称为反向。在性质上,反向行为也是一种压抑过程。就像有一首歌叫作《我的心里没有他》,这首歌从头到尾,都一直在强调"我的心里只有你,没有他",但是如果"你"懂得一点反向防卫机制的话,就该了解她的心里到底有没有"他"了。其他如"此地无银三百两""赶狗入穷巷""以退为进"等都是反向防御机制的表现。当然,反向行为若使用适当,可以帮助老年人适应空巢后的生活;但若过度使用,轻者不敢面对自己,重者将形成严重的心理困扰。在很多精神病患者身上,常可见此种防卫机制被过度使用。

(2)合理化。合理化,又称文饰作用。是个体无意识地用似乎合理的解释来为难以接受的情感、行为、动机辩护,以使其可以接受。其中最著名的表现一个是酸葡萄心理——丑化失败的动机;一个是甜柠檬心理——美化被满足的动机。事实上,当老年人遇到无法接受的挫折时,短暂采用这种方法以减除他们内心的痛苦,避免心灵的崩溃,这并无可厚非,就像智者建议我们的"得意时是儒家,失意时是道家",就是很好的适应生活的哲学。在找寻合理的理由时,或许就会找到解决问题的方法。但是,不可经常使用此机制,借各种托词以维护自尊,终非解决问题之道。

(3)推诿。此种自卫机制是指将个人的缺点或失败,推诿于其他理由,找他人或事物来承担其过错,寻求个人心灵上的平静。例如,老年人下棋被"将军"时不愿承认是因自己棋艺不精、策略运用错误,而是说"今天天太热,影响发挥"或是"都怪别人在边上瞎指挥"等。就像有一句民间俗语"不会划船说溪窄",就很传神地表现出了推诿作用。

(4)仪式。无论人们是有意或无意犯错都会感到不安,尤其是当事情牵连他人、令他人无辜受伤害和损失时,都会很内疚和自责。倘若用象征式的事情和行动来尝试抵消已经发生的不愉快事件,以减轻心理上的罪恶感,这种方式就称为仪式与抵消。例如,一位工作繁忙、无暇陪孩子的父亲,会给孩子提供最好的物质来消除其内心的愧疚感,并以这一行动来证明他是照顾孩子的。另外,春节打破东西时要说"碎碎(岁岁)平安"也是一样的,都属于仪式与抵消的防卫机制。

(5)隔离。所谓"隔离"是把部分事实从意识层面中加以隔离,不让自己意识到,以免引起精神上的不愉快。最常被隔离的是与事实相关的个人感觉部分,因为这些感觉易引起焦虑与不安。隔离其实就是把"观念"与"感觉"分开。例如,有人去世不能直言说死掉,而要用"归天""长眠""驾鹤西归"等形象说法,这样就不会因"死"而产生过于悲伤或不祥的感觉。尤其是老年人,一般都非常忌讳"死"字。又如,谈恋爱的男女为减少肉麻的感觉,不说"我爱你",而改用"I love you"来代替,就是一种隔离。

(6)理想化。在理想化过程中,当事人往往对某些人、事、物做了过高的评价。这种高估的态度,很容易将事实的真相扭曲和美化,以致脱离了现实。例如,某老年人常常在朋友面前称赞自己的女儿如何貌若天仙,乖巧可爱,以致大家都渴望早日可以见到他口中的"贴心小棉袄",但是当某一天他向众人介绍一位相貌普通的女孩就是他女儿时,每个人都失望了。在这一事件中,这位老年人就是将自己的女儿理想化了。

(7)分裂。有些人在生活中的行为表现,时常会出现矛盾与不协调的情况。在心理分析中,我们可以说他们这是将意识割裂为二,在采用分裂防卫机制。例如,某人富甲一方,不但事业有成,家庭幸福,还是一位社会知名的慈善家,他的妻子、儿女、受她帮助的人都夸他品德高尚,令人景仰。但是在工作中,他对下属却十分苛刻,冷酷无情,为此人人批评他刻薄、没有人情味。其实他并非虚伪,只是在生活和工作中他采取了"分裂"保卫机制。分裂常见于精神疾病患者。

5.攻击机制

当人们心里产生不愉快,但又不能直接发泄时,便会利用转移作用,向其他对象以直接或间接的攻击方式来发泄,或把自己的不是转嫁到别人身上,并判断他人的对错。这类防卫机制有两种方式:转移和投射。

(1)转移。转移是指原先对某些对象的情感、欲望或态度,因某种原因无法向该对象直接表现,而把它转移到一个较安全、较为大家所接受的对象身上,以减轻自己心理上的焦虑。心理学中的"踢猫效应"就是转移的例子。事实上,转移使用得当对社会和个人都有益,例如,中年丧子的妇人,将其心力转移于照顾孤儿院的孤儿身上。但也应注意不能过度伤害他人,否则会危害他人与社会,走上违法的道路。

(2)投射。所谓"投射"是指把自己的性格、态度、动机或欲望,"投射"到别人身上。例如,"我见青山多妩媚,料青山,见我应如是""临渊羡鱼"的故事,都是投射的例子。在日常生活中,使用"投射"的情形也很普遍,亦是人际交往的一种方法。不过,精神分析学者认为投射是个体自我对抗超我时,为减除内心罪恶感所使用的一种防卫方式。个体会因为自己的某种罪恶念头或某种恶习,反向指斥别人有这种念头或恶习。投射能让人们将别人作为自己的"代罪羔羊",使人们逃避本该面对的责任,如"五十步笑百步"就是一种投射的表现。

◢ **心理小故事**

趣味图解心理防御机制

1.有一天,你在某银行排队准备取钱,好不容易轮到你了,一位姑娘快速向前一闪,捷足先登了。这时你站在原地,无动于衷。——这是"压抑"。

2.刚才插队的姑娘出来了,你刚要动作,一个小女孩像离弦的箭一样抢先进去了,你在外面心平气和地继续等待,心里还是什么感觉也没有。——这是"隔离"。

3.插队的小女孩出来了,你刚想准备去取钱,一位老太太又向前一步,把你甩在了后面。你心里想："年轻人让老年人，应该，应该。"——这是"合理化"。

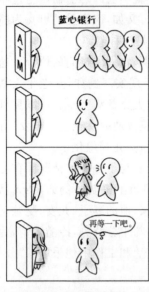
——这是"压抑"

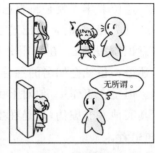
——这是"隔离"

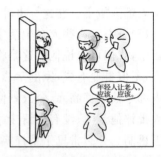
——这是"合理化"

4.老年人出来了，你刚要动作，一个孕妇高喊着"对不起让让我"就一头扎了进去，你咬咬牙对自己暗暗地说："要是换了别人，早上去把她们臭骂一顿了——可是，我可不是这样没有涵养的人。"——这是"否认"。

5.孕妇出来了，你刚要动作，一个外国女人打着手势正要往里挤，你突然冲上去，怒不可遏地劈手两耳光，并纵身骑到她身上一边暴打一边咆哮着"你还得寸进尺了?! 老娘对你们这种卑劣行径早已经忍无可忍了!"——这是"移情"。

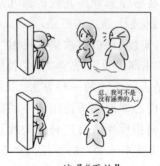
——这是"否认"

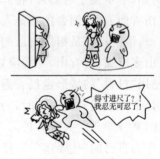
——这是"移情"

6.警察接到群众举报说你殴打外宾，于是前来干预。他们救走了外国女人，并把你带上了警车。你想："他们只是碍于中外邦交的'面子'而走走过场、骗骗老外而已。其实，他们心里是站在我这边的。"——这是"投射"。

7.你被带进了派出所，出乎你预料的是，警察居然要对你来真格的! 于是，你对问题拒不回答，一屁股躺在地上。开始又哭又闹撒泼打滚。——这是"退行"。

8.家人交罚金将你从派出所领了回来，你从此闭门思过，于一年后出版一本五万言畅销书《排队引发的人生思考》。——这是"升华"。

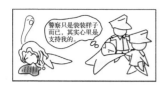

——这是"投射"

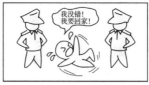

——这是"退行"

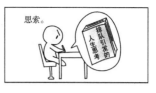

——这是"升华"

（资料来源：根据网络资料整理而成）

（三）老年人常用的心理防御机制

心理防御机制会保护老年人，也会损害老年人的身心健康。生活中我们应引导老年人建立积极、健康的心理防御机制，创造美好的晚年生活。理想的心理防御机制是升华，是当老年人遇到挫折后，将自己内心的痛苦通过合乎社会伦理道德的方式表现出来，如艺术创作。

良好的心理防御机制还包括补偿、抵消和幽默。补偿是遇到挫折后，通过别的事物把因挫折带来的损失从内心体验到行为给予补偿过来。抵消是当欲望与现实发生矛盾的时候，以另外一种象征性的事物来缓解矛盾。幽默很容易缩短与周围人的距离，而且能够帮助自己有效地寻求社会支持。有时候，合理化也可以很好地解决心理困扰，但不可长期使用，否则不利于问题的真正解决。应尽量避免老年人用消极的自骗、逃避、攻击机制来进行自我防御，以免加重他们的心理困扰。

三、支持性心理疗法

支持性心理疗法是以支持为主的特殊性的心理治疗方法，其特点是运用和来访者较好的关系和良性影响，积极应用一切如权威、知识、关心等方法来支持来访者，帮助来访者分析和认识其所面临的问题，维护或提高来访者的自尊感，尽可能减少其症状反复，最大限度地提高他们的适应能力，使其度过心理危机，避免精神崩溃。支持性心理疗法的核心是支持。

（一）支持性心理疗法的理论基础

人们在遭受挫折或受到环境所加予的严重压力或灾难后，就会产生紧张状态。这是一种特殊的心理生理状态，它不仅表现为焦虑、紧张、知觉过敏、表情不自然、注意力难集中、小动作增多等心理改变，还可有一系列的生理表现，如尿频、心跳、手颤、食欲不振、血压增高、头痛头昏、月经不调等。在心理紧张状态下，人们常通过心理平衡调节系统，采取一系列的摆脱方法。这些方法有的是正确的，有的可能是病理性的、不正确的。有时心理紧张状态特别严重，超出了心理调节平衡系统调整的能力，就会产生疾病。产生疾病后病人毫无例外地一方面焦虑，担心，害怕，一方面又希望疾病能很快治好。

这时可通过支持性心理治疗，增强个体的心理平衡调节系统的机能，增强其对心理紧张状态的承受力，支持他们采取正确的摆脱心理紧张状态的方法，以克服病理性的、不正确的观念或行为；支持他们要求迅速治好疾病的心理，指导其克服那些悲观、焦虑、恐惧、失望的心理，以取得更好的疗效。这就是支持性心理治疗的理论基础。

打造属于我们的"社会支持系统"

心理学家研究发现,一个人能否从重创中恢复过来,40％取决于他是否有良好的社会支持系统。所谓个人的"社会支持系统",指的是个人在自己的社会关系网络中所能获得的、来自他人的物质和精神上的帮助和支援。

一个完备的支持系统包括亲人、朋友、同学、同事、邻里、老师、上下级、合作伙伴等,当然,还应当包括由陌生人组成的各种社会服务机构。每一种系统都承担着不同功能:亲人给予物质和精神上的帮助,朋友较多承担着情感支持,而同事及合作伙伴则与之进行业务交流。

尽管社会支持系统是在现有的社会关系网络中产生的,但是有社会关系网并不一定就有社会支持系统。社会支持系统需要人去努力建立并维护,否则即使在"亲人"这种天生最为密切的血缘关系中,也有可能得不到支持,更有甚者还有可能受到致命伤害。

那如何打造属于我们的社会支持系统呢?

首先,要具备社会支持理念。人们生活在这个世界上需要彼此支持,共同发展,在必要的时候,也要懂得求助,这与依赖不是一回事。社会支持具有双重功能,我们的困难需要社会支持分担,我们的快乐也需要社会支持的分享。

其次,要了解人有助人的需要。在力所能及的情况下,助人会使助人者也感到快乐。不仅如此,由于人们的这种普遍需要,适时适度向人求助,还会提升人们的亲密程度。

再次,要区分社会支持系统中不同关系所具有的不同功能。有时候人们求助失败,不是因为他没有社会支持系统,而是因为他不懂得区分不同关系之间的差异。例如,有人要求合作伙伴能像朋友一样理解自己,这显然是个不切实际的要求。

最后,要了解天生的社会关系网络并不等于社会支持系统,对别人的支持要有感恩之心。社会支持系统需要平时细心的呵护,如果我们平时不懂得体贴、关心并帮助他人,不懂得与他人分享生活,那么就很难构建获得社会支持系统。对别人的支持,我们要感恩,懂得感激和回报。

(资料来源:根据网络资料整理而成)

(二)支持性心理疗法的基本原则

支持性心理治疗的目标一是直接改善症状,二是维持、重建自尊或提高自信、自我功能和适应技能,在具体实施中,应遵循以下原则:

1. 提供适当支持的原则

当来访者心理受挫时,最需要的帮助是安慰、同情与关心。支持性心理疗法的第一原则就是提供所需的心理支持,包括表扬、保证、鼓励、同情、体贴、安慰,以及提供处理问题的方法与要诀,以协助来访者或求治者能度过困境,处理问题,应付心情上的挫折。需要注意的是,咨询者要帮助来访者或求治者,并非要一心一意且全身心地去爱护他们,而是有适当选择性地提供"支持"。当老年人需要帮助时,咨询者如何向来访老年人提供适当的"支持"是咨询的一个技巧。通常应根据来访者所面临心理挫折的严重性、他们本身的性格、自我成熟度、适应问题的方式及应付困难的经历等,来做出适当的支持,而非全部的、包办一切去支持。

2. 助其提高挫折承受力的原则

挫折是人人都不可避免的，人到老年之后由于生理和心理的变化，更是容易体验到挫折。支持性心理咨询的另一要领是协助来访者端正对困难或挫折的看法，经过对困难或挫折的看法的调节来提高其挫折承受能力，进而改善问题。通过合理化重构、建议、预期性指导等方式，拓展来访者的思路与视角，减轻和预防焦虑情绪，使其能够运用适当的方式去面对挫折，走出困境。

3. 善用各种资源，助其建立社会支持系统的原则

支持性心理咨询的另一特性是帮助来访者检讨自己内在或外在的资源，看看是否充分运用了可用的"资源"来应付所面对的困难。在老年人的心理护理中，他们自身的社会支持系统起着重要的作用。社会上常有邻居、朋友可帮忙，也有些慈善机构或康复机构可提供特别的服务或支持，这些都可减轻老年人的负担。因此当老年人在社会适应中遇到困难时，应重新评估、发掘他们自身的潜力，使其乐于接受别人的帮助，这样他就能很好地适应晚年生活。

4. 排除外在干扰原则

有时候老年人所面临的问题与其外在环境因素有关，包括家庭、子女、原工作单位或一般社会环境等。假如这些外在因素是非健康的，而且是可能排除或减少的，我们就要协助老年人去处理这些外界干扰。如老年人的家人间不和睦，老年夫妻关系不好，亲子关系不融洽等，会影响到来访老年人的情绪，这时可以考虑如何去排除这些外在干扰因素，改善其家庭心理环境。如果其家人能协助来访老年人消除这些外在因素的干扰，那么相应地就可帮助来访者去适应当下的问题了。

5. 鼓励功能性"适应"原则

支持性心理咨询的另一咨询重点，就是跟来访者或求治者一起去探讨他应付困难或处理问题的方式，并鼓励他去采取较有效且成熟的适应方式。如有的老年人因对自己没有信心而终日怀疑配偶不贞，因而常与配偶吵架，破坏了夫妻感情，这是一种不健康的处理办法。如果能与配偶多沟通，把自己的疑虑都告诉配偶，定能获得配偶的谅解，保持良好的夫妻感情，这不但可维持夫妻关系，还可提高自己的信心。支持性疗法中也可检查来访者采用何种方式去处理心理上的困难，并考虑如何使用功能性的适应方法。

（三）常用的支持性心理疗法技术

在支持性心理疗法中，常用的技术主要有：

1. 支持与鼓励

支持性心理疗法的核心是支持，最为常用的技术是支持和鼓励。所谓支持就是让来访的老年人感受到来自医生、家人和社会的关心，感受到有人在帮助他共同应付困境。鼓励则是治疗者对来访老年人的发现、赏识，是揭示他自己都没意识到的优点、长处和优势。例如，有一位空巢老人因身体原因很少外出，认为自己孤苦无依，没人关心，因此变得情绪低落，消极避世。对这位老年人首先要让他感受到来自家人、朋友、养老服务人员的关心，让他体会到他没有被社会所抛弃。他人的陪伴与支持，可以使他增加应对困境的信心与力量。其次，应鼓励他，赞美他，帮助他发掘自身长处，并鼓励他尽量

多走出家门,多与他人接触。但在使用支持和鼓励技术时,要注意言之有物,具体而积极,不可随意开玩笑、说大话等。

2. 倾听和积极关注

在支持性心理疗法中倾听是一项非常重要的技术,甚至"听"比"说"还重要。但倾听并非是单纯的来访者说,治疗者听,其基本要求是治疗者能够在共情的基础上进行倾听,倾听需要听懂对方所讲的事实、所持的观念、所体验的情感。面对阅历丰富的老年人,或许他们讲的很多事情,年轻的养老服务人员并没有经历过或听说过,但也应认真倾听,及时给予回应。在倾听过程中可以采取提问、鼓励与重复对方的语句、针对某个问题进行说明、会谈总结、表达感受等方式,来提高倾听的效果。

积极关注是指对来访者的言语和行为的积极面予以关注,从而使其能够拥有正向的价值观。具体的要求有:①同情心和同理心,即真的关心并愿意帮助来访者;②用心倾听,即在交谈过程中要用心去体会、感受来访者的内心世界,努力走进他的内心世界;③用语言准确地表达对来访者内心世界的理解;④引导来访者对其感受做进一步的思考。

3. 说明与指导

说明是治疗者针对来访者的相关问题进行解释;指导则是治疗者对来访者提出行动建议,采取适当的方法解决问题。说明与指导也是在支持性疗法中常用的技术。老年人一般都很关注自身健康,敏感多疑,因此,与之相关的问题应主动进行解释,针对他们的疑问要及时沟通、说明,以免他们担心顾虑。在进行行为指导时,既要注意权威性和科学性,还应注意说话的方式、语气等,要时刻体现对老年人的尊重、对他们身心健康的关心,不可恐吓、强迫老年人去做某些事情。

4. 控制与训练

这主要是针对来访者行为方面的问题而采取的方法,它是一种自我约束,也可以是强制力约束,一般情况下是针对自我控制能力不强的青少年采用的,主要是针对有明显行为问题的患者。在对老年人使用该技术时,要事先和他们说清楚意义所在和具体内容、要求、进度等,征得老年人的同意。一旦进行,要鼓励老年人坚持下来。

5. 改善处事态度

很多空巢老人的负面情绪源于他们的性格特征和一贯的处事态度,该技术的目的就是帮助来访老年人认识自己的性格特点,树立正确的对待自己、他人和社会的价值观念与态度。例如,有一位老太太人称"常有理",她经常批评、指责别人,哪怕是她自己做错了,都能"无理搅三分"。有一回她和隔壁宿舍的老太太产生了矛盾,她特别生气,寝食难安,原来社区和谐的气氛也改变了。这种情况下最好的处理方法就是在弄清楚事情的来龙去脉之后,帮助她改变原有的不合理的处事态度。如果她不改变这种态度的话,可能一件事帮着调节了,但再遇到类似的或其他矛盾时,她依然不会处理。

6. 改变外在环境

改变外在环境其实改变的不单单是活动的场所,更重要的是要改变来访者所面临的人际环境,即人际关系的融洽程度。这对老年人建立积极的社会支持系统是很重要的。因此,应帮助老年人发掘自身可利用的社会资源,改善他们的人际关系环境,助其提高自信心和价值观。

支持性心理疗法的适用范围

支持性心理疗法是一种临床应用比较广泛的心理疗法,特别适合应用于下列各种情况:

1. 短期内遭受挫折或严重灾难,以致产生抑郁、焦虑、惶惑不安、苦闷、紧张的人。

2. 环境中长期存在矛盾、紧张或压抑,致使内心抑郁不安、心境不佳、感到前途渺茫,甚至产生消极观念的人。

3. 患有各种躯体疾病,对疾病本质不了解,以致顾虑重重、消极悲观或长期治疗不愈,对治疗信心不足,甚至对医务人员产生抱怨、抵触情绪的人。

4. 患有各种心身疾病,对疾病疑惧,而在治疗中又必须解决其心因,或同时有心理紧张、焦虑抑郁者。

5. 各类神经症病人,通常要首先进行支持性心理治疗。在此基础上再配合其他心理治疗,结合药物治疗、物理治疗等,才能收到事半功倍的疗效。

6. 患有各种顽症、绝症如恶性肿瘤的病人,为减少其痛苦及绝望心情,支持性心理治疗也是必不可少的。

（资料来源:根据网络资料整理而成）

(四)运用支持性心理疗法的注意事项

支持性心理疗法的使用范围很广,主要适用于来访者遭遇严重心理创伤,面临精神崩溃,急需他人支持以渡过难关,以及自我能力脆弱或不成熟,需要他人予以心理支持的人。在具体实施中应注意以下几点:

1. 事先进行详细的医学与心理学检查

在使用支持性心理疗法之前首先应进行详细的检查,以排查不适用该疗法的生理疾病和严重的精神疾病患者。其次,对于心身疾病患者应采取心理和躯体双重治疗,而单纯躯体疾病引发的心理问题也可以进行心理治疗。

2. 以来访者当前的疑虑为重点,重点解决当下实际困境

支持性心理疗法不探究来访者的潜意识,也不追溯童年经历对其现在困境的深层影响,而是注重当下,重点解决当前最为担心的事情,解决他们现实中的困境,以缓解或消除其症状。

3. 不能随意保证,应先接受然后保证,且保证的内容要适当

保证是治疗者为来访者提供的一种承诺,即向当事人说明病情并没有像来访者想象的那样有严重的危害,或通过治疗者和来访者的共同努力将在较短的时间内完全恢复正常。充分的接受是保证的前提,否则会令来访者会感到不负责任;而且保证的内容应该适当,不可夸大治疗效果,否则过犹不及。

4. 安慰与支持要适度

在支持性心理疗法中,安慰和支持是非常重要的技术,但不能盲目滥用,否则会导致来访者产生依赖性,不利于其心理问题的真正解决。

心理护理实施

在教师指导下，共同完成案例分析，分组完成心理护理方案制订工作，并进行小组汇报，说明方案的优缺点、现实可行性等，最后由教师进行点评，总结，完成"老年人社会适应心理护理"综合实训评价表。

一、案例分析

通过讨论分析，我们发现案例中的王奶奶是因为面对新的社会角色出现了不适应，并由此而产生了一系列问题。老年人在面临社会角色转变时由于种种原因，容易沉浸在过去角色中，难以适应新的角色，这时首先需要正确认识社会角色变化，做好适应新角色的心理准备，调整心态，并提前做好可能出现问题的预防；然后要合理规划生活，学会放松，保持和外界联系。

二、技能准备

1. 运用观察、谈话、心理测试等方法对老年人进行心理健康评估。
2. 根据老年人表现分析其行为背后的心理防御机制。
3. 支持性心理疗法的运用。

三、心理护理实施

在教师指导下，学生分组为王奶奶制订心理护理方案，然后讨论、统一方案，并对王奶奶实施心理护理。具体可参考以下工作流程：

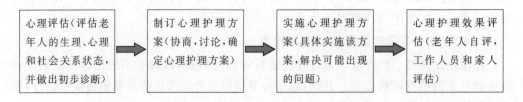

步骤一，分析资料，进行心理评估

首先应对老年人的身心健康、社会适应、人际关系等进行分析，做好老年人的心理评估工作，并针对老年人目前的状况做出基本的心理诊断。

步骤二，制订心理护理方案

和老年人进行深入沟通，明确当下面临的主要现实困境和心理问题，解释其背后心理机制，共同协商制订心理护理方案。可参考知识准备部分相关内容。

步骤三，实施心理护理方案

按照制订的心理护理方案对老年人进行心理护理。作为心理护理人员，需预先考虑到老年人可能出现的反应并做好预案，面对突发问题能妥善处理。

步骤四，心理护理效果评估

心理护理方案实施后，应及时掌握老年人的心理动态，对护理效果进行评估。可采用老年人自评方式，也可采用工作人员和家人评估的方式进行。

建议同学分组进行角色扮演，通过心理剧的形式体验不同角色及心理特点，展示老年人社会适应心理护理中的方法和职业素养,并完成老年人社会适应心理护理综合实训评价表(表 2-2)。

表 2-2　　　　　　　　老年人社会适应心理护理综合实训评价表

实施步骤	评价要点	服务对象满意度评价	学生互评	教师综合评价
1.心理评估	1.了解老年人的既往病史以及近期的可能影响其身心健康的重要生活事件; 2.能对老年人的生理、心理和社交状况做出较为准确评估; 3.善于与老年人沟通交流,能准确观察到老年人的心理反应,尊重老年人的隐私; 4.能根据老年人的症状表现及其近期生活事件,准确判断老年人的问题是否属于空巢综合征、离退休综合征、老年人婚姻家庭中的心理问题等。	优 （　） 良 （　） 中 （　） 及 （　）	优 （　） 良 （　） 中 （　） 及 （　） 优点: _____ 缺点:	优 （　） 良 （　） 中 （　） 及 （　） 指导意见:
2.制订心理护理方案	1.能与老年人沟通良好,互相信任; 2.根据老年人的身心状况制订较为合适的心理护理方案; 3.心理护理方案中应考虑到老年人的合理心理需求; 4.方案可操作性强,具有现实可行性;	优 （　） 良 （　） 中 （　） 及 （　）	优 （　） 良 （　） 中 （　） 及 （　） 优点: _____ 缺点:	优 （　） 良 （　） 中 （　） 及 （　） 指导意见:
3.实施心理护理方案	1.方案实施应严谨、有序; 2.每次活动结束前需提前预约下次活动时间,并引导老年人说出近期活动体会; 3.活动中能准确把握老年人的真实反应,透过现象看本质,不被老年人的表面反应所迷惑,必要时可对方案中活动进行微调; 4.能提前做好各种突发问题的预案,并及时、灵活应对,特别是老年人因情绪失控突发疾病时做好急救工作;	优 （　） 良 （　） 中 （　） 及 （　）	优 （　） 良 （　） 中 （　） 及 （　） 优点: _____ 缺点:	优 （　） 良 （　） 中 （　） 及 （　） 指导意见:
4.心理护理效果评估	1.评估方案中制定的目标是否已实现,老年人的问题是否已得到解决或缓解; 2.尽可能采用老年人自评、工作人员评估和家人评估相结合的方式进行; 3.效果评估应符合老年人的实际改变情况,不能随意夸大心理护理效果; 4.效果不佳或老年人出现紧急情况时能及时转介,避免延误病情; 5.做好案例跟踪工作,预后处理较好。	优 （　） 良 （　） 中 （　） 及 （　）	优 （　） 良 （　） 中 （　） 及 （　） 优点: _____ 缺点:	优 （　） 良 （　） 中 （　） 及 （　） 指导意见:
自我总结	1._____ 2._____ 3._____ 4._____			

四、总结提升

老年人的社会适应是动态变化的,受个人和环境的共同影响。从个人角度,老年人应不断调整自身以适应社会变化;从环境角度,政府、社会和家庭也要不断创造条件,从政策支持、物质条件、生活照料、精神文化关怀等角度多方入手,为老年人适应社会发展提供全方位的支持与帮助。

任 务 训 练

情境 一　想回家的老年人

姜先生,75 岁,入住某医养结合养老院将近半年时间,但他一直不是很适应这里的生活。最近,老年人的情绪波动很大,经常和工作人员说想回家。护理员小夏多次安慰他,但效果不佳。有一次小夏说出院需要他的家人和医生同意才行,于是医生查房时,他拉着医生的手说个不停,一再央求医生帮助他回家。据了解,姜先生有脑梗病史,之前一直住在医院,半年前由家属送入医养结合养老院。老年人有 2 个儿子、1 个女儿,女婿是其入院的担保人,女儿、女婿每周都来探望老年人。但老年人与大儿子有矛盾,自老年人入住养老院以来,大儿子一直没有来过。

思考

1.造成姜先生不适应养老院生活的原因可能有哪些?

2.如何帮助姜先生打消回家的想法,有哪些方法可以提高他的社会适应能力?

情境 二　"时髦"的刘奶奶

刘奶奶,78 岁,退休前为大学教授,身体健康,喜欢追求新鲜刺激。她是朋友圈中较早使用智能手机的老年人,平时喜欢用微信聊天,喜欢用电脑查资料、看视频,像年轻人一样追求新科技产品。虽然刘奶奶年龄大了,有些手机、电脑的功能她记不清楚,经常出故障,但她乐意和年轻人接触,经常向他们请教。最近刘奶奶遇到了一些麻烦事,她想将假期旅游的照片选一选洗出来,但不知如何将照片从相机中导到电脑、U 盘上。为此她找了好几个年轻人,先是手机接口出现故障,接着就是精选细选的照片一不注意全没有了。忙活了好几天,刘奶奶也没能完成这个工作,因此她情绪焦躁,低落,着急上火。于是她开始感慨自己老了,学东西速度慢了,这下跟不上形势了。

思考

1.刘奶奶遇到了什么具体问题? 你认为这个工作对老年人而言困难吗?

2.应如何帮助她解决当下问题,并调整心态?

情境 三　"闲不下来"的李奶奶

李奶奶,63 岁,退休前在单位管后勤工作,为人热心,好交际。现在退休了,还是每天风风火火的,家里家外,不管什么事都爱管一管。以前,家人觉得她这是热心肠,也挺好的,可现在她的热心肠却让家人感到有些吃不消。原来,李奶奶热心去帮助别人,但有时总是麻烦自己的子女去完成。比如,有一次她坐车遇到一个小伙不错,非拉着人家来家里做客,还要儿子给他介绍对象,时刻跟踪事情进展,弄得他儿子都不敢回家了。还有一次他答应社区孙阿姨帮她女儿介绍个好工作,还指明是公务员,可现在公务员都需要考试,并不是可以由人介绍的工作。类似的事情还有很多,李奶奶弄得家里每天人来人往,还有接不完的电话,可实际上也没帮上别人太多忙,倒把自己和家人整得很累,家人对此意见很大,李奶奶也有些情绪低落。

·思考·

1. 请你分析一下李奶奶为什么闲不下来,这可能有哪些原因存在?

2. 假如李奶奶的家人向你求助,你会给他提供哪些建议和方法。

情境 ❹　漂泊在外的老年人

蔡爷爷和陈奶奶都60多岁了,家在农村,育有两个儿子,老两口辛苦劳作将两个儿子都培养成了大学生。如今两个儿子都已工作,并在城里娶妻生子。原本虽然日子过得比较紧张,但老两口一起做伴还是很开心的。近几年,先是大儿子结婚、生子,陈奶奶去了南京看孙子,再是小儿子结婚、生子,孙子周岁后蔡爷爷去了西安看孙子。从此,老两口被分开了,漂泊在异乡生活。尽管儿子和媳妇还算孝顺,但是从农村到城里生活习惯有很多不同,再加上人生地不熟,他们两个都过得有些孤单。每天都是带孩子,做饭,只有儿子、儿媳回家之后才能和他们聊聊天,稍稍休息一下。他们不会说普通话,一口浓重的方言,别人也听不太懂,因此在当地几乎没有朋友,也没有时间出去游玩,甚至老两口之间都有两年多未见面了。近期,他小儿子发现,蔡爷爷情绪有些低落,总爱一个人发呆,问他时又不愿多说。

·思考·

1. 蔡爷爷可能遇到了什么问题? 他为什么会情绪低落?

2. 请结合当前社会现实,分析一下当前像蔡爷爷和陈奶奶这样的情况多不多,应如何帮助他们解决当下困境。

课后习题

一、选择题（每题只有一个正确答案）

1. 下列选项不属于社会角色转变的是（　　）。

A. 根据情境变化及时、恰当地改变角色

B. 人们主动地创造新的角色

C. 人们遇到重要的社会角色更迭、消亡时产生的角色转变

D. 原有角色出现新的变化

2. （　　）指的是随着老年人从工作岗位上退下来,由于优势丧失而产生的种种不适应的心理紧张状态。

A. 去势焦虑　　　　B. 抑郁　　　　C. 退休综合征　　　　D. 不健康补偿

3. 成语中的"狐假虎威""东施效颦"就是心理防御机制中（　　）的例子。

A. 升华　　　　B. 认同　　　　C. 压抑　　　　D. 合理化

4. 将一些本能的行动如饥饿、性欲或攻击的内驱力转移到一些自己或社会所接纳的范围时,就是心理防御机制中的（　　）,它属于建设机制,是比较好的心理防御机制。

A. 合理化　　　　B. 压抑　　　　C. 升华　　　　D. 补偿

5. 老年人常说的"我真希望孩子还小""我不再想了"都是心理防御机制中（　　）的结果。

A. 认同　　　　B. 否定　　　　C. 幻想　　　　D. 压抑

6. 空巢老人由于子女长大离家而表现得像小孩子一样,极度依赖,动不动就发脾气,还像孩子一样爱"告状"等行为,也是一种（　　）行为。

A. 退化　　　　B. 幼稚　　　　C. 依赖　　　　D. 易怒

二、判断题

1.社会适应良好是心理健康的标准之一。 （ ）
2.老年人退休后,全部都会从工作角色转变为休闲角色。 （ ）
3.代替性防御机制是用另一样事物去代替自己的缺陷,以减轻缺陷的痛苦。 （ ）
4.人们常说的"失之东隅,收之桑榆"就属于成功的补偿。 （ ）
5.合理化心理防御机制中最著名的表现一个是酸葡萄心理——丑化失败的动机;
一个是甜柠檬心理——美化被满足的动机。 （ ）
6."我见青山多妩媚,料青山,见我应如是""临渊羡鱼"的故事,都是转移的例子。
（ ）

三、简答题

1.老年人社会角色转变的特点是什么?
2.心理防御机制有哪些类型?
3.支持性心理疗法的原则是什么?
4.支持性心理疗法的常用方法有哪些?

四、思考题

1.请分析一下身边某个老年人的社会适应能力,并说出其常见适应问题有哪些。
2.请结合所学,分析一下你近期行为中运用到了哪些心理防御机制。
3.谈一谈你对支持性心理疗法的认识,并举例说明在生活中是如何运用它的。

任务二 空巢老人的心理问题与护理

背景分析

　　随着人口老龄化的加剧和家庭结构的变化,我国空巢老人的数量越来越多,由此也衍生了一系列的社会问题。空巢老人的身心健康问题不容乐观,了解与掌握空巢老人的社会适应心理状况,对于促进他们的生活幸福具有重要意义,会直接影响到他们的晚年生活质量。本任务分析了空巢老人面临的现实和心理困境,目的在于引导学生掌握空巢老人心理护理的对策和方法。

学习目标

知识目标

1.了解空巢老人的普遍状况及面临危机。
2.熟悉空巢综合征的含义、表现及原因。
3.掌握空巢老人常见的心理问题、特征及心理护理方案。

能力目标

1.能够根据老年人的心理防御机制,分析空巢老人常见的心理问题。
2.能够熟练运用支持性疗法,帮助空巢老人进行社会适应性问题的心理护理。

3.能够灵活运用心理治疗技术,针对空巢老人心理状况制订出切实可行的心理护理方案。

◎ 素质目标

1.培养学生树立为老年人服务光荣的服务理念和爱心、细心、耐心的服务态度。

2.培养学生良好的观察能力和换位思考能力,积极关注空巢老人的心理健康。

3.培养学生的迁移能力,能够灵活处理空巢老人的心理问题,做好心理预防工作。

‖ 案例导入 ‖

马先生,70岁,有一儿一女,退休后和爱人同住,原本生活还算幸福,老两口互相照顾。但随着爱人在5年前去世,马先生的生活发生了很大的变化,他经常失眠,情绪消极,食欲不佳。他每天自己买菜做饭,瞅着孤零零的一副碗筷,基本上就没有胃口了,有时身体不舒服两三天不出一趟门,不说一句话。但即使这样,儿女打电话时他都说很好,一个人能自己照顾自己,习惯了,其实那只是为了安慰孩子们,他不愿影响他们的工作和生活。马先生坦言他曾经动过自杀的念头,尤其是老伴儿刚去世那年,经常绝食,满脑子就想着跟着死了算了,结果让孩子们整天提心吊胆,不得不耽误工作来照顾他。因此他心里很过意不去,非常矛盾和痛苦。现在他一个人独居,在生活上有很多不便。更为难熬的是心理上的空虚寂寞,逢年过节时他就怕孩子打电话说不回来了。

·思考·

1.马先生出现了什么心理问题?他面临哪些现实和心理困境?

2.作为一名养老护理人员,你将如何帮助马先生?请制订一份可行的心理护理方案。

知识准备

"空巢老人"正逐渐成为一个越来越引人关注的社会群体,目前我国空巢老人口占老年总人口的一半,未来空巢老人口的比例预计将会突破70%。与之相对应的社会问题有很多,如"空巢老人"的日常生活缺少照料,精神需求被忽视。很多人觉得老年人不缺吃穿就是幸福,而忽视了他们的精神需求。"空巢老人"的心理健康问题非常突出,近年来老年人自杀的现象较为普遍,应引起全社会的关注与重视。

一、空巢老人的定义及现状

(一)空巢老人的定义

传统的中国文化重视天伦之乐,然而随着中国社会文化变迁,年轻人的工作调动频繁,人口流动,住房紧张,年轻人追求自由与个性的生活方式等原因,都造成他们不能或不愿与父母住在一起。所谓"空巢老人"是指没有子女照顾、独居或夫妻双居的老年人。一般我们会把"空巢老人"分为三种情况:一是无儿无女无老伴的孤寡老年人,二是有子女但与其分开居住的老年人,三是子女远在外地,不得已独守空巢的老年人。

(二)空巢老人的普遍状况

目前,我国空巢老人的数量逐年增多,那么他们普遍的生活境况是什么样的呢? 空

巢老人一般都存在以下情况:

1. 无事可做,无人可依

子女未离家之前,父母除了忙自己的工作之外,还要在生活、教育等多方面悉心照顾子女,如此持续的生活状态是充实而丰富的。但是,老年人办理离退休手续后,彻底脱离原来的工作状态,转入轻闲无事的居家生活状态,容易产生适应困难。而若在这个时候,子女因为升学、就业等原因,也离开了家庭,到别的城市、地区甚至是其他国家生活,那么老年人一方面失去了能为社会做事的机会,另一方面又失去了为子女做事的机会,空巢现象就不可避免地产生了。空巢老人大多无法立即适应这种新的生活,进而会出现悲观失落、心情低沉、烦躁不安等负面情绪。

2. 无处倾诉,无话可说

处于空巢期的老年人,如果婚姻结构完整、夫妻感情稳固且共同生活经验良好,那么他们抵御子女离巢的心理损伤的能力就会较好;反之,丧偶而独居、夫妻关系长期不良、身患多种慢性疾病、精神或躯体功能残疾等类型的老年人,则可能面临着社会交往完全或大部分中断的窘境。虽然生活照料方面可以通过一定的方式来解决,如请保姆、钟点工等,但是雇佣关系不可能替代亲子关系,而短时间内又不可能有效地建立与同龄人之间的人际关系,所以这些老年人会有无人交流的苦闷心理。久而久之,就习惯了不主动表达内心需求,变得沉默寡言,闷闷不乐。

3. 无法排解,无力摆脱

子女离家造成的空巢现象,对老年人构成了较重的精神压力,这在心理学中称为"应激"。应激状态下的老年人,受情绪状态和思维模式的影响,必然产生多种负性情绪,以抑郁、焦虑、失望、愤怒等为主要类型。负性情绪持续的时间越久,对心理健康状况的影响就越深,进而还可能引发各种心理障碍。除对精神心理方面的影响之外,老年人内心与子女生活在一起的愿望一直得不到实现,在情绪、认知及心理防御机制的作用之下,可能会通过一系列的躯体症状表现出来。例如,入睡困难、早醒、睡眠感缺失、易惊醒、精力不足等与睡眠相关的问题,以及头晕、头痛、高血压、心慌气短、心律失常等疾病,或食欲不佳、腹痛腹泻、胃酸胃胀等消化系统问题。

▼ **影视推荐**

1. 电视剧《空巢姥爷》以"空巢老人"这一社会热点问题作为一个切入点,讲述了两位老年人相恋的感人故事,另辟蹊径诠释了晚年老年人的别样人生。

2. 电视剧《老有所依》,讲述了三个生活水平不同、人生阅历迥异的老年人同样孤独、寂寞的"空巢"生活故事。

二、空巢老人面临的现实挑战和心理危机

(一)空巢老人面临的现实挑战

老年人随着年龄增长,身体机能日益衰退,而子女又由于种种原因不能在身边养老尽孝,很多空巢老人的晚年生活面临着很大的挑战,主要表现在:

1. 日常照护服务

很多空巢老人都面临着一个同样的问题:也许不缺吃穿,但是每天的洗衣、做饭、打扫卫生等日常行为对他们而言却颇为困难。有的老年人腿脚不方便,下楼买菜是一大难题,他们往往要么一次多买点,减少下楼次数,要么等着子女买回来,或是麻烦邻居与社工。有一位在他乡打拼的人在谈及父母时说:"我不在家了,爸妈菜都吃得少了,炒一次菜要吃上一天"。由这一小细节,我们可以看出,空巢老人的日常生活照料对他们的晚年生活质量来说是很重要的。然而我国目前从事养老服务的工作人员却远远达不到实际需求,客观地讲,除了从业人员严重不足之外,我国养老服务业的总体服务水平也不高,不能满足老年人日新月异的养老需求。

2. 经济生活保障

经济生活保障是影响空巢老人生活质量的重要因素。若空巢老人的经济条件允许,即使子女不在身边,也可以选择雇保姆照顾生活,出去旅游,入住条件好的养老机构,享受幸福晚年生活。但若经济条件不佳,则会影响其生活质量。在实际生活中,一部分空巢老人的退休金不高、其他收入(如子女孝敬、社会救济等)不稳定,这是他们面临的现实困境。特别是在农村偏远地区,空巢老人的生活更为艰苦,解决农村地区老年人的养老问题将是今后很长一段时期的任务。目前我国新农保水平较低,一个月只有一二百块钱,远不够生活所用。因此,从经济生活保障角度,我们应更多关注广大农村的空巢老人,切实提高他们的经济生活水平。

3. 心理慰藉

除了物质需求外,精神上的空虚更为可怕,因为"寂寞可以杀人"。曾有一位老父亲写给在海外留学、春节未归孩子的家书在网上广泛流传,引起了社会对"空巢老人"问题的进一步热烈讨论。"……除了遥远的回忆,我和你妈妈似乎已经没有什么更温馨的谈资了。家中的一切,还如同 14 年前。我的床头,还摆放着你儿时的黑白照片,那是你小时候我们一次次带你去玄武湖留下的印迹……"我国养老问题中受到冲击最大、最严重的正是作为养老最基础的家庭层面。很多子女只关心父母的吃穿问题,认为只要让父母吃饱穿暖了就是孝顺,而忽略了老年人的心理需求;有的子女即使想关心一下父母的情绪,但怎奈离家太远、鞭长莫及或是有心无力、不知如何劝慰。此外,从事养老服务工作的人员,包括家政服务人员在内,了解老年人心理,具备老年人心理护理能力的人员非常少,很多养老机构根本就没有心理咨询员岗位或是岗位形同虚设,未能充分发挥他们应有的作用。

4. 安全问题

老年人在独居状态下,会给不法分子带来可乘之机,造成危险,因此很多空巢老人都会担心自身的生命安全和财产安全问题。老年人普遍肢体运动机能下降,在空巢状态下,因跌倒、撞伤、烧伤、烫伤等原因导致躯体损害几乎成了空巢老年群体中的常见现象。空巢老人最为担心的是独自在家突然发病或离世而无人知晓,而类似事件也经常见诸报端,更是加剧了空巢老人对生命安全的担忧。地震、暴雨、火灾等突发灾害对空巢老人的伤害也要远远大于有子女或亲友照顾的其他老年人。此外,空巢老人也会担心自己的财产安全。近年来针对空巢老人的盗窃、入室抢劫等侵害行为也时有发生。这些现象的存在,无一不在警示我们空巢老人的安全问题非常重要,应引起社会和有关部门的积极关注,并加以妥善解决。

（二）空巢老人的心理危机

1.失落感

失落感是指原来属于自己的某种重要的东西，被一种有形或无形的力量剥夺后产生的一种情感体验或是某件事情失败或无法办成的感觉。失落感是一种是由多种消极情绪所组成的情绪体验。空巢老人的失落感主要是由失去生活目标引起的，因为很多老年人将精力放在了子女身上，一旦子女离开，失去了服务对象和生活目标，使得他们原本忙碌而充实的生活规律被打破了。"女儿在外地工作，结婚，生子，一年只能回家一次。我们天天在家无所事事，话题总离不开在外地的女儿和没见过几次的外孙，心里感到特别失落。"这就是大部分空巢老人心理的真实写照。

2.孤独感

独孤感是一种与世隔绝、无依无靠、孤单寂寞的情绪体验。人类是群居动物，很少有人喜欢孤独。当子女离家之后，面对"出门一把锁，进门一盏灯"的单调生活，每天除了吃饭、睡觉、看电视，几乎无事可做，自然会产生孤寂之感。特别是独居的丧偶或离异空巢老人，孤独感尤为明显。"自从去年老伴去世之后，我每天都是一个人对着这空空的屋子，觉得生活真是没有什么意思。"这就是孤独感的真实写照。严重的孤独感还会使老年人产生挫折感、寂寞感和狂躁感，若再加上疾病的长期折磨，甚至会产生轻生厌世的心理及行为。

▼ **相关链接**

测试你爸妈的孤单指数有多高

测一测你的父母孤单指数有多少。

1.你多久打一次电话回家？

A.每天1次（3分）　　　　　　　　B.每个星期1次　（5分）

C.不定时，想起来打一次（8分）　　D.从来不打，都是他们打来（10分）

2.你能记得你父母的生日吗？

A.记得（3分）　　　　　　　　　　B.模糊，但会问爸（妈）（5分）

C.不记得，也不问（8分）

3.你多久没有陪父母逛街（公园）了？

A.一个礼拜（3分）　　　　　　　　B.一个月（5分）

C.半年（8分）　　　　　　　　　　D.记不清了（10分）

4.你知道父母都有哪些爱好吗？

A.知道两个以上（3分）　　　　　　B.知道1个（5分）

C.不知道　（8分）　　　　　　　　D.从来不过问（10分）

5.你何时帮他们买过最爱吃的东西？

A.一个礼拜内（3分）　　　　　　　B.一个月内（5分）

C.半年内（8分）　　　　　　　　　D.从来没买过（10分）

6.你是否会瞧不起父母的做法，对他们指手画脚？

A.不会（3分）　　　　B.有时会（5分）　　　　C.经常会（8分）

7. 你多久没有和父母一块儿吃过饭了?

A. 一周之内(3分)　　　　B. 一月以内(5分)　　　C. 一年以内(8分)

8. 成家后你是否愿意和父母住在一起?

A. 愿意(3分)　　　　　　B. 看情况(5分)　　　　C. 不愿意(8分)

测试做完了,你的父母孤单吗?

60分以上:高度孤单

50~59:孤单

30~49:一般孤单

30分以下:不孤单

送给你的话:过去,已无法弥补;未来,至少还可以好好陪护。请珍惜与父母相处的时光。

3. 无用感

无用感是指认为自己未来的人生没有前途,没有希望,感觉自己没有社会价值的心理。"天生我材必有用",每个人来到这个世上都有其价值。然而,生活中很多人由于种种原因找不到自己的定位和方向,甚至觉得自己特别没用,进而消极度日,破罐破摔。研究指出,觉得自己没用会严重伤害身心健康,无用感常见于离退休后的老年人和内源性抑郁症患者。空巢老人的无用感主要是伴随其年龄增长、身体机能衰退、社会角色变化而产生的。很多老年人年轻时身强力壮,想做什么就能做什么,但现在"心有余而力不足",因此老年人在受到挫折之后,极易产生无用感。例如,有一位老年人买菜回家时因为着急而摔倒了,他一边扶着自己的腿,一边抱怨:"老了没用了,连走路都会摔倒,还能干什么?"这就是无用感的一种典型表现。

4. 衰老感

衰老感是指自我感觉体力和精力迅速衰退,做事力不从心的心理感受。人生进入老年期之后,身体各个器官及机能都会逐渐衰退,如腿脚不灵便、视力听力下降、记忆力减退、牙齿脱落、头发花白、皱纹增多等。衰老是一种进行性的、不可逆转的变化,但与身体上的衰老相比,心理上的衰老对空巢老人的影响更为深远。衰老感是一种主观感受,它以老年人本人在主观上判断自己是否老了为标准。很多空巢老人会根据子女成家立业、第三代出生、离退休、被人称为老爷爷老奶奶等,而感慨自己变老了,并由此而产生一些消极的情绪和行为。

5. 抑郁情绪

抑郁情绪是一种过度忧愁和伤感的情绪体验,一般表现为情绪低落、心境悲观、郁郁寡欢、思维迟缓、意志减退、行动迟钝等,严重的还会发展为抑郁症。老年抑郁症在老年群体中是一种较为常见的心理疾病之一。曾经有一位老年人说:"我也知道这样天天消沉是不好的,可是儿女不在家,我怎么高兴得起来?"最后经过医院诊断,这位老年人患上了抑郁症。有调查显示,空巢老人的抑郁症患病率明显高于非空巢老人,而且老年抑郁症是引起老年人自杀的最主要原因。

6. 焦虑情绪

焦虑是指当一个人预测将会有某种不良后果产生或模糊的威胁出现时,产生的一种不愉快的情绪体验,通常由紧张、忧虑、不安、担心等感受交织在一起。焦虑总是与精神打击以及即将到来、可能会造成危害的刺激相关,严重的会发展为焦虑症。焦虑症也是老年人常见的心理疾病之一。有一位老年人说:"自从最小的孩子也成家独立生活之后,我的脾气就变得越来越古怪、暴躁,经常为了一点鸡毛蒜皮的事情和老伴吵架。有时还会唉声叹气,晚上经常失眠,做噩梦。"其实这就是焦虑症的表现。

三、空巢综合征及干预

(一)空巢综合征的含义及表现

子女因工作、学习、结婚等原因而离开家庭以后,独守空巢的老年人,容易产生被忽略、嫌弃或抛弃的感觉,并因此产生一系列的诸如孤独、寂寞、空虚、悲伤、低落、无力感等心理失调症状,这些负面情绪状态及其相应的认知、行为多被称为"空巢综合征"。空巢综合征是一种由社会心理因素主导的、严重影响老年人身心健康和晚年生活质量的心理问题。

那么,如何判断一位老年人是否患上了空巢综合征?空巢综合征都有哪些具体表现呢?一般而言,空巢综合征的症状主要表现在情绪、认知、行为三个方面。

(1)在情绪方面,空巢老人常会感到心情郁闷、孤寂、凄凉、沮丧和悲哀,有时还会出现失落感与成就感交织在一起的复杂情绪情感,表现为心神不宁、烦躁不安、无所适从等。例如,一位空巢老人说:"心情不好的时候,两三天不出一趟门儿,做什么都没有兴趣,整天觉得烦躁、没意思。"可见,空巢使得他们的情绪受到了很大的影响。

(2)在认知方面,多数空巢老人在子女离家后会出现自责倾向,认为自己过去有许多做得不够的地方,对子女的关心、照顾和疼爱不够,没有完全尽到做父母的责任和义务等。有时也会产生埋怨子女的情绪,觉得他们对自己的关心、回报不够,只顾个人生活和工作,而居然狠心让父母独守"空巢"等。还有一些空巢老人不想给子女添麻烦,坚持自食其力。曾有这样的案例,本应轮流在三个儿子家颐养天年的老两口却不愿给儿女添麻烦,来到一家砖厂看大门。

(3)在行为方面,主要表现为闷闷不乐,愁容不展,经常唉声叹气,甚至哭泣流泪,常伴有食欲不振、失眠等躯体症状。在子女离开家庭之后,老年人往往在短期内就可能改变原有的生活规律,因此需要他们能够及时做出调整。

(二)空巢综合征的原因

一般来说,空巢老人的心理问题,特别是空巢综合征的主要原因有两点:

1. 心理衰老是父母出现空巢综合征的重要原因

老年人随着自我生存能力和自我价值感的不断降低,他们会自我感觉世界变化太快,赶不上时代潮流,有一种被超越、优势丧失的恐慌感,担心被抛弃、被淘汰,而逐渐沦落为社会的弱者。这种自我衰老感使得他们很容易产生对人际关系疏离的恐惧。而在所有的人际关系当中,亲子关系是建立在最直接的血缘关系基础上的亲情关系,也是最为特殊的关系。一旦子女因工作、学习的需要而远离父母,或者成家立业,父母自然就会产生一种被疏离、舍弃的感觉。即便是子女结婚后能够经常回来看望父母,父母也会觉得自己的孩子变成别人的人了,自己与子女的感情已是今非昔比,于是内心不免忧伤、痛苦。

2. 角色丧失是造成空巢综合征的另一原因

许多已婚者把教养子女当作他们人生的重要内容,甚至是唯一内容,因此父亲角色或母亲角色对他们而言是至关重要的,是他们自我认同感、自我价值感的重要来源。一旦子女长大了,离家求学或是结婚,父母亲原来的角色便开始丧失,给他们造成严重的心理压力,生活也变得混乱无序。除非他们可以从工作、亲友交往等活动中找到新的角色,代替原来的父亲角色或母亲角色,否则极易产生空巢综合征。

(三)空巢综合征的心理应对

1. 提前做好"空巢"的心理准备

为应对空巢综合征对身心健康的影响,老年人需要未雨绸缪,正视空巢。老年人应在子女独立生活之前就有意识地调整日常生活的模式和规律,以便适应即将临近的"空巢"家庭生活。有些家庭对空巢心理准备不足,不愿面对,有意回避,误以为空巢综合征是过渡性的,很快就会过去,但忽视它带来的副作用将会持久。只有积极正视空巢,才能有效防止空巢所带来的家庭情感危机。

2. 建立新型家庭关系,减轻对子女的依赖

由于受我国传统文化思想的影响和独生子女家庭结构的制约,与西方一些国家相比,当今中国的父母更加看重子女的养育,子女对父母的影响及其在家庭中的作用格外突出,从某种程度上说子女是2+1核心家庭的唯一支点,亲子关系都集中在子女身上。在这种情况下,父母会对子女产生一种特殊的依恋心理,更多受子女的影响和支配,其结果就是为自己在日后因子女离家而产生"空巢综合征"埋下了种子。因此为避免空巢综合征,父母应建立新型家庭关系,尽早地将家庭关系的重心由纵向关系(亲子关系)向横向关系(夫妻关系)转移,适当地减少对子女的感情投入,降低对子女回报父母的期望水平,尤其是当子女快要到了"离巢"年龄时,要逐渐减少对子女的心理依恋,做好充足的心理准备。另外,父母要尽量与子女保持宽松、平等、民主的关系,民主型的教养方式、亲子关系会促使子女在情感和理智上关心、体贴父母,增加亲子间交流的频次。

3. 充实生活内容,寻找子女"离巢"后的替代角色

许多父母亲在子女未离家时,为子女的衣食住行不停操劳,为子女求学、求职、择偶不断奔波,虽然辛苦但却充实。而一旦子女由于求学、工作或结婚而离家,父母的生活变得清闲了,但却冷清、难熬。所以要克服或减缓家庭空巢综合征,就必须及时地充实生活内容,尽快找到新的替代角色,培养新的兴趣爱好,建立新的人际关系,创造新的生活方式,参与丰富多彩的闲暇活动。只有让自己充实、忙碌起来,变得有意义,才不会有"闲情"去自怨自艾空巢后的孤寂生活。

四、空巢老人的心理护理策略

越来越多空巢老人的出现,折射出中国传统养老方式的转变和养老保障体系的不足。要想解决空巢老人的问题,政府部门需要采取有效措施积极应对,例如,加大财政对养老事业的支持,大力发展社会养老机构,加快养老服务事业发展,为空巢老人搭建"安全网",建立应急求助信息系统等,力争为空巢老人办一些实实在在的事情。但除此之外,还应关注他们的心理需求,为他们提供必要的心理抚慰、应急救助等。

(一)着力改变空巢老人的认知,丰富其空巢后的生活

空巢老人要认识到子女离开家去外面打拼是自己的子女人生发展的必然阶段,是当前社会发展和家庭发展的必然趋势,是子女成熟的表现。认识到这一点,就不会那么

伤感、患得患失了。要提前做好心理准备,以适应没有子女在家的生活。空巢并不意味着可怜、没人管或是成为他人的负担,亲情依然在。空巢老人可以主动和儿女联系,关心他们的生活,分享自己的喜怒哀乐,无须过于担心会影响他们的工作和生活。另外,子女离家后可将生活重心放在自己身上,这时可以做一些平时想做但没有时间做的事情,重新学习一些自己感兴趣的知识。例如,有的老年人退休后学习弹古筝、钻研诗词等,都是不错的修身养性、打发时间的好方法。因此,可建议空巢老人想一想有没有自己感兴趣但一直没时间做的事情,鼓励他们大胆去做、去发掘,多走出去和其他人交流,这样慢慢就能走出心理的阴霾,重拾自信。

(二)重视和发挥家庭的积极作用

亲情是不可替代的,老年人与子女虽然不住在一起了,但现如今交通和网络都非常方便,见面并不困难,应加强和子女之间的情感联系。空巢老人可以学习和子女进行网络对话,或是去儿女所在的城市旅游。这样既看了美丽风景,还看到了日思夜想的子女。作为子女也应为自己的父母多加考虑,给父母创造一个力所能及又切合实际的晚年安排,其实这样也解决了他们自己的后顾之忧。

(三)建立心理联防网络,提供专业的心理支持

涉老服务的工作人员,乃至整个社会,都有责任、有义务帮助空巢老人。在空巢引发的一系列问题中,预防乃是重中之重,因此,应做好空巢老人的心理健康教育工作,加大宣传力度,向空巢老人提供及时、有效的心理帮助。但是防止空巢老人出现生活、情感困境,单靠老年心理工作者是不够的,应建立以子女关怀为主,并纳入涉老服务人员、其他老年人(包括空巢老人和非空巢老人)、医护人员的心理联防网络,使空巢老人的身心都能得到及时、有效的社会心理支持,从而避免不良事件的发生。

▼ 知识拓展

空巢老人心理护理中常见的其他方法

空巢老人感到孤单寂寞的时候应该如何应对,以进行心理自救呢?针对空巢老人的症状表现及其原因分析,常见的心理应对方法有:

1. 认知疗法

认知疗法是根据人的认知过程影响情感和行为的理论假设,通过认知和行为技术来改变患者的不良认知的一类心理治疗方法的总称。认知疗法的基本观点是:认知过程及其导致的错误观念是行为和情感的中介,适应不良行为和情感与适应不良认知有关。认知疗法常采用认知重建、心理应付、问题解决等技术进行心理辅导和治疗,其中认知重建最为关键。在空巢老人的心理护理中运用认知疗法,可以帮助空巢老人正确认识子女离家后可能面对的生活,积极调整孤独、寂寞、失落等负面情绪。子女成家立业,哺育自己的后代,是成熟、自立的标志。老年人应该为子女的离巢感到高兴,而不是消极、沮丧。

2. 生活疗法

老年人的重心由工作回归家庭,生活中的点滴都有可能成为他们应对挫折与困境的力量,当然也可能使得他们更加消沉、低落。常见的生活疗法包括幽默、音乐放松、书

法、绘画、养花等。子女离家之后，应该积极建立新的生活方式，充实自己的空巢生活。既可以充分发挥余热，实现再就业或再创业，关心教育、健康等公共事业，也可以重拾昔日爱好，和同龄人在一起聊天、旅游，打发休闲时光。当然，更重要的是，子女虽然离家了，但亲情是割舍不断的，老年人应继续加强和子女间的联系，尽量增强两代人之间的相互理解，给予他们适当的帮助。若是条件许可，还可以在子女家小住，以加深亲子交往，避免独守空房。

3.行为疗法

行为疗法是以减轻或改善患者的症状或不良行为为目标的一类心理治疗技术的总称，具有针对性强、易操作、疗程短、见效快等特点，是一种是非常实用且常用的方法。常见的行为疗法技术有系统脱敏法、厌恶疗法、行为塑造法、代币治疗法、暴露疗法、放松行为训练、生物反馈训练等。行为疗法可以帮助空巢老人摆脱孤独困境，走出家门，建立积极的社会支持系统。当老年人感到孤独寂寞时，可以给自己布置不同难度的交往任务。开始时，交往任务可以简单些，然后逐渐加强交往的难度，在交往过程中，老年人要尊重他人的生活习惯，善于帮助他人，也要善于向他人求助，通过帮助他人和获得他人的帮助，使自己的情绪变得开朗、愉悦。

4.婚姻疗法

人常说，少年夫妻老来伴，婚姻对于老年人的晚年生活幸福是非常重要的。所谓婚姻疗法就是注重夫妻关系的和谐健康，彼此之间互相鼓励、支持，共同面对生活中的喜怒哀乐。子女离家后，夫妻双方可以做一些自己感兴趣的事情，将注意点转移到老伴身上，多关心爱人的生活，以填补子女离家后的情感空缺。如果是丧偶老年人，在条件允许的情况下，还可以考虑一下再婚的问题，使自己的情感得到寄托，生活得到陪伴与照料。

心理护理实施

在教师指导下，共同完成案例分析，分组完成心理护理方案制订工作，并进行小组汇报，说明方案的优缺点、现实可行性等，并由教师进行点评、总结。

一、案例分析

通过讨论分析，我们发现案例中的马先生是一位典型的空巢老人，他在日常生活、人际交往、心理慰藉等方面存在适应不良，但又故作坚强，不想给子女添麻烦，并由此而产生了一系列问题。要帮助马先生进行心理护理，首先需要帮助他正确看待空巢及空巢后生活，让他做好可能面临问题的心理准备，积极调整心态；其次是帮助他做好空巢后的生活安排，使他提高生活自理能力；最后，说服他和子女保持密切沟通，并在必要时选择去养老机构养老。

二、技能准备

1.能根据空巢综合征症状表现对空巢老人进行心理评估。
2.支持性心理疗法的运用。
3.空巢老人心理护理综合实训评价。

三、心理护理实施

在教师指导下,学生分组为马先生制订完成心理护理方案,然后讨论、统一方案,并对老人实施心理护理,具体可参考以下工作流程:

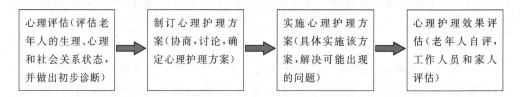

步骤一,分析资料,进行心理评估

首先应对老年人的身心健康、社会适应、人际关系等进行分析,做好老年人的心理评估工作,并判断老年人的情况是否属于空巢综合征。

步骤二,制订心理护理方案

和老年人进行深入沟通,明确当下面临的主要现实困境和心理问题,解释其背后心理机制,共同协商制订心理护理方案。可参考知识准备部分相关内容。

步骤三,实施心理护理方案

按照制订的心理护理方案对老年人进行心理护理。作为心理护理人员,需预先考虑到老年人可能出现的反应并做好预案,面对突发问题能妥善处理。

步骤四,心理护理效果评估

心理护理方案实施后,应及时掌握老年人的心理动态,对护理效果进行评估。可采用老年人自评方式,也可采用工作人员和家人评估的方式进行。

建议同学分组进行角色扮演,通过心理剧的形式体验不同角色及其特点,展示空巢老人心理护理中的方法技术和职业素养,并参照本模块任务一中的"老年人社会适应心理护理"综合实训评价表",完成空巢老人心理护理的综合实训评价工作。

四、总结提升

空巢现象的产生有其特殊的历史文化和时代背景,诸如独生子女政策的影响、国家养老制度的调整等,若想彻底改变这一现象,需要全社会的努力和充分的时间。对空巢老人我们应关注其心理健康,重要的是能熟练运用支持性心理疗法,与其在轻松自由的氛围中进行心理相谈,根据相谈内容及老年人的表现来评估其心理状态,针对老年人出现的症状进行疏导和干预,以支持和鼓励来帮助老年人重新建立合适的生活理念与行为模式。

任 务 训 练

情境 ❶   某位老年人的求助:

我和老伴都是退休职工。这几年,我儿子和女儿先后结婚,大女儿出嫁到另一个城市,小儿子结婚后搬到单位分的新房另住。按理说完成了社会工作和养育子女的义务,我和老伴应该轻松愉快地安享晚年,可自从女儿、儿子离开家后,老伴便思维迟钝,郁郁寡欢,成天闭门发呆,愁眉不展,不同亲友往来,连我找她说话,她也不太理我,拉她出去参加老年人的活动,她也不去,时常自个唠叨说别人对她冷淡,这个世界上人情淡漠,孤苦伶仃地活着没有什么意思。我心里很着急,我老伴是不是得了什么病?

·思考·

1.这位老年人的老伴出现了哪些症状?请分析可能的原因,帮助老年人解答其困惑。

2.请针对他们的情况,制订一份切实可行的心理护理方案。

情境 二   一向强势的她怎么这回不灵了

王女士中年离异之后,一直独自带孩子。长期的相依为命,使他和女儿的关系特别亲密,母女之间几乎没有秘密,什么话都交流,关系特别亲密。女儿高考时,她坚持女儿考当地的大学,只因可以经常回家,女儿也同意了,如愿上了当地一所高校的外贸类专业,毕业后也是在当地工作。转眼间,女儿大学毕业五六年了,虽然在一个城市,但女儿结婚之后没有与王女士同住,而是在临近小区买的房子。前些年,王女士还觉得这样很好,女儿长大了,独立了,她很欣慰。然而近几年随着女儿工作越来越忙,回家次数减少,王女士的情绪也越来越低落。她经常会抱怨女儿不关心她,女儿接她过去常住,又因作息时间不一致而不习惯。后来,王女士经常心烦,胸闷气短,以身体不舒服要求女儿来看她。可是去医院检查之后药也吃了,但效果却不怎么好,王女士依然如故,经常不管女儿是不是在忙,是不是在出差或是开会,就打电话要求这要求那的,但最近女儿开始躲着她了。而对此,她的女儿也是一肚子委屈……

·思考·

1.分析一下王女士的心理状态及原因。

2.请制订一份合适可行的方案,对王女士进行心理护理。

情境 三   12 名"兵儿子"牵手空巢老人

"爸、妈,从今天开始,我就是您二老的亲儿子,以后我要像亲生儿子一样孝顺您二老……"铿锵的誓言、贴心的话语,使李仕合老两口双双流下了感动的泪水。这一动人的场景,是北京市怀柔区九渡河镇"亲情牵手送温暖,关注民生促和谐"为空巢家庭送温暖活动的现场。

为使空巢老人尽享天伦之乐,怀柔区九渡河镇计生办以"生育关怀行动"为载体,组织驻地部队与空巢老人牵手结对活动。活动主要以空巢家庭为服务对象,以武警战士志愿者与"空巢"家庭爱心牵手为主要形式,通过情感慰藉、精神安抚和生活扶助等方式,为空巢家庭送去党和政府的关心和温暖,同时提升武警战士志愿者感恩社会、感恩家庭、孝敬老年人的责任意识和奉献精神,进而营造出军民牵手、共创和谐的美好氛围。

此次活动过程中,12 名"兵儿子"成功与 6 对空巢老人亲情牵手,与"父母"互赠了"亲情牵手卡",并为他们送上了精心挑选的礼物。据活动相关工作人员介绍,"兵儿子"亲情牵手活动,不会因为武警战士服役期满而结束,他们将会在部队内部挑选出合适的人继续接力,使这份宝贵的亲情一直延续下去。

·思考·

1.根据所学知识,分析一下空巢老人的心理需求有哪些。

2．"兵儿子"的做法给你带来哪些启示？

3．请制订一份空巢老人的心理护理方案。

情境 四　空巢老人在家死亡多日被发现

某日中午,在××县三里镇双罗村韦扬屯,一名老年人被发现已在家中去世。这位老年人事发时,老年人身边还躺着三岁的孙子,已奄奄一息。所幸村民抢救及时,孩子被救了回来。据了解,因家庭贫困,老年人的儿媳离家出走,儿子去外地打工,将幼儿交由体弱多病的爷爷监护。之前幼儿打开了家里的水龙头,喝水维生,水淌到楼下才引起邻居注意。

·思考·

1．分析一下这位老年人在家中死亡多日的原因可能有哪些？应如何避免类似意外的发生？

2．针对农村空巢老人的现状,请指出有哪些切实可行的措施可改善其面临的困境和危机。

课后习题

一、选择题（每题只有一个正确答案）

1．以下（　　）情况下的老年人不属于空巢老人？

A．和子女一起吃,不一起住的老年人　　B．有子女但与其分开单住的老年人

C．有子女,但远在外地的老年人　　D．无儿无女无老伴的孤寡老年人

2．当子女离家之后,老年人面对"出门一把锁,进门一盏灯"的单调生活,每天除了吃饭、睡觉、看电视,几乎无事可做,自然会产生（　　）感。

A．失落　　　　B．孤独　　　　C．无用　　　　D．焦虑

3．（　　）是父母出现空巢综合征的重要原因。

A．身体衰老　　B．子女不在身边　　C．心理衰老　　D．孤单寂寞

4．空巢老人在子女离巢后应积极寻找新角色,充实自己的生活,下列哪些做法不属于积极的改变（　　）。

A．培养新的兴趣爱好　　　　　　B．努力工作,实现自我价值

C．主动去帮助其他人　　　　　　D．每天做孩子喜欢吃的饭菜等他们回家

二、判断题

1．子女离家造成的空巢现象对老年人构成了较重的精神压力,这在心理学中称为应激。　　　　　　　　　　　　　　　　　　　　　　　　　　　　（　　）

2．经济生活保障是影响空巢老人生活质量的重要因素,经济条件好的老年人不会出现适应问题。　　　　　　　　　　　　　　　　　　　　　　　　　（　　）

3．亲情是不可替代的,因此建议空巢老人的子女回家乡发展,从根本上解决空巢问题。　　　　　　　　　　　　　　　　　　　　　　　　　　　　　（　　）

4．在空巢引发的一系列问题中,预防乃是重中之重,因此,应做好空巢老人的心理健康教育工作,加大宣传力度,向空巢老人提供及时、有效的心理帮助。（　　）

三、简答题

1．空巢老人面临的现实挑战和心理危机有哪些？

2.空巢综合征的含义和表现是什么?

3.老年人出现空巢综合征的原因有哪些?

4.空巢老人的心理护理策略有哪些?

四、思考题

1.请结合当前社会实际,谈一谈应如何关爱空巢老人。

2.当你外出读书、工作时,你的父母也处于空巢,试着分析一下你父母空巢后的生活状态。他们是怎么进行心理调适的?

任务三 ｜ 离退休老年人的心理问题与护理

背景分析

离退休是人生的一个重要转折,是老年期开始的一个标志。随着我国人口老龄化进程的加剧,离退休老年人越来越多,据统计,1/4 的离退休人员会出现不同程度的离退休社会适应问题。了解和掌握离退休老年人的社会适应心理状况,可以帮助老年人很好地适应社会角色转变,对于促进老年人身心健康具有重要的意义。

学习目标

知识目标

1.了解离退休老年人的心理变化阶段及常见的社会适应方式。

2.掌握离退休综合征的含义、症状及应对。

3.掌握离退休老年人心理护理的方法。

能力目标

1.能够根据离退休综合征的表现对离退休老年人的心理行为进行评估和诊断。

2.能够熟练运用支持性疗法帮助离退休老年人进行适应性心理问题的护理。

3.能够灵活运用所学知识,针对离退休老年人的心理状况提出切实可行的心理护理方案。

素质目标

1.培养学生自觉尊重离退休老年人,关注他们的心理世界。

2.培养学生良好的观察能力和换位思考能力,能真正地理解、体谅老年人。

3.培养学生的迁移能力,能灵活处理离退休老年人的心理问题,并做好心理预防工作。

▌案例导入▐

60 岁的王叔叔当局长 8 年了,今天终于从岗位上退了下来,他计划着每天到小区散步,打太极拳,练习舞剑。第二天当他拿着宝剑来到街心公园时,遇到了两个原单位已经退休的老同志,他们不仅没有给他笑脸,还故意提高嗓门议论,暗指他霸道、没有人情味儿、死板不灵活等,说他也有今天的下场,气得他收起宝剑回了家,躺在床上就睡觉。第三天他不去街心公园了,而是来到距离较远的公园,可是,在公园门口碰到了曾经被他处理过的一个退休职工,退休职工没有与他打招呼,而是狠狠地瞪了他几眼,他顿时觉得受到了人格侮辱。于是,他愤愤地返回家,又开始睡觉。老伴觉得他退休后的心理落差还没有调整过来,就没有太在意,任由他睡觉。

可是半个月过去了,王叔叔就是不愿意出门,计划好的锻炼项目一个也没有实施,面容显得苍老了很多。平时单位有些娱乐活动请他参加,他也借故委婉地拒绝了。有些朋友来看望他,他不冷不热地应付几句就了事。亲戚邀请他过去做客,他也委婉地回绝。原单位的一位同事去世了,请他出席遗体告别仪式,他也以身体不好为由拒绝了。就连女儿的终身大事请他拿主意,他也无精打采地回答没有意见,气得女儿哭了好几次。以前养成的读书看报的好习惯也不坚持了,每天的主要工作就是睡觉、喝茶、看战争题材的电视剧,几乎不出门了。王叔叔的家人很担心他,带他一起去社区养老服务中心求助。

·思考·

1. 王叔叔退休后都出现了哪些适应问题,并分析原因所在。

2. 作为社区工作人员,应如何帮助王叔叔进行心理护理?你有哪些可行有效的方法?

知 识 准 备

年龄到了,退休是很正常的事情。但是同样是退休了,有的老年人可以把退休生活安排得很好,做自己所喜欢的事情,养花,钓鱼,画画,练练毛笔字等,生活得丰富多彩,有滋有味。而另一些老年人则不同,他们常为一些不值得一提的小事而烦心,或者是因为担心自己的身体状况而整日愁眉不展,以至于"身体本无病,一疑百病生"。其实,幸福快乐与否,很大程度上就在于人们对幸福的看法。同样的道理,老年人离退休之后生活得幸福与否,关键就在于他们是怎么看待离退休,是如何适应离退休后的生活的。

一、离退休老年人的社会适应问题

老年人离退休之后,社会角色发生了重大变化。这种改变不仅意味着失掉了某种权力,更重要的是丧失了原来所担当的那个角色的情感,丢掉了几十年来形成的某些行为方式。社会角色发生变化,新旧角色之间会发生矛盾,老年人离退休之后要想进入一个全新的角色,就必须要经历一个过程,甚至要经历沉重的思想斗争,去重新寻找新角色的价值、意义,建立新的感情。对于离退休的老年人而言,能够按新的角色来待人处事,才会心情愉快,生活充实。

(一)离退休后老年人的心理变化阶段

离退休是人一生中的一次重大的转折,有些老年人突然面对离退休,一时难以适应,甚至有的人错误地认为离退休即将要走向死亡了,是被社会所抛弃了。然而,事实并非如此,除了身患重疾以外,离退休和死亡之间没有必然的联系。离退休不直接损害老年人的身体健康,但是"老而无用""老而无能"的感受对老年人的心理活动却有着非

常不利的影响。心理学工作者对此进行了许多研究,结果发现离退休会使老年人的心理产生阶段性的变化,主要体现在以下几方面:

1. 离退休前准备阶段

离退休给老年人的心理带来的影响在他离退休之前就已经开始了。即将离退休的人心中清楚,未来的离退休是人生中不可避免的。于是在离退休前就开始规划离退休后的生活。但是他对真正离退休后自己将要面临的新的社会环境、将要担当的新的社会角色,以及自己的心理活动的变化和调适,却往往考虑得不够周到。当然,亲朋好友以及周围已经离退休的老年人对离退休后生活的积极或消极的态度、观念和行为,也会影响到即将离退休的人。因此,作为即将离退休的老年人,对自己即将离开工作岗位的状况应有充分的思想准备,在感情上、行动上尽量坦然接受,以积极乐观的态度对待将要到来的离退休生活。

2. 欣然接受阶段

刚刚离退休后的一段时期,老年人从平时紧张繁忙的工作中解脱了出来,所有时间都可以由自己自由支配。他们往往会以一种异常兴奋的心情去从事自己感兴趣的活动,学习新知识,走亲访友,养花种草,游山逛水等,尤其在从事自己过去想做又没有时间做的活动时,往往是快乐无比。

3. 清醒低谷阶段

当退休老年人满怀激情去做某件计划已久的事情,却遭到碰壁之后,他可能突然发现离退休前的许多计划并不能顺利实现。加上自己年老体弱,精力下降,有的计划可能不得不永远搁浅。几十年形成的生活习惯的强大的惯性,也会使他们一下子难以适应突然放慢的生活节奏。种种不如意,可能使兴奋过后的老年人开始为自己年老感到失望、痛苦、沮丧。因此,在这一阶段,老年人需要从幻想回到现实,根据自己的实际情况,随时调整自己的目标和计划,最终确立最适合自己状况的离退休生活和社会活动,使自己重新树立生活的信心。在这一阶段,离退休老年人最重要的是要增进人际交往。

4. 定向阶段

在这个阶段,离退休老年人已经从幻想中回到现实中。他们开始调整自己的计划和目标,小心翼翼地进行人生的第二次选择。例如,有的人继续发挥专长,力求造福社会;有的积极参加各种社会活动,成为积极分子;有的在家庭中承担起照顾、教育第三代的责任,在家庭生活中开启新的征程;也有的在老年大学继续学习进修,拓展自己的兴趣爱好。无论如何选择,他们的内心世界又开始感到充实,情绪逐步稳定,心理活动也趋向协调。这个阶段,亲朋好友固然可以充当参谋,但最后的选择还应由离退休老年人本人来决定。

5. 稳定阶段

这一阶段老年人心理相对稳定,他们已经建立起与自己的文化背景、经济条件、个性特点以及知识水平相适应的一套养老生活模式,清楚自己在现实条件下能期望什么,能做什么,又该如何做,接受了老年生活的有所能为和有所不能为的现实,扬长避短,轻松愉快地应对老年生活,已经成功地适应了离退休生活。

当然,由于老年人在生理、心理方面的差异以及社会条件的千差万别,不是每一个离退休老年人都一定要经历上述五个适应阶段,而且经历这些阶段变化的每一个老年人在各个阶段所需要的时间长短也不尽相同。事实上,有一些老年人可能没有如此清晰地经历过这五个适应阶段,而有的老年人则可能是几个阶段混合经历过,甚至有的老年人某个阶段经历过多次。

(二)离退休老年人常见的适应方式

一个老年人能否很好地适应离退休生活,并顺利地度过晚年,与他的经济条件和社会经历有关,但也会受到他的性格和生活经历的影响。心理学家提出了五种老年人的性格类型,它们各有其特征。

1. 成熟型

这种类型的老年人离退休后,感觉一切正常,对过去的成就毫不留恋。他们对于自己的离退休生活很满意,经常参加一些积极有意义的活动,人际关系也很融洽,认为离退休是人生的又一个崭新的阶段,通常以积极的心态去面对现实生活。

2. 安乐型

这种类型的老年人在离退休后安于现状,对离退休后的生活没有过高期望。他们的生活大多随性而为,远离工作环境,不喜欢被束缚和一切劳心劳力的事情,只求生活安逸、悠然自得。

3. 掩饰型

这种类型的老年人离退休后,表面看似乎能够很好地适应离退休后的生活,而实际上,他们采取的是一种"障眼法",就像装甲车一样将自己层层包裹起来,试图通过不断的活动,逃避自己年老的事实,以掩饰自己因肌体功能下降而产生的不安。因此,他们生怕自己闲下来,试图通过忙碌的工作来证明自己的价值。这种人往往容易对别人产生嫉妒心理,对自己的要求很高,希望自己有和年轻时一样的精力、体力,因此他们特别容易体验到挫折感和失落感。

4. 易怒型

这种类型的老年人离退休后不能适应离退休后的生活。对于自己未能达到的人生目标,不认为是自己年老,力所不能及,而是将原因归罪于别人,责怪他人。总觉得别人和自己作对,因而对别人的言行充满了偏见。常常不满周围的人,觉得他们妨碍了自己,低估了自己,不能理解自己,因而时常与别人争吵。另一方面,对死亡则有强烈的恐惧感,担心"未竟"的事业,经常处于忧郁的精神状态。

5. 自我厌恶型

这种类型的老年人在离退休后,对于人生的看法比较消极、被动,总觉得自己的一生是失败的一生,不能很好地进行归因,常常把失败的原因归咎于自己,时常责备、抱怨自己,经常唉声叹气,沉浸在对过去失败的回忆和自责之中不能自拔。这类老年人从不关心他人,对外面的世界也是漠然视之,他们把自己封闭在一个极其狭小的自我世界里,觉得死亡并不是一种威胁,而是一种解脱。

上述五种性格特征,成熟型、安乐型、掩饰型都能适应离退休后的老年生活,只是适应的方式有所不同,这表明不应对所有老年人强求某种唯一的适应模式。易怒型和自我厌恶型,则属于离退休后适应不良,他们需要适时地对自己进行调整。作为家人或朋友,也要为这种类型的老年人提供适时的帮助和支持,使他们同样能享受到晚年生活的乐趣。

但必须强调的是:离退休后,无论社会或家庭为老年人提供了多么好的养老环境,如果老年人不注意调适自己的心理,不及时转换社会角色,不学会正确的养生方式,也不可能达到健康长寿的目的。心理问题以及由心理问题所导致的生理问题说到底,都是因为人们对事物抱着不恰当的观念、不正确的理念所导致的。即人们常说的想不通和想不开。其实快乐也好,幸福也罢,关键在于自己的理解和体会。因此老年人应多了解心理学,并运用相关的知识尽快适应离退休生活。

(三)影响老年人离退休社会适应的因素

人的一生其实就是一个适应过程,是学习新的社会角色、掌握新的行为模式,以适应新生活的过程。老年期更是如此。影响老年人离退休生活适应的因素很多,下面我们主要从主客观两方面加以分析。

1.主观方面

第一,离退休前缺乏足够的心理准备。离退休人员的心理变化虽然早在离退休之前就已经开始萌动,但是有一些人对离退休之后将要面临的环境和生活内容的变化、角色的转变以及心理活动的变化和调节等问题考虑不周。也就是说,他们只是简单设想,而并没有系统地规划离退休后的生活。还有一些人尽管在思想上有了比较充分的准备,但老年人的心理特点往往会导致他在思维上、情感上、行动上明显滞后,因而这种人也仍然会出现心理上的不适,尤其是容易出现消极不良的情感反应。

第二,离退休后缺乏"个人支撑点"。每个人在社会中都扮演着一系列的社会角色,每一种角色活动又构成了他独特的生活内容。在这众多的角色及角色活动中,有一种或几种角色及角色活动对他本人来说是至关重要的。因为这些角色及角色活动构成了他们赖以生存和发展、并维持最基本的心理平衡的"个人支撑点"。一旦丧失了这些"个人支撑点",则会造成心理失调,甚至是心理崩溃。例如,一些领导干部在离退休之前,一心扑在工作上,职业角色和职业活动构成了他的"个人支撑点",个人的一切尊严、价值及其喜怒哀乐都维系于此。而离退休之后,原先的"个人支撑点"不复存在了,但又没有及时构筑新的"个人支撑点",于是原先的心理平衡被破坏,出现了前所未有的失落、空虚、压抑、忧郁、懊丧、焦虑、痛苦等一系列心理反应。

第三,离退休前后生活境遇反差过大。不同的人在离退休前后所发生的生活境遇变化是有差异的,有的甚至差异很大。一般来说,普通老百姓离退休前后所发生的生活境遇变化不是很大,因而比较容易安于离退休后的生活,不易产生不适应症状。而离退休前身居要职的领导干部则不同。在离退休前他们有较高的社会地位和较大的职业权力,其生活重心是工作和事业;而离退休后不可避免地出现社会地位的下降和职业权力的丧失,生活重心也被迫转移到家庭和生活琐事上。离退休前后生活境遇的变化如此之大,会使得他们一时难以适应,因而易产生严重的心理失调,并出现上述症状。

第四,适应能力差或有性格缺陷。个人适应能力差是导致离退休老年人出现心理问题的一个重要原因。有些离退休人员由于个性上的原因而难以适应离退休带来的生活变化。一般来说,性格固执、刚愎自用、急躁、怪僻、过度内向、智力水平低下以及具有黏液质和抑郁质等气质类型的人适应能力相对较差一些,他们在环境发生剧烈变化的情况下容易出现心理失调。增进离退休人员的社会适应能力,有助于老年人尽快适应离退休生活,提高主观幸福感,也对缓解人口老龄化给社会造成的压力具有非常重要的作用。

2. 客观方面

客观方面的因素主要表现为离退休老年人社会支持的缺乏。社会支持是一个心理学概念,是指一个人出现心理问题时,一切有利于解决个人心理问题的社会因素,主要来自家庭成员、亲友、同事和团体组织。例如,亲朋好友的主动关心、原单位领导和同事的关怀、志愿团体的亲切慰问等,都有利于离退休人员解决心理问题。另外老年人的经济收入越高、身体健康状况越好,越容易适应离退休后的老年生活。

据调查,老年人对社会最迫切的希望是提供医疗保健支持、社会活动设施和改善居住环境;对家人、亲友最迫切的希望是亲情交流、医疗保险和旅游帮助。受老年人自身认知和社会普遍对老年群体认识的影响,大多数老年人会把提高自身社会适应能力的途径,归结于社会支持而非自我调适。因此,每个人应发自内心地关爱老年人,倡导尊老、敬老的社会风尚,为他们建立完善的社会支持系统,提高老年人的自信心和社会适应能力。

▼ 相关链接

老年人的优势有哪些?

有些老年人在离退休之后会觉得自己不如从前了,老了不中用了,这种心理常使得他们情绪低落,长期有可能引起抑郁症。其实老年人也是有他们的独特优势的。

"老年人更快乐。"美国加州斯坦福大学心理学家、劳拉·卡斯藤森说,很多性格比较乖戾的老年人在年轻的时候脾气就比较怪异,但是衰老是不会将一个很快乐的人变成一个郁郁寡欢的人的。有研究发现,在进入老年阶段的过程中,他们的情绪实际上变得更加稳重知足,年轻时的生活充满着很多的"假如",步入老年后,年轻时的"假如"得到解决。此时的压力最小,更能得到彻底放松。

"解决问题更容易。"美国斯坦福长寿研究中心主任芭芭拉·斯特劳克表示,科学家过去认为,随着衰老我们会失去大量的脑细胞,但更精密的扫描测试推翻了这一说法。研究发现,人的认知能力在 40~68 岁达到高峰,这期间,脑子最好使,解决问题能力最强,反应最快。

"不再因时尚损害健康。"74 岁的美国著名畅销书作家格尔·希伊称,步入老年后可以随心所欲地穿上五趾分开的跑鞋或者矫形凉鞋等,不再受令双脚痛苦不堪的高跟鞋的束缚。要知道,长寿的最大秘诀之一是多运动,穿着平底鞋多运动。

"更了解自己,更自信。"贝蒂·里德索斯金,89 岁,美国加州国家自然历史公园全职护林员。他说:"75 岁的时候,我对很多事情都不确定。但如今我知道了我的声音,最重要的是,我更自信地使用我的声音。现如今,我写博客,发表演讲,参加各种活动。"

"拥有更多时间。"畅销书《还我本色》作者安妮·克里默说,如果多年来你一直忙于工作或家庭,或者既忙工作又忙家庭,那么步入老年后,一旦工作慢慢放手,孩子成家立业,你就可以进行适当调整,拥有更多空余时间。步入老年,见多识广,体验过也感受过很多事情,因此,根据自身的体验及学习到的一切,可以给年轻人更多指导,比如就业指导等。

这些通通都是老年人拥有的优势,老年人看到这些应该积极地去思考自己的处境。退休也可以很快乐,好好利用这些属于自己的优势吧。

(资料来源:根据网络资料整理)

二、离退休综合征

离退休是人生的一个重大转折,然而有一些老年人面对生活和工作中的这些变化时,出现了焦虑、愤怒、精神不振、做事提不起兴趣等消极情绪,甚至出现心理适应上的障碍。

(一)离退休综合征的含义

离退休综合征是指老年人在离退休之后对环境适应不良引起的多种心理障碍和身心功能失调的综合征,是一种心理社会适应不良的心理病症。具体指离退休老年人在告别工作岗位离开原先的工作环境,回到家庭小环境后的一段时间内,由于工作习惯、生活规律、周围环境、人际交往、社会地位、工资福利、权力范围等发生变化,产生较为强烈的不适应感和去势焦虑,从而出现的身体及心理,特别是情绪上的变化。这种心理变化和自身躯体环境变化两方面的不适应交织在一起,直接损害离退休老年人的身心健康,加速衰老过程。

(二)离退休综合征的主要表现

离退休综合征主要表现在心理和身体两方面的变化。

1. 在心理方面,主要表现为抑郁症状和焦虑症状

离退休综合征患者的心情忧伤,郁闷,沮丧,精神消沉,萎靡不振,有强烈的失落感、孤独感、衰老无用感,对未来生活感到悲观失望,自信心下降,茫然不知所措,不愿主动与人交往,害怕见陌生人,有时连亲朋好友也疏于联系。行为退缩,兴趣减退,对过去很感兴趣的业余活动也感到索然无味。懒于做事,严重时连力所能及的家务事也不愿意做。患者感到惶惶不安,心烦意乱,做事缺乏耐心,急躁冲动,容易发怒,有时自己也感到莫名其妙,自己想控制但控制不住。患者难以长时间静坐,总忍不住要做些小动作。严重者还会产生紧张、恐惧感,并伴有出汗、心慌等躯体症状,但最主要表现为无力感、无助感、无用感和无望感。

2. 在躯体方面,主要表现为躯体的不适

患者常常出现头痛、头晕、失眠、多梦、胸闷气短或胸痛、腹部不适、周身疲乏、阵发性燥热、四肢无力等症状,但去医院做相应检查却又无明显的躯体疾病,或者即使存在某种躯体疾病但也不能解释上述症状。此外,一些患者还可能会出现其他的不适症状。

三、离退休老年人的心理护理

离退休是个体生命发展的自然规律,因为这时个体的生理机能开始衰退,体力和智力都明显不及过去,许多疾病已经或正在产生,故到了法定年龄,理当高高兴兴地退休。但有一部分人由于离退休前后境遇相差大,再加上自身心理素质差,极易悲观失望,愤怒不平,甚至对生活失去信心。因此作为一名养老服务人员,需要了解他们的心理,帮助他们战胜疾病,使他们乐享晚年。

(一)调整心态,顺应规律,提前做好心理准备

衰老是不以人的意志为转移的客观规律,离退休也是不可避免的,这既是老年人应有的权利,是国家赋予老年人安度晚年的一项社会保障制度,同时也是老年人应尽的义

务,是促进职工队伍新陈代谢的必要手段。老年人必须在心理上认识和接受这个事实,提前做好离退休的心理准备,制订好切实可行的活动计划。而且,离退休后,要消除树老根枯、人老珠黄、老而无用等悲观思想和消极情绪,坚定美好的生活信念,将离退休生活视为另一种绚丽人生的开始,重新安排自己的工作、学习和生活,做到老有所为,老有所学,老有所乐。

（二）发挥余热,重归社会,丰富离退休后的生活

离退休老年人如果体格壮健、精力旺盛又有一技之长,可以积极寻找机会,做一些力所能及的工作。这样一方面可以发挥余热,为社会继续做贡献,实现自我价值;另一方面也可以使自己精神上有所寄托,使自己生活充实起来,增进身体健康。当然,在工作中必须量力而为,不可勉强,讲求实效,不图虚名。如果身体条件不允许或是只想好好休养、不再继续工作的老年人,也应根据自身身体和经济条件,丰富自己的离退休生活。既可以做一些安静的活动,如读书看报、养鱼养花、写字画画、手工制作,也可以视身体健康状况,进行适当运动,如跑步健身、旅游爬山、参与竞技活动,也可在小区与人聊聊天、下下棋。总之,离退休不能总是待在家里无所事事,应积极参加社会活动,充实自己的晚年生活。

（三）善于学习,科学用脑,与社会保持同步

"活到老,学到老",正如西汉经学家刘向所说:"少而好学,如日出之阳;壮而好学,如日出之光;老而好学,如秉烛之明。"一方面,学习可以促进大脑的使用,使大脑越用越灵活,延缓智力的衰退;另一方面,学习也可以帮助老年人适应当前风云变幻的社会,使他们跟上时代的步伐。即使人老了,也不能故步自封,应积极关注社会动态,做一个时尚的、乐活的老年人。

（四）培养爱好,扩大社交,排解寂寞

许多老年人在退休前已有业余爱好,只是工作繁忙无暇顾及,退休后正好可利用闲暇时间充分享受这一乐趣。即便原来没有特殊爱好的,退休后也应该有意识地培养,以丰富和充实自己的生活。例如,写字作画,既陶冶情操,也可锻炼身体;种花养鸟也是一种有益活动,鸟语花香别有一番情趣;另外,跳舞、气功、打球、下棋、垂钓等活动都能使参加者益智怡情,增进身心健康。良好的人际关系可以开拓生活领域,排解孤独寂寞,增添生活情趣。因此,离退休老年人不仅要努力保持与旧友的关系,还应积极主动地去建立新的人际关系网络。在家庭中,与家庭成员间也要建立协调的人际关系,营造和睦的家庭气氛。

（五）拥抱现在,珍惜眼前,学会遗忘

"世间最珍贵的不是'得不到'和'已失去',而是现在拥有的幸福。"老年人也是如此,应活在当下,珍惜现在拥有的幸福,珍惜眼前人。有人根据日本老年人的长寿经验总结出了三个忘记:忘记死亡,可摆脱恐惧死亡的困扰;忘记钱财,可从钱财的桎梏中解放出来;忘记子孙,可卸去为子孙操劳的精神负担。

老年人要学会忘记,忘掉那些不愉快的事。做好当前的事,从现在的生活中寻找快乐,来弥补旧日的创伤。有许多老年人坎坷地生活工作了几十年,转眼间到了退休年龄,但他们退而不休,继续发挥他们的作用,并取得了一定的成就,内心也获得了满足。

这种人生态度是值得老年人去学习的。对于力所不能及的事，老年人不要纠结，非强求自己干好不可；对生活中意想不到的困难也不必着急。实在战胜不了时，还是尽早放弃为好，不要老挂在心头，也不要勉强自己去办。生活如此丰富和精彩，当用积极主动的眼光重新看待它时，就不会觉得老年生活枯燥无味，当主动地去发现、去寻找，会看到不一样的美。

（六）生活自律，注意休息，保健身体

老年人的生活起居要有规律，离退休后也可以给自己制定切实可行的作息时间表，早睡早起，按时休息，适时活动，适应一种新的生活节奏。尤其是尽量不要熬夜，午休时间也不宜太长，30分钟到一小时为佳。同时要养成良好的饮食卫生习惯，戒除有害于身体健康的不良嗜好，采取适合自己的休息、运动和娱乐的形式，建立起以保健为目的的生活方式。

（七）必要的药物和心理治疗

离退休老年人若出现身体不适、心情不佳、情绪低落时，应该主动寻求帮助，切忌讳疾忌医。对于患有严重的焦躁不安和失眠的离退休综合征的老年人，必要时可在医生的指导下适当服用药物，以及接受心理治疗。尽量多向他们介绍有关离退休综合征的知识和预后信息，鼓励他们增强战胜疾病的信心，减少心理压力，做到心情平稳，合理、正确地对待离退休综合征。

总之，离退休老年人必须要在心理上认识、接受和迎接退休这个事实，不要因为离开大大小小的历史舞台而产生内心的痛苦，也不要浪费太多时间来埋怨生活。要知道生活品质的优劣完全取决于自己的心态，不应过于眷恋过去，而应活在当下，珍惜眼前。要明白地位财富远不如"三五知己坐，淡茶话家常"来得开心。老年人应该将退休生活视为新的精彩人生的开始，重新安排自己的工作、学习和生活，做到老有所为、老有所学、老有所乐。

作为养老服务人员，应主动了解离退休老年人的生活习惯，尊重他们的感情，在工作中视其为长辈，处处尊重他们，使其感受到理解和温暖。养老机构服务人员和老年人进行交谈时，了解他们的心理要求，让他们在心理上得到安慰，缩短工作人员与老年人之间的距离感。针对老年人不同的心理要求，应注意保护，合理的心理需求应尽力去满足，即使一时满足不了，也要解释原因，避免产生误解使老年人病情加重。尽力为他们创造一个舒适、安静的环境，使他们可以少受其他刺激的干扰，争取早日痊愈，恢复正常生活。

心理护理实施

在教师指导下，共同完成案例分析，分组完成心理护理方案制订工作，并进行小组汇报，说明方案的优缺点、现实可行性等，并由教师进行点评、总结，最后完成"离退休老年人的心理护理"综合实训评价表。

一、案例分析

通过讨论分析，我们发现案例中的王叔叔可能患上了离退休综合征。他在退休后

由于个性等原因出现了种种不适应，使得原来的退休计划成为泡影，变得消极、低沉，出现了严重的社会退缩行为。要想帮助王叔叔进行心理护理，最为重要的是帮助他正确认识离退休，积极调整心态，合理规划退休后生活。

二、技能准备

1. 能根据离退休综合征症状表现对离退休老年人进行心理评估。
2. 支持性心理疗法的运用。
3. 离退休老年人心理护理综合实训评价。

三、心理护理实施

在教师指导下，学生分组为王叔叔制订心理护理方案，然后讨论、统一方案，并对其实施心理护理。具体可参考以下工作流程：

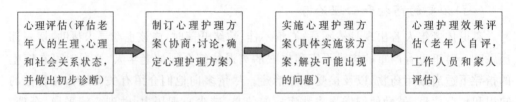

步骤一，分析资料，进行心理评估

首先应对老年人的身心健康、社会适应、人际关系等进行分析，做好老年人的心理评估工作，并判断老年人的情况是否属于离退休综合征。

步骤二，制订心理护理方案

和老年人进行深入沟通，明确当下面临的主要现实困境和心理问题，解释其背后心理机制，共同协商制订心理护理方案。可参考知识准备部分相关内容。

步骤三，实施心理护理方案

按照制订的心理护理方案对老年人进行心理护理。作为心理护理人员，需预先考虑到老年人可能出现的反应并做好预案，面对突发问题能妥善处理。

步骤四，心理护理效果评估

心理护理方案实施后，应及时掌握老年人的心理动态，对护理效果进行评估。可采用老年人自评方式，也可采用工作人员和家人评估的方式进行。

建议同学分组进行角色扮演，通过心理剧的形式体验不同角色及其特点，展示离退休老年人心理护理中的方法技术和职业素养，并参照本模块任务一中的"老年人社会适应心理护理综合实训评价表"，完成离退休老年人心理护理的综合实训评价工作。

四、总结提升

随着现代医学模式的转变和老年人养老诉求品质的提升，老年人越来越关注自身的心理健康，做好离退休老年人的心理护理工作是养老服务人员义不容辞的职责。养老服务人员不仅要有丰富的心理学知识和精湛的心理护理技术，还要有崇高的道德修养，全心全意做好离退休老年人的心理护理工作，为他们创造一个良好的心理和社会环境。

任 务 训 练

情境 ➊

老李退休后喜欢上了下象棋,天天在街头和一帮老年牌友一起玩。但最近大家都不愿意搭理他,也不愿意带他玩了,老李为此很苦闷,情绪低落,做什么都没有兴趣。但他表面上还装作什么事都没有,若有人问起,则说是自己最近很忙,过一阵子再去玩。后来他的女儿听周围的邻居、牌友说起此事,才知道事情的原因。原来,老李是一个嫉妒心比较强的人,见不得别人比他好。别人离休,他说人家赶上了好机会,会钻营,说不定还曾经以权谋过私;别人做生意发了财,他说人家很可能偷税漏税;别人能写会画,有才艺,他就装作专家挑毛病,可他的话还经常说不到点子上,尽说些没有根据的风凉话。大家都很烦他,于是就慢慢地疏远了他,不和他一起玩了。

> **·思考·**
> 1.结合情境分析老李遇到了哪些问题并分析原因所在。
> 2.请帮助老李制订一份可行的心理护理方案。

情境 ➋

张先生,67岁,退休在家。退休后他才发觉,赋闲在家的日子并不好过。自从退休以后,他不但精神不好,身体也每况愈下。只是半年的时间,原来身板硬朗、腿脚灵便的老张就变得老态龙钟,整天不是头疼就是脑热,走路的时候总想弯着腰。原来紧张有序的生活没有了,车间里同事之间的欢声笑语也没有了,取而代之的是吃饭、休息、看电视。老张经常一边哀叹自己老得不中用了,一边看着从医院带回来的一堆药发呆,似乎哪一种药都治不了他的心病。

> **·思考·**
> 1.结合情境分析张先生感到"赋闲在家的日子并不好过"的原因,并分析其内在原因。
> 2.请为张先生量身制订一份退休后的活动方案,在方案中要注重对其心理健康的护理,引导其正确看待退休。

情境 ➌

颜先生,61岁,退休干部,大学文化程度。一年前从某中学校长的岗位上退下来。颜先生在副校长及校长职位上一干便是二十年,一直十分敬业,也热爱自己的工作,工作虽忙,但早已习惯,所以临近退休时便开始出现失眠,退休手续一办便产生了一种强烈的失落感,总是烦躁不安,特别喜欢找人发牢骚。今天给李老师打电话说现任领导哪件事做得不对,明天又给张老师打电话讲学校里哪件事应该怎样处理,有时甚至愈说愈激动,竟然粗言频出,牢骚一发便是一两个小时,弄得老师们不胜其烦,一见他就躲避。大家都在纳闷:颜校长以前并非现在这样,那时他做事有魄力,处理事情公平合理,颇受众人尊敬。

不仅如此,他在家里也一天到晚唠叨不停,只要是不顺眼的,他便要好好地数落一顿,且容不得家人辩驳,若跟他斗嘴,他更来劲。退休一年来,在身体方面,体重减轻了,而且比以前易患感冒,本来就有的慢性支气管炎常常急性发作,因病情严重已经住院四次。

思考

1. 请结合情境分析造成颜先生退休一年来"因病情严重住院四次"的原因,分析其深层心理机制。

2. 请制订一份针对颜先生的心理护理方案,并和同学一起讨论、分析其可操作性。

情境 四

一副老花镜,一支湖笔,一卷宣纸。午后,老年人正伏案习字。初次见到于先生,绝难相信他是位已有83岁高龄的老年人。"身体健健康康,看上去也精神点。"于先生笑道。于老的这双手,刻过木雕,执过教鞭,退休后,则有纸笔相伴。老伴儿拿出于老今年的两幅佳作,一幅苏轼的《喜雨亭记》,一幅范仲淹的《岳阳楼记》,都用毛边纸细心地包裹。"现在他用的纸、墨都是小儿子在网上买的,有什么缺的,在网上方便很多。"老伴儿在一旁说。就这样,于老算是间接完成了"触网"。于老笔下生风,慕名来求墨宝的人自然不少。"儿子的同事听说我会书法,想要一幅字,我一般都会答应。"于老笑称,就像学生在做作业。人如其字。宣纸上流泻下来的字隽永清秀,一如老年人对待生活的态度。对于于老来说,习字是生活的一部分。不一定每天都写,但总有惦记的时候。

于老的住处离曾执教过的岱中小学不远,当了一辈子的老师,退休时,早已是桃李满天下。"退休后,学生都没忘记我,他们在各行各业都有所成,逢年过节也时常来看看我。"而今,闲来无事,或写字,或散步,或与邻里下棋、聊天,俨然田舍翁。

思考

1. 结合情境分析于老是如何安排退休生活的,这种安排是否合理。

2. 分析兴趣爱好在离退休生活中的作用和意义,并制订方案来引导发掘老年人的兴趣爱好。

课后练习

一、选择题(每题只有一个正确答案)

1. 老年人离退休后回归家庭,家人的关爱能有效缓解老年人的心理孤独感,他们最高兴的事情就是子女能"常回家看看",获得子女的关心与照护。这体现的是老年人的( )的需求。

A. 归属和爱　　　　B. 安全　　　　C. 自我实现　　　　D. 自尊

2. 老年人在按自己的意愿、计划行事时,突然发现离退休前的许多幻想并不能顺利实现,这时老年人就会进入退休心理中的( )阶段。

A. 欣然接受　　　B. 清醒低谷　　　C. 定向　　　D. 稳定

3. 下列情况中,( )容易出现离退休综合征。

A. 性格活泼、人际关系沟通好的人

B. 做好退休心理准备的人

C. 退休前后生活境遇相差过大的人

D. 兴趣爱好广泛的人

4. 影响老年人社会适应的因素中,客观方面的因素主要表现为( )。

A. 社会经济保障不足　　　　　　B. 个性有缺陷

C. 没有个人兴趣支撑点　　　　　D. 离退休老年人社会支持的缺乏

二、判断题

1.老年人离退休之后,由于其社会角色的转变和社会权力地位的降低,他们会变得敏感、多疑,渴望被理解和关怀,尊重的需求更为强烈些。　　　　　　　　(　　)

2.离退休是人一生中的一次重大的转折,老年人突然面对离退休都会难以适应。
　　　　　　　　　　　　　　　　　　　　　　　　　　　　　　　　(　　)

3.亲朋好友的主动关心、原单位领导和同事的关怀、志愿团体的亲切慰问等,都有利于离退休人员解决心理问题。　　　　　　　　　　　　　　　　　　(　　)

4.离退休综合征是社会适应不良,因此它不是病,不需要吃药治疗。　　(　　)

三、简答题

1.老年人离退休后的心理适应阶段有哪些?

2.影响老年人离退休后社会适应的因素有哪些?

3.离退休综合征的含义和表现是什么?

4.离退休老年人的心理护理策略有哪些?

四、思考题

1.离退休老年人常见的适应方式有哪些?请分别举例说明,并分析其特点。

2.结合当前社会情况,谈一下如何做好离退休老年人的心理护理工作。

任务四　老年人婚姻家庭问题与心理护理

背景分析

对老年人而言,他们的家庭已进入生命周期的最后阶段,预示着一代人家庭生活的即将结束,其家庭规模也随着自身老化过程和社会发展发生着变化。老年人的婚姻关系是老年人家庭的基础,是老年生命过程的重要支柱。老年人的婚姻关系及其家庭结构对他们的晚年生活质量有着重要的影响。

学习目标

◉ 知识目标

1.了解婚姻对老年人的意义和老年婚姻潜在的危机。

2.掌握老年人丧偶心理及心理应对。

3.掌握老年人离婚心理及心理应对。

4.掌握老年人再婚心理及心理应对。

5.掌握老年人婚外情心理及心理应对。

◉ 能力目标

1.能够分析老年人婚姻家庭中常见的心理问题及其深层原因。

2.能够熟练运用支持性心理疗法等方法帮助老年人进行婚姻家庭问题的心理护理。

3.能够灵活运用所学知识,并针对老年人的心理状况提出切实可行的心理护理方案。

1. 培养学生良好的观察力，积极关注老年人的婚姻家庭状况，树立正确的态度和理念。
2. 培养学生自觉地尊重老年人婚姻自由，使其感受到支持和关心。
3. 培养学生灵活处理老年人婚姻家庭中心理问题的能力，做好心理护理方案。

案例导入

　　章先生，65岁，原本性格开朗，兴趣广泛，在社区里小有名气，很多人都愿意和他一起参加活动，他爽朗的笑声经常回荡在家里和社区活动中心。但自从半年前老伴因脑溢血突然离世后，章先生就像变了个人一样。他的情绪一直很差，做什么都提不起兴趣，从不主动和亲朋好友打电话，即使是接电话也总是唉声叹气、沉默寡言，连楼都懒得下，自然昔日热衷的活动也不参加了，天天在屋里对着老伴的照片、遗物等发呆，子女的劝解也听不进去。最近一周，他还出现了胸闷气短等症状，担心自己得了心脏病。后去医院检查，排除了心脏病的可能，医生说这主要是"心病"。

·思考·

1. 请问案例中的章先生出现了什么适应问题？原因有哪些？
2. 你有哪些方法帮助他解决当下的问题？请制订可行的心理护理方案。

知识准备

　　少年夫妻老来伴，当人生步入晚年，婚姻生活状况对老年人生活的影响尤其明显和重要，对其身心健康也有着很大影响。世界上任何两个人之间相处都需要经营，老年婚姻关系更是需要细心呵护。老年夫妻之间既是伴侣，也是亲人，但如何维系这份亲情与爱情，如何向对方表达爱意，的确是一门学问。

一、婚姻对老年人的意义

　　爱情和婚姻是人类永恒的话题，但花前月下、两情相悦等并非只是年轻人的专利，老年人同样需要情感的慰藉和爱情的滋润。近年来，老年人离异、再婚现象逐渐增多。家家有老年人，人人都会老，婚姻和家庭对老年人有着不同寻常的意义。对老年人而言，并非是天冷了铺个电热毯，天热了买把扇子，闷了养个宠物狗，闲了去跳跳广场舞那么简单，他们也需要心理、精神上的关注与陪伴。良好的婚姻对老年人具有重要的特殊意义，可以促进身心健康发展，延年益寿，体现生存价值。

（一）良好的婚姻有助于提高老年人的身心健康水平

　　现代医学证明，恩爱、和谐的夫妻关系能够使人保持愉悦的心理状态，避免负面情绪的刺激，从而使双方身心健康处于最佳状态，降低罹患身心疾病和心理疾病的概率，如高血压、冠心病、糖尿病、消化道溃疡、癌症、老年抑郁症、老年焦虑症等。心理研究还发现，家庭是治疗疾病，特别是心理疾病的重要调节因素之一，夫妻双方互相关爱、体贴，就能创造出积极、和谐、幸福的生活环境。如果夫妻关系不和，经常吵架，家庭气氛紧张，就会使人烦恼，消沉，失眠，茶饭不思，长期下去会影响身体免疫力，诱发各种疾病，不利于身心健康。

（二）良好的婚姻对于空巢老人具有重要的特殊意义

目前我国家庭规模不断趋于小型化，2＋1式的核心家庭越来越多。当子女长大后，一般不会和父母同住，因此老年人独居的现象越来越多，他们被形象地称为"空巢老人"。在独自居住的老年人中，老伴成了老年人生活中最主要的交往对象。老年夫妻之间可以互相照料，提高彼此生活和精神上的自立程度，减轻子女的养老负担，使年轻人可以用饱满的热情、充足的时间投入到紧张的社会工作中，最大限度地提高社会效益。如果老年人没有配偶且长期独居，平常生活中无人与之交往、交流，则往往会缺乏安全感，孤独，寂寞。如果他们能再婚，夫妻恩爱，感情深厚，相处和谐，相互鼓励，就可以在很大程度上避免产生以上负面心理问题。甚至有人认为，老年人再婚的根本意义不在于"结婚"，而在于"养老"。

（三）良好的婚姻有助于监护双方的健康与安全

老年夫妻间的夜间健康监护是其他人无法替代的。由于老年人心脑血管疾病的发病时间多在夜深人静的安静状态下发生，老年人若独自入睡，发病时身边没有人，很可能就会错过最佳救治时机，导致不可挽回的后果。老年夫妻相互陪伴着买菜、做饭、散步等，若其中一人突然出现碰撞、滑倒等意外时，另一人也可以第一时间打"120"急救电话或向他人求助。因此，老年夫妻间相互监护健康和安全是非常重要的。有研究显示，当老年夫妻中一方患病时，另一方的安慰和精心照料，对于病人的康复有着重要的作用。

二、老年婚姻中的潜在危机

进入老年期后，老年人的生理和心理都会出现一系列的变化，这对于夫妻关系是一个严峻的考验。再加上老年人从工作岗位上退下来以后，生活范围缩小，闲暇时间增多，儿女长大离家，朝夕相处的几乎只有老伴，时间一长难免会出现以前不曾有的矛盾和问题。因此，如何过好退休后的夫妻生活，仍是老年夫妻要考虑的问题。

据统计，有将近半数的老年夫妻年轻时感情很好，女方表现得脾气好，有耐心，对丈夫温柔体贴，男方表现得大度，有上进心，但是进入更年期、老年期后就像变了一个人，唠唠叨叨，常为一些琐事互不相让，吵得翻天覆地，面红耳赤。日常生活中有时会听到有老奶奶抱怨："这老头子不知怎么了，就是不说话，问了也不答。"或是听到老爷爷抱怨："天天唠唠叨叨的，想清静一会儿都不行，真不想回家。"这些都是由于心理变化引起的欠妥当的行为使得夫妻双方产生不满，而引发了互相抱怨。

婚姻需要一辈子去经营、去呵护，虽然老年夫妻已经结婚几十年了，但是到老之后依然需要面对婚姻适应问题。对老年人的婚姻家庭生活而言，需要多理解，多体谅。因为夫妻双双退休后，增加了他们彼此在家相处的机会。他们有的能朝夕相处，乐于享受在一起的生活，而有的却受不了天天在一起，暴露出夫妻相处的困难。而且由于老年夫妻双方在生活态度和方法上存在差距，处理不好极易产生夫妻或家庭矛盾。比如，如何分配财产、要哪个子女来照顾等，都可能导致家庭潜在问题的爆发。因此，老年夫妻除了享受时髦的"二人世界"外，还应随时准备好去应对各种潜在的危机。

此外，随着社会发展和老年人婚姻观的变化，老年离异者比比皆是，老年人婚外情也并不少见。老年夫妻关系也需要精心呵护，否则维持了几十年的婚姻也有可能出现崩溃的危险。只有夫妻间用心交流，互相理解和帮助，才能在美满的家庭环境下度过幸福、安稳的晚年。

三、解决老年婚姻家庭冲突的基本原则

在解决老年夫妻之间矛盾的过程中,应当引导老年人遵循以下基本的原则:

(一)坚持互相尊重的原则

不管是几十年的老夫老妻,还是刚刚走在一起的夕阳婚姻,遇到矛盾时都要多想一想对方的好处,多看一看对方的优点,无论大事小事,都要注意尊重对方的意见,不独裁霸道,不固执己见。只有这样,夫妻感情才能融洽。如果不注意尊重对方,什么事都自己说了算,纠纷则难以避免。

(二)坚持宽容体谅的原则

老年人年纪大了,各方面都不可能像年轻时那么敏锐,精力旺盛。特别是进入老年期以后,男性变得容易失眠、健忘、发火,而女性变得爱急躁、情绪不稳定、焦虑不安、忧郁、疑虑重重等。这就需要双方互相体贴、互相谅解。特别是身体较好的一方,对另一方要耐心、体谅;另一方也要控制自己,不要为了小事而喋喋不休。

(三)坚持感情不断培养的原则

老年夫妻在感情培养方面常犯的一个错误是:过分求实,缺乏想象力,每日被柴米油盐之类的琐事所淹没,过分淳朴而缺乏情趣,常常被呆板和沉闷所窒息。当然,老夫老妻之间的感情与年轻夫妻有所不同,但因此而否认老年夫妻间感情的重要意义是不对的,老年夫妻也应该坚持感情的不断培养。有条件的时候可以老两口到外面走一走,活动活动,呼吸一下新鲜空气,这不仅对身体健康有利,还可以解除心头的郁闷,使心情豁然开朗,有利于夫妻感情的培养,这样老两口出现冲突的机会也就少了。

(四)坚持自我批评原则

每对老年夫妻都应珍视从年轻时培养起来的感情。性子急、脾气犟的人要注意克服自己的毛病,想要发火时,不妨想想自己的固执暴躁可能给对方带来的伤害,想想夫妻恩爱时的情景,想想对方往日对自己的关心和体贴。不要总想着明辨谁是谁非,老两口之间没有根本的利害冲突,即使分出谁胜谁负也没有意义。因此,双方都不应斤斤计较,应当在冲突中主动妥协退让,大度一些,宽容一点。事实上,一旦有一方表现出大度,另一方也不会纠缠不休,这样,老两口之间的紧张气氛就会烟消云散了。

四、丧偶老人的心理护理

"白头偕老"只是人们的美好愿望,老年夫妻中总会有一个先过世。对于老年人而言最痛苦、影响最大的事件就是配偶的离世。丧偶对老年人是极其沉重的打击,这种打击如果不能妥善处理、调适,有时会带来不同程度的精神障碍,严重者还会身患重病甚至死亡。这是因为老年夫妻感情深厚,互相需要扶持的程度高。老年夫妻有长期共同的生活经历,生活模式相互适应而持久,并且关系巩固,有病相扶持,无事话沧桑,这些都是别人无法替代的。

(一)丧偶后的心理变化阶段

心理学家对丧偶后老年人心理活动的一般规律进行了研究,认为丧偶后的心理活动大致经历了以下几个阶段:

1. 震惊、麻木

在丧偶的最初日子里,丧偶的老年人常常并无强烈的情绪反应,反而显得有些麻木不仁,对一切都好像无所谓,对任何事情都不感兴趣。例如,某位老太太在得知相依为命的老伴去世时,目光呆滞,精神恍惚,一滴眼泪都流不出来。其实不是她不伤心,只是还没有从老伴去世的震惊中缓过神来。

2. 思念和痛心疾首

经历了最初的麻木感后,丧偶的老年人会转而全身心地倾注于对死去老伴的思念上,并常常会痛不欲生。整个身心都被绝望感所控制,悲观、沉闷,对任何人、任何事都没有兴趣,心如死灰,度日如年,整天都沉浸在回忆之中。例如,某老人老伴去世后,天天对着相册垂泪,长久打量家里的一桌一椅、一草一木,常睹物思人,暗自落泪。正如白居易在《长恨歌》里写的那样,"芙蓉如面柳如眉,对此如何不泪垂。"

3. 愤怒、戒备心增强

为了发泄对逝去老伴极度思念的情绪,有些老年人常常会采取迁怒于他人的方式,例如,怨恨参与救治老伴的医护人员没有尽心尽力,埋怨子女不早早帮老伴转入更好的医院或采取更好的治疗方法,生气亲友之前对老伴不够好,等等。总之,在这一阶段,丧偶老人会对周围很多相关的人存在愤怒、敌视心理,对他人的劝解与接近持戒备心理。

4. 混乱无序

虽然已经经历了丧偶的最初日子,悲痛的情绪也得到了一定的发泄,但这时丧偶老年人的生活仍然混乱无序。许多丧偶老年人在老伴逝去一年后,都难以抚平创伤,迟迟不能恢复正常的生活。在某些人或事的启发诱导下,开始试着从绝望中复苏,开始重新安排生活。从表面上看,情绪似乎基本上恢复了常态,但在内心深处,悲哀的心情依然存在,只不过能主动地压抑或转移悲哀而已。

以上几个阶段因人而异,长短不一。重要的是应该尽可能地设法缩短这些阶段,平安地度过这一时期。要克服丧偶的悲痛心理,在这期间,子女、亲友的安慰固然重要,但更重要的还得靠老年人自己进行心理调适。

(二)老年人丧偶后的心理调适

丧偶对老年人是一个巨大的心理创伤。有些人在老伴去世后,身体和精神都迅速衰退下来,甚至一蹶不振。据有关资料报道,失去配偶的老年人心理失衡而导致死亡的人数是一般老年人死亡人数的 7 倍。心理学家认为,丧偶是老年人面临的最严重的生活事件之一,怎样尽快摆脱和缩短沮丧期,是丧偶老年人和家属子女必须解决好的问题。

▼ **相关链接**

鳏寡效应

夫妻中的一方在配偶去世后 3 年内离世的现象,称为"鳏寡效应(Widowed effect)"。

苏格兰圣安德鲁斯大学研究人员 1991 年至 2005 年随访了大约 5.8 万对夫妻。这

15 年间,8.5％的男性和 16.5％的女性丧偶。调查结果显示,40％的男性和 26％的女性在配偶去世后 3 年内辞世。这项研究首次涉及多种死因,包括癌症、其他疾病、酗酒、吸烟、事故、他杀和自杀。虽然不少鳏夫和寡妇由于上述诸多原因去世,但研究人员仍然找到"足够证据"证明,这些人更多是因为丧偶而去世。英国研究发现,与另一半天人永隔,约四成女性和二成六的男性,都会在 3 年内逝世,可见"心碎到死"的说法是没错的。这种鳏寡效应,不只会在老年人身上发生,年轻人同样难以承受。

(资料来源:根据网络资料整理)

1. 培养自我安慰的心理

失去了朝夕相处、患难与共的配偶的确是一件令人心碎、悲痛欲绝的事情,但这已经是一个无法挽回的事实,不如坦然面对。这时,不妨理智地提醒自己:生老病死是人之常情,有生就有死,每个人都要走向死亡,这是谁也逃脱不了的自然法则。老伴现在过世,是他(她)的"福气",如果他(她)不"早走",而是我"早走",或许对他(她)来讲则更残酷。"早走"一步的,一定"希望"我多保重身体,替他(她)守护孩子努力工作,好好生活,因此,我要愉快、坚强地生活下去。

2. 避免自责心理

有些老年人在老伴去世后,常常会责备自己对不起老伴。例如,后悔以前自己做错过,争吵打骂过,没有满足老伴的某些愿望等。其实,这种自责心理是没有必要的。"金无足赤,人无完人",更是不能未卜先知。如果想要弥补自己对老伴的歉疚,最好的办法不是自责,而是将老伴生前的事业、精神继承发扬下去,完成老伴生前未能实现的愿望,更加精心地照顾好老伴的亲人,培养教育好自己的子女。倘若如此,早去的老伴在九泉之下会感谢你现在为他(她)所做的一切。

3. 避免睹物思人

俗话说"见物如见人",常常看到老伴的遗物会不断强化思念之情,这对丧偶老年人的正常生活并无好处。因此,应该尽量戒除怀旧诱因,把老伴的遗物收藏起来,尤其是最能引起痛苦回忆的物品。有条件可去子女那里住一段时间,好好平复一下心情,把注意力转移到现在和未来的生活中去。

4. 追求积极的生活方式

老伴去世后,丧偶老年人的角色发生了很大变化,有许多原来是生活的主要构成部分的东西已不存在了,空虚感和孤独感充满心头。因此,应引导丧偶老年人寻求新的、积极的生活方式,投身于学习、兴趣和家务之中,或者全身心地照顾后代,看着后代纯真的笑容,生命有了延续,心情也会好一些,总之要积极寻求精神的寄托。

5. 建立新的依恋关系

人总是依恋和谐亲密的人际关系,并从中感受到生活的欢乐。对于成年人来说,最为亲密的依恋关系一般是夫妻关系。一旦丧偶,这种亲密无间的依恋关系便被无情地摧毁了。如果此时能和父母、子女、亲朋好友等建立起一种具有代偿性的新型依恋关系,就能有效地减轻思念。

在条件具备时,再寻求一个伴侣,也是建立新的依恋关系的一条重要途径。子女和晚辈应破除那些陈旧的束缚老年人的观念,不仅不应阻挠长辈再婚,而且应主动积极地为他们物色新的伴侣。子女对丧偶父亲或母亲照顾得再好也不如他们再找一个合适的老伴相依为命要好,因为子女工作忙,老年人大部分时间还得独处。因此条件合适时再找一个老伴,对丧偶老年人来说是一个最大的安慰。

6.提高生活自理能力

研究发现,一般情况下,丈夫先去世,妻子的适应能力较强;而妻子先去世,丈夫的适应能力则较差。这是因为女性总有操持不完的家务,较少会感到无事可做的寂寞。如果有孙辈,那丧偶的女性就更容易克服悲伤心理,她们能在对孙辈的照料中获得乐趣。而男性因为平时生活大多由妻子料理,一旦丧妻则很难适应。故男性应尽早学会做些家务劳动,起码生活能自理,这样丧妻后才不会因生活极不适应而过于悲痛,同时还能在家务劳动中打发寂寞。

五、老年人的离婚心理及应对

社会学家发现,世界范围内,越来越多的老年人难以"白头偕老"。我国老年人的离婚率近年来也持续上升,很多老夫老妻风风雨雨了大半辈子,临老了反而强烈要求"结束现在的生活",我们也经常在报纸上见到"结婚 50 年,80 岁老年人坚决要离婚"等类似的新闻报道。

(一)老年夫妻离婚的原因

人们常把离婚看作是不幸婚姻生活的结束,是解脱心理痛苦的有效措施。其实不然,离婚并不意味着痛苦不复存在,或许会使人陷入感情、心理和生活的新危机。为什么老年人会相扶大半生、最需要陪伴的时候分手呢?

1.不和谐的婚姻历史

有些老年人的婚姻基础不好,属于父母包办婚姻,彼此之间没有爱好和共同话题,导致婚姻生活不如意,过去是为了孩子或碍于社会舆论将就着、凑合着过。但现在孩子们长大成家了、社会对离婚容忍度提高了,人们不再受旧的传统观念的束缚,为了彼此在晚年能更自由地生活,于是他们选择不再忍受无所谓的争吵,给彼此自由。

2.长期两地分居

由于某些原因,很多人在年轻时为了工作而分居两地,男方长期在外打拼,女方在家照顾公婆、子女。长期的两地分居,造成双方交流机会很少,再加上生活习惯、观念的不同,退休之后突然在一起了,面对不同的生活反而不习惯了,看什么都不顺眼,最终选择劳燕分飞。

3.更年期的影响

人们在更年期时脾气会变得很特别,稍有不高兴就批评别人,老伴离得最近,自然受到的委屈也最多。开始时或许能忍耐一二,不予计较,但时间长了难免会吵架。这时,若没有亲朋好友的劝说和心理疏导,个性较强的老年人多以"离婚"宣告结束。

4.婚外情和黄昏短命恋

婚外情或第三者插足也是老年夫妻离婚的主要原因之一。还有一种离婚的状况属于短时间内多次离婚,离婚—再婚—离婚。在老年人离婚案件中,这种情况占了六成。黄昏短命恋的致命原因之一就是婚姻基础差,交往时间短,感情平淡,结婚快的婚姻往往让老年人没有耐心去磨合,离婚也快。

5.追求"性"福

由于生活水平的提高,现在老年人的身体状况较以前的同龄人也有了很大提高。

一些老年人即使到了六七十岁还会有性的需求。但是由于观念不同或者身体状况的差距，另一方或许无法满足这方面的要求。这样就容易造成老年夫妻间的隔阂，甚至造成出轨、离婚。

▼ **相关链接**

规律的性生活是老年人婚姻幸福的秘诀

据外媒报道，保证老年人婚姻幸福的方法有很多，如相互尊重，吵架不过夜等。但美国波士顿一项最新调查显示，规律的性生活是最有效的方式之一。

如果老年伴侣依然保持规律的性生活，他们的暮年将会更加幸福。调查显示，每个月有性生活一次以上的老年人群中，近80%称他们的生活"非常幸福"。而在过去一年中从未有性生活的老年人群中，仅有59%表示自己生活幸福。研究人员称："该研究将打破那些制约老年人性生活的条条框框，性生活和快乐的关系将有助于我们对性健康展开更详细的研究调查。"

（资料来源：根据网络资料整理）

（二）老年人离婚的心理护理

很多老年人离婚是出于解脱心理、孤独心理或是仇恨心理，但不管怎样，离婚对老年人都会造成一定的伤害，可能会引起家庭成员的情绪不稳定。因此，为保障老年人的合法权益，促进社会和谐，我们应对老年人的离婚问题采取以下应对措施：

1. 强化调解优先

离婚并不意味着完全解脱，很多离婚者在离婚后会很沮丧，情绪低落，伤感，他们会出现愤怒，自卑，不满，甚至是看破红尘等各种各样的消极心理。我国自古就有"宁拆十座庙，不破一桩婚""劝和不劝离"的传统，所以应积极运用多种手段促成和解，通过对双方进行心理疏导，促成双方和好，必要时子女和亲友参与调解，争取让老年人安度晚年。

2. 保障老年人离婚后的生活

对于一方无独立生活能力且又无赡养人的，一般不能盲目离婚，应保障弱势一方的基本生活。可以向其亲友、社区、民政部门等寻求帮助，稳妥解决其离婚生活之后再离婚。

3. 加强道义引导

无论是什么原因导致的老年夫妻离婚，都应尽量做到离婚不离德，不能彼此攻击、伤害。既然夫妻过不到一起，那就友好地分手，道一声珍重，各自过各自的生活。若有机会、有条件，还可以在做好心理建设之后积极准备再婚。另外，相关部门和机构还应做好预防工作，对出现危机的老年夫妻进行心理疏导，劝慰，调和夫妻矛盾。

六、老年人的再婚心理及应对

随着医疗条件的进步，现在老年人的寿命越来越高，若老伴去世或是离异之后，出于对心理、生理、生活和子女方面的考虑，部分老年人可能面临再婚的问题。但是老年人再婚却并不容易，如何对待再婚问题，是老年人自身、家人及整个社会都应关注的话题。

▼ **观点碰撞**

影视剧中,兄弟结拜、情侣宣誓时常说"不求同年同月同日生,但求同年同月同日死",其实真正能做到同生共死是很难的,这也只是一种美好的愿望罢了。人到老年,配偶的陪伴显得更为重要。但如果一方因为疾病、意外先走了,或者因感情不和离异了,那另一方有再次走入婚姻的自由。可是即使有的老年人有这种需求和打算,面对现实中的种种阻碍,想说再婚却不容易。你如何看待老年人再婚问题?老年人再婚有哪些阻碍?假如是你,你愿意支持晚年父母再婚吗?你认为老年人再婚时应注意哪些事项?

(一)老年人再婚常有的消极心理

1. 自我贬值的心理

这是老年人,特别是老年妇女,在再婚过程中较为普遍的一种心理现象。这主要是受传统习惯和封建文化的影响造成的,再加之本身心灵的创伤、情绪的低落,会不同程度地出现自我贬值的心理。很多老年人离婚后受自我贬值心理的影响不敢再相信婚姻,认为自己是失败的,被人瞧不起的。

2. 心理重演

心理重演是指再婚后生活中所出现的与之前婚姻生活相同或相似的情境,唤起再婚者对往事的回忆。心理重演往往是痛苦的回忆,因此会出现挫败感,但有时也会引起对之前婚姻的追忆,引起心理上的失衡。

3. 心理对比

心理对比分为积极的心理对比和消极的心理对比两种情况,其中积极的心理对比有利于老年人再婚后的生活,提高老年人的再婚生活满意度和幸福感,而消极心理对比则不利于巩固再婚夫妻关系。

4. 怀旧心理

对于丧偶后再婚的老年人来说,前次婚姻关系的结束,是因为夫妻中一方的故去而导致的婚姻关系的自然消亡,因而再婚后,他们常常会出现情感障碍,主要是容易回忆以往的婚姻生活。这种怀恋,常常会影响再婚后的感情。

▼ **相关链接**

老有所爱,阻力重重为哪般

记者在调查中发现,不论是受到传统思想残余的影响,还是不被子女理解的阻力、外界舆论的压力,抑或现实问题的打击,使独身老年人再婚遇到层层阻力。

首先是来自老年人自身的原因。在老年人中间不乏曾经想到过再婚者,但由于受到种种舆论压力,让不少人仅仅停留在"想"上,既没有勇气说出口,更没有勇气付诸行动。他们默默地把再婚的愿望深深地埋藏在心底,强忍着自己的感情孤独苦度余生。心理专家指出,压抑感情对解决问题于事无补,能够冲破心理牢笼的束缚,对老年人的身心健康都是有益的。

其次是子女的不理解和干涉,这是最大的也是最直接的阻力。有些渴望再婚的老年人,往往受到子女的干涉,因不被接受而实现不了。子女的不理解一是感情上的原因。有的子女对已故的亲人感情很深,对老年人的再婚很难接受。二是经济上的原因,这往往是子女不接受老年人再婚的重要原因。专家认为,经济因素是影响家庭关系的重要因素,如果这个问题能在婚前处理好,不但可以减少阻力,还会避免今后双方子女之间可能出现的遗产纠纷。

很多子女认为从经济上资助老年人就是尽孝了,这种想法过于片面。老年人在生活中未必需要多少物质,他们更多需要的是心理上的安定感和安全感,而子女们有各自的家庭,又要忙工作,这种情感的依靠和寄托未必能给予老年人。

实际上,很多子女能真正陪伴在父母身边的时间有限,不能解决老年人的孤独寂寞等问题。况且,子女的关心不能替代老伴的爱和照顾,所以当父母有意再婚时,做儿女的应该多一些理解,多一些支持。爱情并不是年轻人的专利,老年人同样也需要爱情的滋润。幸福,其实不难,老有所爱,夕阳才能无限美好。

(资料来源:根据网络资料整理)

(二)老年人再婚心理的应对

从心理学的角度讲,老年人"独身"有害而无益。老年人再婚是社会文明进步的表现,老年人同年轻人一样享有追求婚姻幸福的权利。儿女在孝敬父母的同时也要支持他们再婚,让他们能够幸福地安度晚年。

1. 矫正再婚的心理动机

老年人再婚应该以感情的需要为主线,要特别注意双方感情的培养。再一次组织起来的家庭,虽然对男女双方来说都轻车熟路,一切都不很陌生,但遇到的困难可能比初婚还要大。不少老年人再婚后并不幸福或闪婚闪离,就是因为缺乏坚实的感情基础,结果给双方造成再次伤害。因此,老年人再婚前必须端正再婚的心理动机,只有从爱的需要出发,才能在婚后得到真正的幸福。有些老年人认为再婚不过是"找个伴",打发日子而已,这种认识显然是错误的,它忽视了再婚的感情基础和爱情价值。无论是年轻人还是老年人,婚姻中最重要的都是爱情。

2. 适应对方的心理特征,做到心理相容

在多年生活中,每个人都形成了独特的性格、兴趣和爱好等心理特征。但进入更年期后,人的生理和心理特征都发生了变化,因此老年人再婚后要尽快了解对方的心理特点,正确对待老伴的性格和习惯,注意互相尊重和谅解。婚后幸福与否的关键是能否做到心理相容。而心理相容最根本的前提是双方彼此全面了解,在此基础上达到相互理解和谅解。因此,再婚老年人双方都要积极努力地改变自己,耐心安慰、体谅、理解和容忍对方,避免感情上的冲突,顺利度过磨合期。

3. 克服怀旧心理

老年人总喜欢沉浸于过去的生活回忆中,老年人再婚后往往不自觉地将先后两个家庭加以比较,尤其是遇到矛盾和不顺心的时候,就会追忆过去爱情的甜蜜、前夫(妻)的优点,产生后悔和怨恨情绪,这对于再婚夫妻关系而言是非常不利的,会拉大再婚夫妻的心理距离。克服这种怀旧心理,关键是双方都要认识到过去的已经过去了,不可能重新来过,面对新的婚姻和家庭,应努力消除矛盾,不断对自己进行心理调适。只有相互理解、相互尊重和信任,才能创造美好幸福的新家庭。

4. 尊重对方的亲友关系

老年人再婚后应尊重对方的人际关系,包括对方已故配偶的亲友,让对方在过去的人际关系中延续今后的美好生活。这既是对对方的尊重与爱护,也是自身修养的表现。老年人再婚后还应尊重对方对已故配偶的感情。例如黄宗英在与冯亦代老年人喜结良缘之后曾说:"如果我当年不能与赵丹共患难,今天冯老也许不会娶我;同样,如果他曾对自己的夫人不好,我也不会嫁给他。"正是由于真诚对待之前的爱情,才使他们走到一起,他们都敬仰、尊重对方的过去。因此,再婚后不可因对方追怀已故配偶而心生嫉妒、不满。

5. 平等对待双方子女,恰当地处理好与对方子女的关系

一般来说,由于没有血缘关系和抚养经历,再婚者很难把对方的子女当成自己的子女同等对待。再婚老年夫妻应克服排他心理,与新老伴及其子女建立新的家庭关系,把双方子女都当作自己的孩子,尽到为人父母的责任,尤其是在衣食住行等一些生活小事上更是要一视同仁。只有恰当对待,保持和睦关系,才能促进良好的亲子关系的建立。

6. 积极面对死亡,提前安排好身后事

再婚老年人很多都经历过丧偶的悲痛,因此特别恐惧死亡的再次来临。但死亡对任何人都是公平的,是不可抗拒的自然规律。再婚老年人应以豁达的态度积极面对死亡,合理处置财产,最好能提前安排好身后事,减少后顾之忧。一般再婚家庭的关系都比较复杂,若不事先处理好这些事情,就可能在一方出现意外时引发许多不必要的麻烦,让活着的人不满意,死去的人不安宁。

七、婚外情是老年婚姻的"杀手"

按理说,老年人感情趋于稳定,发生婚外情的可能性很小,然而近年来发现,老年人婚外情不仅存在,而且与其他年龄阶段的婚外情相比,甚至有其特殊的成分。老年人因一时冲动而发生婚外情的较少,很多发生婚外情的老年人会非常固执地与原配离婚,追求自己所谓的夕阳真爱。因此,老年婚外情对家庭的影响也是非常大的,会使双方背上沉重的思想包袱,使配偶和子女痛苦愤怒,失去理智,若处理不好,极易造成家庭悲剧。

(一)老年人婚外情产生的原因

老年人婚外情的产生,既有客观原因,也有主观原因。

1. 原来感情基础薄弱的老年夫妻最容易受婚外情的困扰

由于时代观念的局限,很多老年夫妻当初结婚属于包办婚姻,并非出自爱情和自愿结婚,婚后几十年也没有建立起真正的爱情,只是考虑到孩子的成长,凑合着过。进入老年期以后,孩子们各自成家立业,经济压力也大大减轻,因此很多老年人开始萌生了追求新生活的愿望,婚外情正是这种愿望的体现。

2. 缺乏沟通的老年夫妻抵不住婚外情的诱惑

步入老年期之后生活趋于平淡,如果夫妻间缺乏感情和思想的交流,彼此间的吸引力就会随着年龄的增大而递减,家庭就成了维持形式婚姻的外壳。有的老年人性格开朗,喜欢出入舞厅、酒吧、晨练公园等休闲场所,这也为老年人婚外情提供了机会和场所。而且,有的老年人对伴侣的要求很高,现有老伴并不符合他心目中的理想形象,因此一旦有机会就会疯狂追求心目中的理想伴侣。

3. 不能排除一些老年人作风不正

现在社会有一些不良风气,如拜金主义、享乐主义等严重侵袭着优良传统。少数老年人经不住不良风气的诱惑,自恃经济条件好就置道德与义务于不顾,自感生活空虚寂寞就另寻刺激,自觉婚姻感情不和就寻求补偿。

当然,老年人婚外情的情况很多,也可能存在因感恩、意外等而出现婚外情的情况。

(二)老年人婚外情的应对

1. 避免婚外情的发生

为避免婚外情的发生,在日常生活中应做到:

(1)互相尊重、互相体贴。夫妻双方应互相尊重,克服"夫唱妇随"或"妻管严"等陋习,建立平等互尊的新型夫妻关系。家庭事务互相商量,不能大小事一人说了算,或是强迫对方做不愿意做的事情。夫妻间互相尊重就是要大事讲原则,小事装糊涂。夫妻间还应互相体贴,妻子心情不好时,丈夫应关心妻子,多说一些劝慰的话;丈夫忙工作在外应酬,妻子应体谅他,做好家庭后盾,尽量少干扰。要善于沟通,有了矛盾应开诚布公,及时化解。

(2)抗拒性的诱惑。从众多婚外情来看,第三者大多比原配某些方面更有优势,也因此给不少老年人家庭带来灾难。老年人更需要抗拒性的诱惑,一方面要提高自己的识别能力,另一方面更重要的是在意志上战胜诱惑,要注意警钟长鸣,防微杜渐。

(3)克服喜新厌旧的心理。喜新厌旧是导致婚外情的一个重要心理因素。但是我们也应看到,人性还有更深邃的一面——怀旧心理。一个人不可能永远年轻,人生最值得珍惜的应是那种始终不离不弃、至死不渝的伴侣之情。在几十年的婚姻中,两个人的生命中早就你中有我,我中有你,血肉相连在一起。因此更应共同珍惜这份宝贵的财富,共度美好人生。

2. 正确处理婚外情

不论是何种原因发生婚外情,都应本着和为贵的原则,尽量在夫妻之间解决问题,不要一开始就将事情闹大。如果寄希望于站在道德制高点去谴责对方,或是利用亲朋好友、子女的压力迫使对方回心转意,其效果往往都不好,甚至还会适得其反。应冷静地评价婚姻状况,分析夫妻间感情的症结所在,这样才能敞开心扉,对症下药。

作为婚外情者,也应对自己的行为做出反思。首先,应明白爱情具有专一性和排他性,置患难与共的配偶于不顾而在外寻花问柳是不道德的,是有违我国风俗习惯和社会秩序的,严重者还会受到法律的制裁。但是如果婚外情者就是不讲道德,那么一切说教都是徒劳的。其次,需要理智地进行思考:自己的婚外情是不是一时冲动;与老伴的矛盾是否已到了不可调解的地步;离婚是不是最好的解决办法,婚外情对象是否就是自己理想中的伴侣等。如果发现自己错了,就要承认错误,重新回归家庭,求得老伴的谅解。即使现在的婚姻难以维持下去,也要好好解决,和平分手。

心理护理实施

在教师指导下,共同完成案例分析,分组完成心理护理方案制订工作,并进行小组汇报,说明方案的优缺点、现实可行性等,并由教师进行点评、总结,最后完成"老年人婚姻家庭问题的心理护理"综合实训评价表。

一、案例分析

上述四种情境反映了老年人婚姻家庭中可能出现的问题：丧偶、离异、再婚和婚外情的心理护理问题。婚姻家庭问题是老年人经常遇到的社会适应问题，当前社会变革对家庭有一定冲击，老年人也需与时俱进，适应新型家庭关系，共建和谐家庭。要想解决老年婚姻家庭中的适应问题，需要正确认识老年婚姻的意义、潜在危机，掌握处理老年家庭矛盾的原则，合理应对丧偶、离异、再婚和婚外情问题。

二、技能准备

1. 能对老年人家庭婚姻中的适应问题进行心理分析。
2. 支持性心理疗法的运用。
3. 老年人婚姻家庭问题的心理护理综合实训评价。

三、心理护理实施

在教师指导下，学生分组为章先生制订心理护理方案，然后讨论、统一方案，并对其实施心理护理，具体可参考以下工作流程：

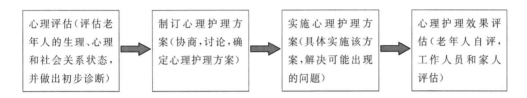

步骤一，分析资料，进行心理评估

首先应对老年人的身心健康、社会适应、人际关系等进行分析，做好老年人的心理评估工作，并判断老年人的情况是否属于婚姻家庭问题。

步骤二，制订心理护理方案

和老年人进行深入沟通，明确当下面临的主要现实困境和心理问题，解释其背后心理机制，共同协商制订心理护理方案。可参考知识准备部分相关内容。

步骤三，实施心理护理方案

按照制订的心理护理方案对老年人进行心理护理。作为心理护理人员，需预先考虑到老年人可能出现的反应并做好预案，面对突发问题能妥善处理。

步骤四，心理护理效果评估

心理护理方案实施后，应及时掌握老年人的心理动态，对护理效果进行评估。可采用老年人自评方式，也可采用工作人员和家人评估的方式进行。

建议同学分组进行角色扮演，通过心理剧的形式体验不同角色及其特点，展示空巢老人心理护理中的方法技术和职业素养，并参照本模块任务一中的"老年人社会适应心理护理综合实训评价表"，完成老年人婚姻家庭问题的心理护理的综合实训评价工作。

四、总结提升

婚姻和谐促进老年人的健康生活，家庭和睦提升老年人的生活质量。作为新时代的养老服务人员,应该在保障老年人合法权益、保护隐私的基础上,积极关注老年人的婚姻家庭状况,帮助老年人学会正确看待老年婚姻的意义,积极应对婚姻家庭中的常见冲突、危机等,以营造健康、和谐、温馨、积极的婚姻家庭关系,提升老年人的生活满意度和幸福感。

任务训练

情境 ➊

张大爷和王大妈是一对有着近 40 年婚龄的夫妻,他们一起入住某养老院。张大爷为人开朗、热情,很有文艺才能,喜欢唱京剧,经常和几个票友一起自娱自乐。而王大妈属于普通的家庭妇女,相夫教子,操持家务,不怎么爱玩,也不会玩,就她的话讲:"有时间收拾收拾房间,看看电视,比出去拉琴唱戏好多了。"这样日子久了,两人越来越没有共同话题。

有一天王大妈看到张大爷在食堂吃饭时和一位阿姨有说有笑的,心理特别不舒服。于是回到屋子就要求张大爷明天起和她一起出去,听他唱戏。结果张大爷冷冰冰地来了一句:"你又不会,去那干啥? 在屋里看电视吧。"王大妈再三要求,张大爷都不同意。于是王大妈开始多想了,以为他是被女票友给"勾住了",还说不正经。由此两人爆发了激烈的争吵,两人好几天都不说话。

> **思考**
>
> 1. 根据所学知识,分析一下王大妈和张大爷发生争吵的原因。
> 2. 和小组成员一起讨论,应如何帮他们解决这场家庭纠纷。

情境 ➋

蔡先生,65 岁,儿女都已成家立业,远在外地,小女儿在国外。老伴在今年年初去世了,蔡先生的生活受到了很大的打击,经常面对空荡荡的屋子发呆。孩子们就老父亲该怎么养老一事展开了家庭大讨论,但出现了分歧,争执到最后的结果是为蔡先生选一家条件较好的养老院入住,先换一个环境再说,免得触景生情。蔡先生入住养老院之后,由于初来乍到,再加上情绪不好,爱一个人独处,较之以前变得更沉默了。他经常好几天都不主动和人说话,精神恍惚,爱走神。

> **思考**
>
> 1. 根据所学知识,分析一下蔡先生面临的主要问题是什么。
> 2. 请制订一份切实可行的心理护理方案,帮助蔡先生应对当下的困境。

情境 ➌

"离婚,坚决要离婚!"70 岁的老爷子气呼呼地说。这老两口结婚多年,一起经历了四十多年的风风雨雨。自从退休后,他们的矛盾越来越明显。老爷子是个时尚人,经常紧跟时髦,自然钱也花得比较多。有时候电视中做广告卖什么养生产品,他还会要求子女给他买。而老太太一辈子生活节俭,特别看不惯他左一件衣服、右一件保健品往家买。为此,两人经常吵架。被老太太唠叨多了,老爷子觉得这日子实在是过不下去了,坚决要求离婚。而老太太接到法院传票时,人都蒙了,搞不懂老爷子这是闹得哪一出。

·思考·

1. 根据所学知识,分析一下是什么因素导致这老两口要闹离婚。

2. 请制订切实可行的心理护理方案,对老两口进行心理干预。

情境 四

陈某退休前是一名工程师,虽然寡言少语,但心地善良。某一天,老陈外出乘公交车,突然发现旁边一女子因晕车面色苍白,神情痛苦。老陈见对方孤身一人很不方便,便提出送女子回家,见她可怜,还留给她 800 元钱后离开。随后的日子,两人通过不断联系,逐渐熟悉起来。终于有一天在女子居住的地方两人发生了关系。

就这样,两人偷偷摸摸地过了两年,被陈某的老伴发现了,从此家庭乌云密布。其老伴伤心之余动员家人一起来劝老陈回家,可老陈执迷不悟,扬言这一辈子遇到那名女子是他的福气。不顾老伴的哀求,老陈硬是离婚绝情而去,开始和那名女子正式同居。但后来他被那名女子骗走了五万元钱后,再也找不到她的人影,老陈就像丢了魂似的,性格变得越来越孤僻暴躁。

·思考·

1. 根据所学知识,请你分析一下陈某的婚外情心理。

2. 制订一份可行的心理护理方案,对陈某进行心理帮助。

课后练习

一、选择题(每题只有一个正确答案)

1. 某位老太太在得知相依为命的老伴去世时,目光呆滞,精神恍惚,一滴眼泪都流不出来。这时她处于丧偶的( )阶段。

　A. 震惊麻木　　　　　　　　　　　B. 思念和痛心疾首

　C. 愤怒　　　　　　　　　　　　　D. 混乱

2. 老年人离婚的心理护理中,应强调( )为先。

　A. 调解　　　B. 以子女意见　　　C. 按法律原则　　　D. 无过错方利益

3. ( )心理是老年人,特别是老年妇女,在再婚过程中较为普遍的一种心理现象。

　A. 自我贬低　　　B. 心理重演　　　C. 心理对比　　　D. 怀旧

4. 为避免老年婚外情的发生,下列( )的做法是不对的。

　A. 和老伴互相尊重　　　　　　　　B. 拒绝性的诱惑

　C. 克服喜新厌旧心理　　　　　　　D. 遵循内心真实感受

二、判断题

1. 现代医学证明,恩爱、和谐的夫妻关系能够使人保持愉悦的心理状态,避免负面情绪的刺激,从而使双方身心健康处于最佳状态,降低罹患身心疾病和心理疾病的概率,如高血压、冠心病、糖尿病、消化道溃疡、癌症、老年抑郁症、老年焦虑症等。　　　( )

2. 婚姻需要一辈子去经营、去呵护,虽然老年夫妻已经结婚几十年了,但是到老之后依然需要面对婚姻适应问题。　　　　　　　　　　　　　　　　　　　( )

3. 俗话说"见物如见人",常常看到老伴的遗物会不断强化思念之情,这可以帮助丧偶老年人牢记逝去的老伴。　　　　　　　　　　　　　　　　　　　　( )

4.老年人再婚,由于没有血缘关系和抚养经历,因此无须将对方的子女当成自己的子女同等对待。 （ ）

三、简答题

1.解决老年婚姻家庭冲突的基本原则是什么?

2.如何做好丧偶老年人的心理护理?

3.老年夫妻离婚的原因有哪些?

4.老年人再婚心理的应对措施有哪些?

5.老年婚外情心理产生的原因有哪些?

四、思考题

1.结合当前实际,谈一下老年婚姻家庭中的矛盾冲突主要表现在哪些方面。

2.请提供一份活动方案,帮助老年夫妻增进感情。

模块三

老年常见心理精神障碍与护理

内容聚焦

　　随着社会形势发展、家庭结构变迁以及人际关系的改变,越来越多的老年人出现了不同程度的心理问题,严重者还患上了各种心理精神疾病,这些疾病对老年人身心健康破坏程度极大。只有科学认识老年人的心理问题及心理精神障碍,采取科学的护理方法对其进行专业照护,才能更大程度地维护老年群体的心理健康和生活质量。本模块根据老年人常见的心理障碍分为六个任务:老年人心理障碍及护理、老年焦虑症心理与护理、老年抑郁症心理与护理、老年疑病症心理与护理、阿尔茨海默症及护理、老年人睡眠障碍及护理。

任务一　老年常见心理精神问题与疾病

背景分析

　　近年来老年人罹患不同精神疾病的比例逐渐上升,许多老年人之所以患病是由于子女不在身边、过分孤独造成的。针对老年精神心理疾病,其治疗要点不在于服用药物与生活调理,更重要的是子女亲属的交流与关怀,需要身边亲人或养老服务工作人员心理上的耐心呵护。因此,我们应多关心老年人的心理需要,让他们在温馨关爱的氛围中度过晚年,享受天伦之乐。

学习目标

🔵 知识目标

1.了解老年心理障碍的定义、分类。

2.熟悉影响老年心理障碍的因素和老年人常见的心理障碍类型。

3.掌握老年心理障碍的常见症状表现。

🔵 能力目标

1.能够分析导致老年人产生心理障碍的因素。

2.能够敏锐察觉老年人的异常心理。

3.能够根据老年人心理障碍的症状表现实施有效的心理护理。

素质目标

1.树立正确的老年心理健康理念,自觉形成尊重老年人、关爱老年人的态度。

2.培养敏锐洞察老年人心理的能力。

3.养成积极关注老年人心理状态的习惯。

▌ 案例导入 ▌

小王在某养老机构从事养老服务工作已三年了。在这三年中他结识了很多老人,有自理老人,也有卧床老人;有性格开朗、好相处的老人,也有性格孤僻、不配合护理的老人;当然,更多是身患各种疾病,需要专业照护的老人。

小王说工作中最难护理的是身患心理障碍的老人。有的老人严重焦虑,会不停地按铃,呼唤护理员服务;有的悲观抑郁,有自杀倾向和行为,需要严密观察,其房间内不能有任何危险物品;有的记忆力严重下降,一不小心就会迷路、走丢,经常会就一件事情反复询问;有的老人会比较偏执,脾气火爆,动不动就去告他们的小状;还有的老人有暴力倾向,经常会打人、骂人。记得有一次他陪伴一位爷爷去做康复,刚说了一句"爷爷,康复时间到了",那位爷爷就打了他一巴掌,嚷嚷着说"我不去做康复,你是坏人"。他第一次遇到这种情况,当时人都蒙了,但是经过专业教育的他知道,不能和老人计较,不能一走了之,更不能打回去。他忍着委屈,耐心和老人说:"爷爷,我知道康复训练会有些痛,我看了也会不忍,但是医生说了只有按时训练,你的病才能好转,等功能恢复了,你就可以自己去做很多事情了。"

工作中小王经历了很多事情,但不管如何他都时刻记得作为养老护理员的职责。他的努力得到了养老院老人及领导的认可,被评为单位的最佳护理员和优秀员工称号,并在年会上作为获奖代表发言。

·思考·

1.案例中的爷爷出现了什么症状?你是如何判断的?

2.小王的工作经历给了你哪些启发?你认为应如何为老人提供优质的养老服务?

3.结合生活实际,谈一谈老人可能出现哪些心理障碍,你将如何应对?

知 识 准 备

一、老年心理障碍的定义和分类

(一)老年心理障碍的定义

1.心理障碍

人的心理有正常和异常之分,在许多情况下,两者有着实质性的差异。心理障碍是指人们由于生活所累、遭遇不良刺激或其他原因引起的大脑功能紊乱,临床上表现为言语、思维、情感、意志、行为等心理活动异常的一组疾病的总称。在临床上,常采用心理病理学的概念,将范围广泛的心理异常或行为异常统称为"心理障碍"。也就是说,当心理活动异常的程度达到医学诊断标准时,我们就称之为心理障碍。但心理障碍强调的是这类心理异常的临床表现或症状,不把它们当作疾病来看待。因此使用"心理障碍"一词容易被人们所接受,这样能减轻社会的歧视。

▼ 相关链接

心理障碍与精神病的区别

心理障碍几乎人人都可能遇到,如失恋,落榜,人际关系冲突造成的情绪波动、失调,一段时间内不良心境造成的兴趣减退,生活规律紊乱甚至行为异常,性格偏离等,这些由于现实问题所引起的情绪障碍,成为心理障碍。像这些问题大多数人往往自我调节或求助父母、亲朋、老师等帮助来调节,假如通过这些调节方法仍无效果,就需要找心理咨询医生寻求帮助。

此外,心理咨询也适用于神经症,包括强迫症、焦虑症、恐惧症、疑病症、神经衰弱以及人格问题等,还适用于心理生理障碍(即心身疾病)、神经系统器质性疾病引起的心理障碍、儿童情绪障碍、学习障碍、各种智力发育异常等。

精神病指的是大脑机能活动发生紊乱,导致认识、情感、行为和意志等精神活动不同程度障碍的疾病的总称。致病因素有多方面:先天遗传、个性特征及体质因素、器质因素、社会性环境因素等。许多精神病人有妄想、幻觉、错觉、情感障碍、哭笑无常、自言自语、行为怪异、意志减退症状,绝大多数病人缺乏自知力,不承认自己有病,不主动寻求医生的帮助。常见的精神病有:精神分裂症、躁狂抑郁性精神病、更年期精神病、偏执性精神病及各种器质性病变伴发的精神病等。患者及家属应和精神科医生积极配合,及早到医院治疗。

有不少人总爱用嘲笑的口吻说别人,"你有神经病"。其实,神经病是指中枢神经系统和周围神经的器质性病变,这些病变往往有明显疼痛、麻木、感觉丧失、瘫痪等症状或/和神经系统定位的体征,并可以通过医疗仪器如脑 CT、MRI 等找到病变的位置。常见的神经系统疾病有:脑炎、脑膜炎、脑囊虫症、脑出血、脑梗死、癫痫、脑肿瘤、重症肌无力等。患者应去神经内科或神经外科寻求诊治。

(资料来源:根据网络资料整理而成)

2. 老年心理障碍

老年心理障碍是指老年人由于生理、心理方面的衰退以及其他因素引起的行为异常、言语倒错、情绪不稳等症状。在老龄人口中,心理障碍已构成常见的和多发的疾病之一,而且患病情况往往随着年龄增长而增加。心理障碍会给老年人的身心健康和晚年生活质量带来不良后果。作为老年人应积极加以调适,多接触社会,做力所能及的事情,保持精神愉悦。

(二)老年心理障碍的分类

老年心理障碍的表现是多种多样的,目前一般认为老年心理障碍主要有以下几种。

1. 重度心理障碍

指患者具有明显的精神病性症状,如幻觉、妄想、行为异常等,不能适应生活,并对自身疾病缺乏正确的认识和判断能力。病人常常缺乏痛苦的体验,因此大多无主动求医的欲望,主要包括精神分裂症、情感性精神障碍、偏执性精神病、反应性精神疾病和病态人格等。

2. 轻度心理障碍

指患者无严重而持久的心理异常,尚能适应社会生活,对自身疾病有一定的认识能力,大多有求医的欲望,主要包括神经衰弱、焦虑症、抑郁症、疑病症、恐惧症等神经官能症以及心因性反应等。我们通常所说的心理障碍是指轻度心理障碍,而重度心理障碍我们常称之为精神病。

3. 大脑疾患和躯体缺陷时导致的心理障碍

包括中毒性精神病、感染性精神病、脑器质性精神病、颅内感染/肿瘤、颅脑损伤、癫痫等所伴发的精神障碍、老年性精神病、精神发育不全、身体残疾(如聋、哑、盲、跛等)出现的心理障碍。

4. 特殊条件下的心理障碍

特殊条件下的心理障碍包括:一是某些药物、致幻剂引起的心理障碍;二是特殊环境(航天、潜水、航海等)下引起的心理障碍;三是催眠状态或某些特殊意识状态下的心理障碍。

5. 心身障碍

心身障碍是一组发生发展与心理社会因素密切相关,但以躯体症状表现为主的疾病,主要特点包括:①心理社会因素在疾病的发生与发展过程中起重要作用;②表现为躯体症状,有器质性病理改变或已知的病理生理过程;③不属于躯体形式障碍。

▼ **相关链接**

心理障碍自测标准

作为普通人,可以从以下六个方面判断自己是不是患了心理病:

1. 是否有人际交往的障碍。比如,是否对于人际交往感到恐惧,人前是否感到自卑,社交场合是否手足无措、脸红心跳。

2. 情绪是否恶劣。比如是否经常悲观,抑郁,焦虑,烦躁,或者易怒,喜欢攻击。

3. 是否有不明原因的躯体痛苦。如长期慢性疼痛、植物神经紊乱、体力下降、长期失眠等。

4. 工作、学习和注意力是否明显下降。

5. 是否有反常的、自己控制不了的行为。比如反复洗手、关门、做鬼脸等。

6. 是否极度讨厌自己和厌恶别人等。

上述六方面的表现,每一个健康人都会或多或少地表现一些,只有达到一定强度和一定时间,才算得上是心理障碍。所谓一定强度,是指这些症状比较严重地影响了一个人的快乐和工作能力;所谓时间,是指这些症状持续的时间,要在3至6个月以上。

(资料来源:心理疾病百科)

二、引起老年心理障碍的因素

引发心理障碍的因素极其复杂,是多种因素同时作用的结果,主要有生物因素、心理因素和社会因素。具体表现如下:

（一）生物因素

生物因素包括遗传素质、机体创伤和生化改变等。

1. 遗传素质

从对心理障碍患者亲属的调查中发现，病人亲属中，心理障碍的患病率高于一般人群，而且与病人的血缘关系越近，相同心理障碍的发病率也就越高。

2. 机体创伤

由于某种躯体疾病或外伤，损害了肌体组织，导致肌体组织发生变性和功能失调，肌体的内环境发生改变，从而可引发心理障碍。其中脑损伤、感染、中毒、内分泌和代谢失调，以及营养障碍等是引发心理障碍的常见原因。慢性消耗性疾病、过度劳累也会导致人格障碍。临床观察还发现，躯体疾病都可伴随心理障碍。

3. 某些生化改变

中枢神经介质中的肾上腺素、去甲肾上腺素、多巴胺、5-羟色胺和乙酰胆碱等代谢失常，可诱发心理障碍。

（二）心理因素

心理因素是引起心理障碍的直接原因。心理因素的内容较多，一般可分为急剧的心理创伤，如自然灾害、严重的意外事件、亲人的突然死亡等，以及持久的心理刺激或内心矛盾，如人际关系紧张、家庭不和、一些难以解决的纠纷等。这些心理因素能否引起心理障碍，还取决于心理刺激的性质、强度和持续的时间，以及个人的心理特征及其对刺激的体验。一般认为，心理刺激的性质严重、强度大、持续时间长，再加上个人对心理刺激的承受能力差，就可引发心理障碍。反之，如果对心理刺激能够正确认知，对待某些事件能够泰然处之，情绪体验不那么强烈，心理承受能力又强，那么，即使心理刺激很严重，也不会引发心理障碍。

（三）社会因素

社会因素主要包括社会政治、经济、文化、宗教、道德、民族、职业等各个方面。个体不断受到社会环境中的各种因素的影响和作用。个体和所处的社会环境都处在变化之中，社会对每个人都有一定的限制和约束，如社会道德规范、风俗习惯传统、条例制度法律，人们必须适应并予以遵守。另外，个体对社会也怀有各种需求，从基本的生理和物质的需求以至高级的心理需求，如求知、爱美、荣誉、评价、爱情等需求。这两者的矛盾和冲突不仅可影响和制约个人内在心理品质的形成和发展，而且还能制约和影响个人的生活行为方式。如果这些方面发生了变化，而且较为剧烈和迅速，就会让人难以承受和适应，个人就可能出现与社会关系失调，以致心理障碍，甚至由此引发心身疾病。对于老年人来说，离退休问题、空巢问题、代际冲突、丧偶等一系列问题是导致老年心理障碍的主要心理因素。

三、老年人常见心理障碍的症状表现

近年来老年人罹患不同心理障碍的比例在逐渐增高，但很多老年人却由于种种原因没有去正规医院进行系统诊治，严重影响了老年人的心理健康和生活质量。在护理工作中工作者需要了解老年人可能出现的心理障碍的症状表现，避免老年人引发更严重的精神心理疾病，造成更严重的身心伤害，为老年人提供更科学和专业的护理。

(一)认知障碍

1. 感知觉障碍

(1)感觉过敏。有的老年人对外界诸如声音、光线、冷热等一般强度的刺激产生强烈的不适感,难以忍受。这些虽不是严重的心理症状,但可使老年人烦躁不安,多见于神经衰弱或由于其他消耗性疾病引起的身体虚弱状态。

(2)错觉。错觉是一种歪曲的知觉,正常人也可能出现错觉,如焦急等待着孩子归来的母亲,可能把别人说话错听为孩子的语声等,但一般只要集中注意力即可认清事实或避免这类错觉。病理性的错觉与正常错觉不同,它的持续时间一般较长,形象清晰,难以克服。

(3)幻觉。当外界不存在某种事物却感知到这种事物时,这种虚幻的知觉叫作幻觉。幻觉在各个感官都可出现,如幻听、幻视、幻嗅、幻味、幻触及内感受器幻觉等。反复出现的幻觉肯定是病理现象。在精神分裂症中,幻听较多见。如果在老年人的护理中发现老年人出现了幻觉,应细心进行精神检查以准确诊断,尽早治疗,专业护理。

2. 思维障碍

(1)思维形式障碍。包括思维的内容和速度的变化、思维联想过程的障碍以及思维逻辑障碍。常见的症状如下:①思维贫乏。有的老年人不主动讲话,回答问题也很简单,思维内容空洞,联想贫乏,多见于精神分裂症。②思维迟缓。这类老年人的思维内容并非空洞、贫乏,而是联想困难,想事时似乎很费劲,常伴有抑郁情绪,多见于抑郁症。③强制性思维。有的老年人感到脑子里出现大量的不属于自己的思维,完全不受自己支配,好像是一种外力强加给自己的,思维没有固定的内容,这个症状多见于精神分裂症。

(2)思维内容障碍。包括妄想、超价观念和强迫观念。①妄想。妄想是一种在病理基础上产生的歪曲的信念,发生在意识清晰的情况下,是病态推理和判断的结果。其中最常见的是被害妄想,患者毫无根据地认为某些人或某个集团在打击他、陷害他,甚至要置他于死地。②超价观念。超价观念是在意识中占主导地位的错误观念,其发生一般均有事实的根据。此种观念片面而偏激,但在逻辑道理上并不荒谬,多见于人格障碍和心身障碍。③强迫观念。某一固定的观念在脑子里反复出现,这些观念是患者不愿意想的,且伴有主观的被迫感觉和痛苦感觉,该症状主要见于强迫症,一些不典型的强迫观念也可见于抑郁症。

3. 记忆障碍

记忆是既往事物经验的重现,使感知过或经历过的印象和体验保持下来,并把这些印象和体验再现出来的心理活动。它是使贮存在脑内的信息重复出现于意识的功能,是以往经验的保存和回忆的过程,包括识记、保持、再认及回忆。临床常见的记忆障碍有记忆减退、错构和虚构。严重时患者对自己的记忆减退状况大多不能自觉,不承认自己记性不好,但这种情况多见于各种器质性痴呆,如阿尔茨海默症。错构是一种病理性的记忆错误,患者回忆起来的事不但在时间、地点上与事实有出入,在内容上也是错误的,多见于精神分裂症和阿尔茨海默症。虚构是指没有做过的事,没有经历过的场景,而患者坚持认为他做过或经历过,多见于老年性精神病和酒精中毒性精神病。

（二）情绪情感障碍

1. 情感淡漠

情感淡漠表现为情感活动的减退或丧失。患者对周围环境的变化丧失情感反应，严重时对自己的身体健康漠不关心，生活懒散，不打扮自己，甚至不理发、不洗脸。对饥饿和疼痛反应也不大。至于国家大事，令人兴奋的消息，家中的困难，家人的不幸遭遇等，患者也无动于衷。情感淡漠这个症状是精神分裂症晚期或单纯型的主要症状，和思维贫乏同时存在。

2. 情绪低落

情绪低落也可以叫情绪抑郁，是负性情感活动的增强。悲伤、抑郁的情绪经常占优势。什么事情都不能令其高兴。较轻的情绪低落，仅表现为对以前感兴趣的事物缺少兴趣，不愿和人来往，但外观上对人的态度变化还不明显。严重的情绪抑郁则表现为苦闷，悲伤，面带愁容，行动减少。情绪抑郁见于抑郁性精神病或并发性抑郁。

3. 情感脆弱

这是一种情感调节上的障碍。在外界轻微刺激下甚至无明显的外界因素影响下，情绪容易引起波动，感动得伤心流泪或兴奋。性格懦弱的正常人也可表现为轻度情感脆弱，但经常出现的情感脆弱表现则是病态的，这个症状多见于动脉硬化性脑病、外伤性精神障碍、神经衰弱等。

（三）意向行为障碍

1. 意向缺乏

主要指高级意向的减退和缺乏。患者在学习、工作和生活中各种要求逐渐降低。在老年人身上意向缺乏常表现为不负责、不认真、没有干劲儿等。生活没有规律，早睡晚起，不讲究卫生，不美容，甚至长时间不理发、不洗脸、不换衣服等。患者对自己的这些变化不能觉察，也不承认有这些变化。意向减退常和情感淡漠、思维贫乏同时存在，是精神分裂症慢性阶段的特征性症状，精神分裂症单纯型早期，意向减退现象进展缓慢，有时在很长时期，可几年内不被人认为是精神异常的表现。

2. 意向增强

高级意向增强一般是由妄想引起的，例如一个有被害妄想的患者常常花许多金钱和精力，不知疲倦地到处控诉他妄想中的敌人。一般所指的意向增强主要是低级意向增强，患者表现为贪吃、性欲亢进，甚至不顾公共道德。有的患者表现出爱打扮，很轻易地对异性产生好感，轻易与之发生性行为，这些都和本人病前的性格不同。低级意向增强见于轻性躁狂性精神病和精神分裂症。

3. 强迫意向和强迫动作

患者有做出某种动作的强烈冲动，但不付诸行动，叫作强迫意向。例如，看到刀子，就想拿起来去砍别人或砍自己；走到河边或桥上就有一种强烈冲动要跳下河去，但不会真的做出这类行动。患者担心控制不住这些冲动而焦虑，只好避开这类事物或处境。强迫动作是患者理智上不愿做出某种动作，但在行动上又要去做。因此，一面做出这些动作，一面又要控制它，大多是控制不住。所以患者非常焦虑。患者理智上也认为无此必要，但又不能不做。强迫意向和强迫动作都见于强迫症。患者对此类行为有病感，主动要求医治。

（四）自知力障碍

自知力是患者对自己实际存在的躯体病和心理异常的辨认和判断能力。任何躯体病患者都会感到自己患了病并感到痛苦。不论是否积极求治都不希望这种病痛持续存在。因此都是有自知力的，而心理障碍则不然。患有严重精神病，比如患精神分裂症的人在患病期间对他们异常的思维、情感和行为完全不能自己察觉和客观地判断，不承认自己有病。各种严重的痴呆患者也是如此，他们对自己的智力低下也不能自己辨认，这种情况便是自知力丧失或叫自知力障碍。

有些经过治疗病情有所好转的精神病患者能够承认自己曾有过精神失常，对已消失的明显症状或荒谬的妄想和幻觉能体验到并承认其异常，但对不明显的症状，例如不十分荒谬的关系妄想，仍然不能认识到是病态，或一般地承认有了精神病，但说不出具体内容。这种情况说明患者的自知力是不完整的。

四、老年人常见心理障碍

1. 老年情绪障碍

老年情绪障碍主要是老年期抑郁和焦虑障碍。步入老年后，由于空巢和退休等原因，容易产生无用感和孤独感，这种心理负性体验可能导致抑郁情绪出现，逐渐变得离群索居，不愿和人交往，不想出门做事，自我封闭，情绪低落，失去信心，看不到希望和乐观的未来，甚至产生轻生的念头。焦虑障碍多表现为莫名的心情烦躁，控制不了的担心紧张，总感觉有不好的事情要发生，提心吊胆地度过每一天，也可以表现为急性惊恐发作、面色苍白，严重者有呼吸困难和濒死感。老年人多伴有其他身体疾病，因此他们更容易出现焦虑、抑郁等负性情绪，我们应充分重视，争取早日发现，早期治疗。

2. 老年睡眠障碍

失眠是老年人常见的心理问题，很多老年人都饱受失眠的折磨。表现为躺在床上很长时间都无法入睡，或稍有动静就惊醒，难以再入睡。失眠的人精神易疲劳、紧张，心情抑郁，易发脾气，反应迟钝，头脑不清。个别老年人认为睡眠时间越长越健康，因此早早上床休息，反而会造成心理上的焦虑，加重失眠，形成恶性循环。

3. 阿尔茨海默症

阿尔茨海默症俗称老年性痴呆，多发生于 65 岁以上老年人。一开始症状比较隐匿，不易被人察觉，常表现为记忆力下降，做事丢三落四，渐渐出现定向力障碍，出门不记路，容易迷路和走丢，生活自理能力下降，需要他人在旁陪伴和照护。严重者会出现失认、失语、失行等症状，甚至会死亡。

4. 老年疑病障碍

老年疑病障碍表现为过分关注自己的躯体感受，对身体变化紧张敏感，坚持认为自己患有一种或者几种严重的躯体疾病，常有不适的身体主诉，容易发生强迫性症状，常伴有焦虑或抑郁。疼痛也是本病最常见的症状，表现在头部、腰部和胸部，有时甚至感觉全身疼痛。其次是躯体症状，可涉及许多不同的器官，表现多样，如心悸、吞咽困难、恶心、反酸、腹胀等。

5. 其他心理障碍

如恐惧障碍、强迫障碍、神经衰弱、癔症等神经症，以及精神分裂症、情感性精神障碍、偏执性精神病、反应性精神疾病和病态人格精神分裂等精神障碍,属于其他心理障碍。

五、老年心理障碍患者的评估及心理护理中的注意事项

(一)老年心理障碍患者的评估

老年期常见心理障碍起病隐匿,病程进展缓慢,精神症状不典型和多变,因而很多老年人身患心理疾病而不自知,或由于种种原因羞于启齿,没有得到系统治疗。因此,在养老护理中我们需要对老年人是否有心理障碍进行评估。

1. 评估的原则

(1)要了解老年人的现病史、既往病史、目前主要临床表现、诊断及治疗情况、人格特点、兴趣爱好和家庭情况等信息,在此基础上对老年人进行综合评估。

(2)在评估中与老年人交往时态度要和蔼、热情,可在生活上给老年人以关心和支持,尊重老年人的人格和自尊心,以取得老年人的信任与合作。

(3)根据老年人的疾病种类、病情、文化程度和社会经历、理解能力、宗教信仰等,采取不同的方法和手段,不能千篇一律,要注意针对性和有效性。

2. 评估方法

(1)临床法。直接与患者进行面对面交流,通过谈话,观察患者的言行举止,从而了解患者的病情,分析病情背后的原因及心理机制。

(2)测验法。可选择合适的心理测验,如老年人焦虑自评量表、老年人抑郁自评量表、老年人简易智力检测表等,对患者的症状表现进行测验并分析。

(3)间接法。严重的心理障碍患者可能无法自述自身症状,可由家人和主要照看者描述患者的症状表现、持续时间等。

3. 评估内容

(1)自我照料能力。自我照料能力是个体为维持生命、健康而自己采取有目的的行动的能力,包括进食、穿衣、洗漱等日常生活能力,也包括一定的社会交往、适应环境变化等方面的个体活动能力。

(2)定向识别能力。定向识别能力是指一个人对时间、地点、人物以及自身状态的认识能力。在评估时可以询问老年人,看他是否能清楚说出现在的时间,如年份、季节、日期等,是否能说出自己所在的国家、城市、街道等,能否认识自己和熟悉的人等。

(3)退缩行为。看老年人是否出现胆小、害羞、孤独、不与老年人交往等行为。

(4)易激惹行为。看老年人遇到刺激或不如意的事情是否容易出现激烈的情绪反应,极易生气、激动、愤怒,甚至大发雷霆,与人争执不已。

(5)抑郁心境和焦虑心境。抑郁和焦虑是老年人常见的消极情绪,在评估中应注意观察老年人是否有抑郁和焦虑情绪、严重程度及危害等。

(二)老年心理障碍患者的护理

1. 加强患者的心理护理工作

由于大多心理障碍患者内心敏感多疑,活动复杂,周围人正常的一句话、一个动作,可能会对其产生深刻的影响,因此在其护理中应注意个人的言行举止,避免引起不必要的误解和矛盾。应提前了解这些患者的病情,注意护理中的禁忌,提前做好心理护理预

案,面对患者的诉说要耐心倾听,关怀和体谅他们,态度要和蔼诚恳,尽量满足其合理要求。护理中不能说不礼貌或带歧视性的话语,不能表现出不耐烦的情绪,应发自内心地尊重他们,避免伤害到其敏感脆弱的自尊心。

2. 加强患者的饮食管理

很多心理障碍患者生活自理能力下降,无法自行进食,应加强患者的饮食管理,适当给以营养丰富的饮食。对抑郁状态下的拒食者要劝其进食,食物应兼具色香味和营养,对阿尔茨海默症状态下食欲旺盛或不知饥饱者要适当限制,做到合理定量,保证营养摄入。给患者的食品要以质软易消化为主,尽量不要吃带骨刺的食物。同时要防止患者吃得太快,以免产生误咽或呃逆。

3. 保证患者充足的睡眠

充足的睡眠对老年人身心健康具有重要的作用,应为老年人打造舒适、安静的生活环境,关注老年人的睡眠状况。为老年人进行健康睡眠教育,引导老年人建立良好的睡眠习惯,午休以 30 分钟为宜,条件允许情况下白天多散步,晚餐尽量不要吃太饱,避免睡前喝浓茶、咖啡、酒等刺激性饮品,睡前温水泡脚,这些都有助于睡眠。针对神经衰弱、抑郁状态下的失眠患者,可在睡前为其进行推拿按摩或遵医嘱让其服用相应的药物。应注意阿尔茨海默症患者中昼夜功能紊乱的患者,应劝说其晚上有规律地休息,尽量不要影响其他老年人的休息。

4. 注意安全护理

老年人在抑郁、谵妄、意识狭窄或痴呆状态下,可能会发生各种危害自身或他人生命安全的事情,如跌倒、坠床、自伤或伤人、玩火、噎食、呛咳等意外,因此在护理中应密切关注患者动态,加强患者的安全保护,防止意外发生。对狂躁的病人要随时跟随保护,及时藏好各种危险物品,防止其自伤和伤人。

5. 预防并发感染

老年心理障碍患者中有很多一部分随着年龄增长和病情加重,生活自理能力很差,大小便失禁、卧床不起,这时需要注意做好老年人的基础护理,做好老年人的清洁护理,定期为病人洗澡、更衣和理发,2 小时翻一次身,预防压疮等并发症的发生。

6. 开展行为和文娱治疗

行为疗法在心理障碍治疗中被广泛运用,可以帮助患者在一定范围内提高生活自理能力,体验到自我价值和自尊心。在护理中可以手把手教部分康复期老年人刷牙、洗脸、吃饭,做简单家务,教他们如何与他人打交道。还可以鼓励老年人适当参加文娱活动,在活动中感受他人的关心和爱护。

心理护理实施

在教师指导下,共同完成案例分析,分组完成心理护理方案制订工作,并进行小组汇报,说明方案的优缺点、现实可行性等,并由教师进行点评、总结。

一、案例分析

通过讨论分析,我们发现案例中工作人员小王在护理工作中遇到了各种各样的老年人,在心理障碍老年人的护理中经常会遇到一些突发状况和困难,但他时刻记得养老护理员的职责,以高尚的职业操守和刻苦努力学习、认真工作获得了老年人和领导的认可,并被评为优秀员工。小王的经历给了我们很多启发,应引导学生树立高尚的职业道德,正确看待老年人的心理障碍,及时发现其心理症状,为老年人提供科学、专业的心理护理服务。

二、技能准备

1. 老年心理障碍患者评估。
2. 支持性心理疗法的运用。

三、心理护理实施

在教师指导下,学生分组为案例中打小王的爷爷制订心理护理实施方案,然后讨论,统一方案,并对其实施心理护理。具体可参考以下工作流程:

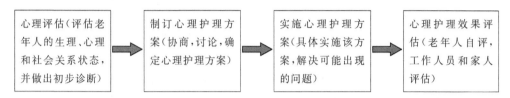

步骤一,分析资料,进行心理评估

首先应对老年人进行全面的心理评估,包括心理健康状况、社会适应状况、人际关系、近期生活事件等,简单判断老年人的症状是否属于心理障碍及其严重程度。

步骤二,制订心理护理方案

和老年人进行深入沟通,明确其当下症状及其严重程度,分析可能的原因,制订心理护理方案。可参考知识准备部分相关内容。

步骤三,实施心理护理方案

按照制订的心理护理方案对老年人进行心理护理。作为心理护理人员,需预先考虑到老年人可能出现的反应并做好预案,面对突发问题能妥善处理。

步骤四,心理护理效果评估

心理护理方案实施后,应及时掌握老年人的心理动态,对护理效果进行评估。可采用老年人自评方式,也可采用工作人员和家人评估的方式进行。

可参考模块二任务一中的"老年人社会适应心理护理综合实训评价表"进行该项目实施情况的综合评价工作。

四、总结提升

随着现代社会的发展和人们生活节奏的不断加快,老年人所承受的来自健康、社会、生活、家庭等方面的压力也与日俱增,很多老年人出现了不同程度的心理障碍。我们应主动关心老年人的心理状态,了解老年人常见心理障碍类型和症状,及时进行心理干预,提高老年人的心理健康水平和晚年生活质量。

任务训练

情境 ❶

孙奶奶,75 岁,近半年来变得不爱活动,动作迟缓僵硬,简单的家务活也需要很长时间才能完成,不爱主动和人说话,反复问她才能得到微弱的回应,目光呆滞,面无表情,对外界变化常常无动于衷。当提及去世的老伴时,孙奶奶通常眼含热泪,表现出悲痛之情。在家人的关心和反复追问下,孙奶奶说近来常常大脑一片空白,什么也想不起来,就连以前做惯的家务都忘了怎么做,又不好意思告诉别人,只能默默地忍着,家人赶紧带她去了医院治疗,医生建议去精神科。

·思考·

3. 孙奶奶可能出现了什么心理问题?原因是什么?

4. 请针对孙奶奶的症状制定一份可行的心理护理方案。

情境 二

秦先生,78 岁,育有一子一女,女儿在国外,唯一的儿子也不在身边。近一年来,秦先生的身体状况越来越差,他时常担心自己死在家中无人知晓。近期做什么事情都打不起精神,做事也是丢三落四的,怕自己有一天什么都不记得了,还写好了遗书,将家中存折密码、财产等交代清楚,再三和儿女交代。儿女听了之后十分担心,都赶回来探望他,但子女还有工作,不能长时间陪着他,他又不愿去儿女身边生活。近几日,秦先生的症状更加严重了,若没有人提醒,他连洗脸、刷牙、吃饭等事情都不会做了,整日呆呆的,儿女商量之后决定送他去养老院。

·思考·

1. 秦先生可能出现了什么心理问题?

2. 你认为秦先生应该去哪种类型的养老机构?应如何对其进行心理护理?

课后习题

一、选择题(每题只有一个正确答案)

1. 心理障碍是指人们由于生活所累、遭遇不良刺激或其他原因引起的大脑功能紊乱,临床上表现为言语、( )、情感、( )、行为等心理活动异常的一组疾病的总称。

A. 思维、意志　　　B. 思维、想象　　　C. 意志、记忆　　　D. 注意、情绪

2. 若患者具有明显的精神病性症状,如幻觉、妄想、行为异常等,不能适应生活,并对自身疾病缺乏正确的认识和判断能力,那么患者是( )。

A. 轻度心理障碍　　　　　　　　B. 严重心理障碍

C. 特殊条件下的心理障碍　　　　D. 心身疾病

3. 下列不属于特殊条件下的心理障碍的是( )。

A. 某些药物、致幻剂引起的心理障碍

B. 航天、潜水等条件下引起的心理障碍

C. 退休、离异等条件下引起的心理障碍

D. 催眠状态或某些特殊意识状态下的心理障碍

4. 心理因素是引起心理障碍的( )原因。

A. 唯一　　　　　B. 主要　　　　　C. 间接　　　　　D. 直接

5. 下列属于思维形式障碍的是( )。

A. 思维迟缓　　　B. 超价观念　　　C. 妄想　　　　　D. 强迫观念

二、判断题

1．人的心理有正常和异常之分，但人的心理是复杂的，两者之间并没有本质差异。（　）

2．心理障碍强调的是心理异常的临床表现或症状，不把它们当作疾病来看待。（　）

3．在老龄人口中，心理障碍已成为常见的和多发的疾病之一，且随着年龄增长而增加。（　）

4．对于老年人来说，离退休、空巢、代际冲突、丧偶等一系列问题是导致老年心理障碍的主要心理因素。（　）

5．老年期常见心理障碍起病隐匿，病程进展缓慢，精神症状不典型和多变，因此很多老年人身患心理疾病而不自知。（　）

三、简答题

1．简述老年心理障碍的分类。

2．引起老年人心理障碍的因素有哪些？

3．老年人常见的心理障碍有哪些？

4．如何对老年心理障碍患者进行心理护理？

四、思考题

1．请结合所学，谈一谈应如何做好老年心理障碍患者的评估工作。

2．请谈一谈你对老年心理障碍的认识。

任务二 老年焦虑症心理与护理

背景分析

老年焦虑症原本是较易治疗的心理疾病，但因识别率低导致精神致残率和自杀率高，成为老年健康的一大杀手。统计发现，40%有残疾或慢性疾病的老年人存在焦虑症状，32.88%的高血压老年人、71%的阿尔茨海默症老年人存在焦虑症状。但由于老年焦虑症具有隐蔽性，常常得不到及时诊断、治疗，使得病人病情拖延，造成其生活质量下降。通过对老年人焦虑症心理与护理的实施，可以及早发现、识别、干预老年人的焦虑症，提高老年焦虑症患者的晚年生活质量，减轻社会负担。

学习目标

知识目标

1．了解老年焦虑症的概念及危害。

2．掌握老年焦虑症的特点及产生原因。

3．掌握老年焦虑症的预防和心理护理措施。

能力目标

1. 能够识别老年焦虑症的症状表现。
2. 能够运用合适的心理治疗方法对老年焦虑症患者进行干预。
3. 能够有效预防或延缓老年焦虑症的发生。

素质目标

1. 积极关注老年人的心理状况,发自内心地接纳焦虑症老年人。
2. 自觉尊重、关爱老年人,让他们获得心理支持。
3. 形成主动向老年人宣传老年焦虑症知识的意识。

▌ 案例导入 ▌

陈奶奶,65岁,退休前为单位后勤主管。虽性格内向,有点刻板保守,但退休前由于身处"重要"岗位,和同事关系不错,很受欢迎和尊重。退休之后,一直在家照顾孩子,生活还可以。近几年来由于和社会接触较少,变得更加内向了,但和家人交流尚可。近半年来,由于一次不好的经历,她越来越喜欢待在家中,不愿出门和他人交流,慢慢发展成见到陌生人就紧张,不知如何说话,手足无措,浑身难受。如今她不敢上街,不敢坐车,不敢和陌生人说话,有时家里来人会手脚发抖,紧张到不行。家人带她去医院就诊,被诊断为社交焦虑,医生建议住院治疗并口服抗焦虑药物,经过一段时间的治疗,陈奶奶的症状有所缓解。

知识准备

一、焦虑症的概念和分类

(一)焦虑症的概念

焦虑是个体由于达不到目标或不能克服障碍的威胁,致使自尊心或自信心受挫,或使失败感、内疚感增加,所形成的一种紧张不安,带有恐惧性的情绪状态。有些老年人经常心烦意乱,坐卧不安,有的为一点小事就提心吊胆,紧张恐惧。这种现象在心理学上叫作焦虑,焦虑心理如果达到较严重的程度,就成了焦虑症,又称焦虑性神经官能症。

焦虑症是以焦虑为中心症状,呈急性发作形式(惊恐障碍)或慢性持续状态(广泛性焦虑),并伴有自主神经功能紊乱为特征的一种神经官能症,主要表现为无明确客观对象的紧张、疑惑、忧虑、坐立不安,常"预感"或"设想"某种不好事件的产生,经常会伴有植物性神经症状(如发抖、心悸、眩晕、尿频尿急、胸部有压迫感、咽部阻碍感、腹胀腹泻、多汗、四肢麻木等)。

(二)焦虑症的分类

焦虑症一般有急性发作焦虑(惊恐障碍)和慢性持续焦虑(广泛性焦虑症)之分。

1. 急性发作焦虑(惊恐障碍)

急性发作焦虑也称惊恐障碍,发作时病人感到濒临灾难性结局的极端恐惧和害怕,常常伴有濒死感或失控感以及严重的自主神经功能紊乱症状。急性发作焦虑表现为强烈不适,伴胸闷、心动过速、心跳不规则、头痛、头昏、眩晕、四肢麻木和感觉异常、呼吸困难或过度换气、出汗、全身发抖或全身无力等自主神经症状。

其特点是发作的突然性和不可预测性,发作时反应强烈,常有濒死感或严重的失控感,持续时间较短,并且发作无明显原因或特殊情境。一般历时 5～20 分钟,很少超过 1 个小时,但时隔不久又可突然再发。病人在发作期间意识清晰,病发之后仍有余悸,担心再次发作。多数病人由于担心发病时不能控制自我或得不到相应的帮助而产生回避行为,如不敢单独出门,不敢到人多热闹的场所,表现出社交焦虑,渐渐会发展为场所恐惧症。

2.慢性持续焦虑(广泛性焦虑症)

慢性焦虑症又称广泛性焦虑,是焦虑症最常见的表现形式。常缓慢起病,以经常或持续存在的焦虑为主要特征。具有以下表现:

(1)精神焦虑。精神上的过度担心是焦虑症状的核心,表现为对未来可能发生的、难以预料的某种危险或不幸事件的经常担心。有时甚至不能明确自己到底担心什么,就是一天到晚担心,伴心慌出汗等症。有的人虽然知道担心什么,担心的内容也与现实生活相关,但其担心、焦虑和烦恼的程度与现实很不相称。此类病人常有恐慌的预感,终日心烦意乱,忧心忡忡,坐卧不宁,似有大祸临头之感。

(2)躯体焦虑。表现为运动不安与多种躯体症状。运动不安表现为不停地来回走动,不能静坐,经常性摆弄手足,无目的的小动作颇多,也有的病人表现出舌、唇、指肌的震颤或肢体震颤。躯体症状表现为气短、气喘、呼吸困难,并常有胸部、颈部及肩背部肌肉酸痛,出现紧张性头痛,还会伴有心动过速、皮肤潮红或苍白,口干,便秘或腹泻,出汗,尿意频繁等症状。甚至,有的男性老年人可出现早泄、阳痿等症状。

(3)觉醒度提高。表现为过分的警觉,对外界刺激很敏感,易于出现惊跳反应,情绪易激惹。感觉过敏,怕光,怕水,或者怕听到水响,有的病人能体会到自身肌肉的跳动、血管的波动、胃肠道的蠕动等,并一再注意它。另外老年人常睡眠欠佳,难以入睡,易惊醒。

二、老年焦虑症的特点

老年焦虑症指发生在 60 岁以上人群的焦虑症。老年焦虑症起初只表现为突出的焦虑情绪,长期累积便会引发焦虑症。老年焦虑症往往表现为心烦意乱、注意力不集中、焦虑紧张、脾气暴躁等。焦虑症和焦虑情绪不同,它会导致老年人身体免疫力下降,心情抑郁,深深影响老年人的正常生活,所以一旦发现老年焦虑症前兆要及时治疗,防止病情恶化。

根据现代调查显示,目前我国老年焦虑症的发病率为 13％～27％,在刚步入老年的人群当中发病率更高,因此老年焦虑症不容忽视。老年焦虑症高危人群有:居住在私人疗养院或伴有慢性疾病者。

就老年焦虑症本身而言,是比较容易治疗的心理疾病,但因老年人常常有其他病症相伴,所以导致焦虑症难以识别,易与其他精神疾病相混淆,容易发展为其他严重的精神类疾病,以至于治疗困难,还可能由此引发高概率的自杀行为,因此,老年焦虑症不容忽视。要鉴别老年焦虑症必须事先了解其特点:

1.有躯体症状,本人痛苦,但查不出疾病

老年病人常因全身难受、不能躺、不能坐、不愿吃、不能睡、不能干活等而奔走于各综合医院。向医生述说自己头昏、头痛、头胀、脑门冒汗、厌食、胃胀气、便秘、胸闷难受等症,但经检查,并无异常,如颅脑 CT 无异常,胃肠透视、胃镜检查无异常,血化验正常,24 小时动态心电图无异常。虽有部分老年病人血压、血糖偏高,但无病史,并且与其所述痛苦程度也不符。因此,这些无器质性病理改变的疼痛感、头昏、气短、恶心、腹痛、睡眠不佳等症,是焦虑症的复杂表现。

2. 过度依赖,依赖医院,依赖亲人

生活中常见老年人在儿女们的搀扶簇拥下,进出各家医院,从西医到中医,从门诊到住院处,一年四季经常到医院就诊,或住上几次院。为此,老年人的家人及儿女们付出很多的时间与精力,但病人的病情并不见好转,有时甚至越发厉害。弗洛伊德把这种现象解释为"后增益效应",即神经症(包括焦虑症)产生后,病人缺乏安全感,需要呵护关照,来达到精神上和物质条件上的满足。而此时家人给予病人过度治疗和无微不至的照料,可使病人因病"受益",于是神经症持续下去。

3. 产生与现实不符的过分担忧

老年焦虑症老年人可能身体本无疾病,或有一点无伤大雅的小病,却老是担忧自己的病治不好,于是不断地去医院看病,并不断询问医生,或向自己的家人述说;同时又忧心看病花钱多,或者不放心老伴的身体,不放心儿孙的前途,等等。这种"杞人忧天"式的恐惧担忧是老年焦虑症的核心症状。其主要表现是,与现实处境不符的持续恐惧不安和忧心忡忡。

4. 用药成瘾,不能自拔

为了降低患焦虑症的老年人的负性情绪或改善其生理症状,医生会为其开药,如苯二氮卓类药物,此类药物可使老年人保持内心平静,尤其当静脉注射此类药物时,老年人可很快进入舒服、轻松睡眠状态,但长期用药却能成瘾,难以戒断。一旦停药,老年人反应会很强烈,他们甚至会不断央求医生或护士为其注射此类药品。

5. 不隐瞒自杀想法

许多患焦虑症的老年人认为焦虑症真是让人痛苦之极,宁可断胳膊断腿,也不想得此病。随着年龄的增加,其耐受性变差,因此,焦虑症老年人有的经不住折磨,会最终选择自杀。其实,在生活中,他们也毫不隐瞒自杀想法,经常唠叨"实在受不了这个罪,不行,我得去死,你们谁也帮不了我"等类似话语。他们会让家人去买安眠药,甚至商量怎么死,无论家人怎样劝说和防范,悲剧还是有可能发生。

三、老年焦虑症产生的原因

老年焦虑症是影响老年人健康的一大杀手,如果找到原因,加以预防,可以更好地减少老年焦虑症的发生,保持健康水平。总体来说,老年焦虑症的发生既与先天遗传素质因素有关,也与外界的环境刺激有关。具体而言,主要有以下相关因素:

(一)遗传因素

遗传在焦虑症的发生中起重要作用,有研究发现其血缘亲属中同病率为 15%,远高于正常人,异卵双生子的同病率为 25%,而单卵双生子的同病率为 50%。有人认为焦虑症是环境因素通过易感素质共同作用的结果,而易感素质是由遗传决定的。

(二)生物学因素

焦虑反应的生理学基础是交感和副交感神经系统活动的普遍亢进,常有肾上腺素和去甲肾上腺素的过度释放。进入老年期后,个体躯体各方面都开始发生老化,学习能力及记忆力明显下降,心理上对周围人的包容量变小,更容易引起社会适应性障碍。老年人的脑部觉醒程度明显下降,易产生焦虑;老年人患病率高,造成脑的活动能力下降,也容易出现焦虑。而躯体方面存在的症状又往往使焦虑症状加剧,并可伴有大量的自主神经系统症状。

(三)人格因素

有人认为人在进入老年期后,生命的动力开始衰退,意志及进取心也逐渐减弱,灵活性也下降,整个人格特征失去柔韧性,不容易适应环境的变化。进入老年期后,老年人的人际交往减少,对周围环境渐渐失去兴趣,必然引起本人的个性发生改变,变得保守,顽固,缺乏人情味,以自我为中心,嫉妒心强,易激惹,不主动参与社会活动。这样人格的人易引发心理疾病,如焦虑症,且由于老年人的人际交往少,社会支持也少,故而,当老年人有情绪问题时,得不到别人及时的疏导,易使情绪问题变复杂,最终演变为焦虑症等神经症。

(四)环境因素

轻微的挫折和不满等精神因素可成为老年焦虑症的诱发因素。当个体进入老年后,所遇到的生活事件增多,如疾病缠身、医药费用上涨、退休、经济收入降低、丧偶等,因此老年人要重新适应这些环境的变化,但由于其应变能力差,故而适应这些变化很困难。有人认为老年期遇到的社会心理问题犹如人生初期遇到的多种问题一样,也要花很大精力才能适应,而老年人的应变能力却明显降低,精力也大不如年轻时候,这些为焦虑症的产生提供了温床。

四、老年焦虑症的预防和诊断

(一)老年焦虑症的预防

1. 拥有积极乐观的良好心态

俗话说知足者常乐,老年人对自己的一生所走过的道路要有满足感,对退休后的生活应尽量抱着积极心态去适应。理智的老年人不会总是追悔过去,悔恨当初的决定与行为,而忽视当下拥有的幸福。其实世间最珍贵的不是得不到的和已失去的,而是当下拥有的幸福,老年人应活在当下,珍惜当下,勇于开拓现实的道路。老年人还要保持心理稳定,不大喜大悲,笑口常开,凡事想得开,使自己的主观思想不断适应客观发展的现实。

2. 注意自我疏导

轻微焦虑的消除主要是依靠个人,因此应学会自我疏导。当出现焦虑时,首先要意识到这是焦虑心理,要正视它,不要用自认为合理的其他理由来掩饰它的存在。其次要树立起消除焦虑心理的信心,充分调动主观能动性,运用注意力转移的原理,及时消除焦虑。当注意力转移到新的事物上去时,心理上产生的新的体验有可能驱逐和取代焦虑心理,这是人们常用的一种方法。

3. 学会自我放松

当老年人感到焦虑不安时,可以运用自我放松的方法来进行调节。自我放松的方法有很多,可以进行自我意识放松,也可以进行想象放松。意识放松需要先找一个舒适的座位,闭上双眼,运用意识的力量使自己全身放松,使自己处在一个松和静的状态中。随着周身的放松,焦虑心理可以慢慢得到平缓。想象放松法也是常用的消除焦虑方法,如闭上双眼,在脑海中想象来到一片风景优美的草地上,草地边有个小湖,湖心一片连绵的荷叶浮在清澈的水面上,含苞待放的荷花亭亭玉立,偶有几只蜻蜓点水飞过,湖面便荡起圈圈涟漪……

4. 接受心理咨询与心理治疗

当老年人感到紧张焦虑,用以上的方法如自我放松、自我疏导等方法都无法缓解时,应主动寻求相关人员进行心理咨询与心理治疗。因为老年焦虑症在治疗时最主要的是要靠心理调节,老年人可以通过心理咨询来寻求他人的开导,以尽快恢复。如果患了比较严重的焦虑症,则应向心理专家或医生进行咨询,弄清病因、病理机制,然后通过心理治疗,逐渐消除内心矛盾和引起焦虑的可能有关的因素,解除对焦虑发作所产生的恐惧心理和精神负担。

5. 配合药物治疗

如果焦虑过于严重时需遵照医嘱,选服一些抗焦虑的药物,如利眠宁、多虑平等。目前,在临床应用较为广泛的一类药物是苯二氮类药物,该类药物能有效改善老年焦虑,但此药物长期使用会导致严重副作用,其会导致认知功能降低,精神运动功能受损等。因此,在使用该类药物时需相当谨慎。老年人在使用该类药物时,需注意使用时所存在的潜在危险,以及与正在服用的药物相互作用的问题。

(二)老年焦虑症的诊断

如何正确诊断焦虑症呢?焦虑症的诊断标准有哪些呢?无论是惊恐障碍还是广泛性焦虑症,都属于神经症(神经症是一种精神障碍),那么如何诊断神经症呢?

1. 神经症的诊断标准

许又新教授在《神经症》中提出了神经症的临床评定方法,包括如下三个方面:

(1)病程:不到3个月为短程,评分为1分;3个月到1年为中程,评分为2分;1年以上为长程,评分为3分。

(2)精神痛苦的程度:轻度病人自己可以主动设法摆脱,评分为1分;中度病人自己摆脱不了,需借别人的帮助或处境的改变才能摆脱,评分为2分;重度病人几乎完全无法摆脱,即使别人安慰开导他或陪他娱乐或易地休养也无济于事,评分3分。

(3)社会功能:对工作学习以及人际交往只有轻微妨碍者,评分为1分;中度社会功能受损害者工作学习或人际交往效率显著下降,不得不减轻工作或改变工作,或只能部分工作,或某些社交场合不得不尽量避免,评分为2分;重度社会功能受损害者完全不能工作学习,不得不休病假或退学,或某些必要的社会交往完全回避,评分为3分。

如果总分为3分,可以认为还不够诊断为神经症;总分为4~5分为可疑病例,需进一步观察确诊;如果总分大于等于6分,则可认为神经症的诊断是成立的。

2. 惊恐障碍症状标准

(1)惊恐发作需符合以下四项:①发作无明显诱因,无相关的特定情境,发作不可预测;②在发作间歇期,除害怕再发外,无明显症状;③发作时表现出强烈的恐惧、焦虑,及明显的自主神经症状,并常有人格解体、现实解体、濒死恐惧,或失控感等痛苦体验;④发作突然开始,迅速达到高峰,发作时意识清晰,事后能回忆。

(2)严重程度:病人因难以忍受又无法解脱,而感到痛苦。

(3)病程标准:在1个月内至少有3次惊恐发作,或在首次发作后继发害怕再发作的焦虑持续1个月。

(4)排除标准:排除其他精神障碍,如恐惧症、抑郁症或躯体形式障碍等继发的惊恐发作。

3. 广泛性焦虑的症状标准

(1)以持续的原发性焦虑症状为主,并符合下列两项:①经常或持续的无明确对象和固定内容的恐惧或提心吊胆;②伴有自主神经症状或运动性不安。

(2)严重标准:社会功能受损,病人因难以忍受却又无法解脱而感到痛苦。

(3)病程标准:符合症状标准至少6个月。

(4)排除标准:甲状腺功能亢进、高血压、冠心病等躯体疾病继发的焦虑;兴奋药物过量和药物依赖戒断后伴发的焦虑;其他类型精神疾病或神经症伴发的焦虑。

4. 老年焦虑症的常用诊断量表

临床上老年焦虑症的诊断经常采用以下两种心理量表:

(1)焦虑自评量表(SAS)

焦虑自评量表(SAS)(表3-1)是一个自评量表,由患者自己来完成问卷的填写工作,此量表包括20个项目,由正向计分题和反向计分题组成。该量表采用四点计分,其中1分代表没有或很少时间,2分代表小部分时间,3分代表相当多的时间,4分代表绝大部分时间或全部时间,请在仔细阅读后,根据一周来的实际感觉在适当的数字上划上"√"表示,不能漏评,也不能在同一题目上重复评分。

表3-1 焦虑自评量表(SAS)

序号	题目	1分	2分	3分	4分
1	我觉得比平常容易紧张和着急				
2	我无缘无故地感到害怕				
3	我容易心里烦乱或觉得惊恐				
4	我觉得我可能将要发疯				
5	我觉得一切都很好也不会发生什么不幸				
6	我手脚发抖打战				
7	我因为头痛、颈痛和背痛而苦恼				
8	我感觉容易衰弱和疲乏				
9	我觉得心平气和,并且容易安静坐着				
10	我觉得心跳很快				
11	我因为一阵阵头晕而苦恼				
12	我有晕倒发作,或觉得要晕倒似的				
13	我呼气吸气都感到很容易				
14	我手脚麻木和刺痛				
15	我因为胃痛和消化不良而苦恼				
16	我常常要小便				
17	我的手常常是干燥温暖的				

序号	题目	1分	2分	3分	4分
18	我脸红发热				
19	我容易入睡并且一夜睡得很好				
20	我做噩梦				
总分					

评分标准及注意事项：

SAS的主要统计指标为总分。将20个项目的各个得分相加，即得粗分；用粗分乘以1.25以后取整数部分，就得到标准分。按照中国常模结果，SAS标准分的分界值为50分，其中50～59分为轻度焦虑，60～69分为中度焦虑，70分以上为重度焦虑。

由于焦虑是神经症的共同症状，故SAS在各类神经症鉴别中作用不大；关于焦虑症状的临床分级，除参考量表分值外，主要还应根据临床症状，特别是要害症状的程度来划分，量表总分值仅能作为一项参考指标而非绝对标准。

（2）汉密尔顿焦虑量表（HAMA）

汉密尔顿焦虑量表（HAMA）（表3-2）是一个他评量表，是焦虑症的重要诊断工具，临床上常用来进行焦虑症的诊断及程度划分依据。该量表有14个项目，采用0～4分的五点计分法，0分代表无症状，1分代表症状轻，2分代表症状中等，3分代表症状重，4分代表症状极重。

表3-2　　　　　　　　　　汉密尔顿焦虑量表（HAMA）

序号	题目及表现	得分
1	焦虑心境：担心，担忧，感到有最坏的事情发生，易激惹	
2	紧张：紧张感，易疲劳，不能放松，情绪反应，易哭，颤抖，感到不安	
3	害怕：害怕黑暗、陌生人、一人独处、动物、乘车或旅行及人多的场合	
4	失眠：难以入睡，易醒，睡得不深，多梦，夜惊，醒后感疲倦	
5	认知功能：或称记忆、注意障碍，注意力不能集中，记忆力差	
6	抑郁心境：丧失兴趣，对以往爱好缺乏快感，抑郁，早醒，昼重夜轻	
7	肌肉系统症状：肌肉酸痛，活动不灵活，肌肉抽动，肢体抽动，牙齿打战，声音发抖	
8	感觉系统症状：视物模糊，发冷发热，软弱无力感，浑身刺痛	
9	心血管系统症状：心动过速，心悸，胸痛，血管跳动感，昏倒感，心搏脱漏	
10	呼吸系统症状：胸闷，窒息感，叹息，呼吸困难	
11	胃肠道症状：吞咽困难，嗳气，消化不良（进食后腹痛、腹胀、恶心、胃部饱感），肠动感，肠鸣，腹泻，体重减轻，便秘	
12	生殖泌尿系统症状：尿意频数，尿急，停经，性冷淡，早泄，阳痿	
13	自主神经系统症状：口干，潮红，苍白，易出汗，起鸡皮疙瘩，紧张性头痛，毛发竖起	
14	会谈时行为表现：（1）一般表现：紧张，不能松弛，忐忑不安，咬手指，紧紧握拳，摆弄手帕，面肌抽搐，不宁顿足，手发抖，皱眉，表情僵硬，肌张力高，叹息样呼吸，面色苍白；（2）生理表现：吞咽，打嗝，安静时心率快，呼吸快（20次/分以上），腱反射亢进，震颤，瞳孔放大，眼睑跳动，易出汗，眼球突出	
总分		

评分标准及注意事项：

总分≤7分，表明没有焦虑症状，7分＜总分≤14分，可能存在焦虑症状，14分＜总分≤21分，肯定有焦虑，21分＜总分≤29分，肯定有明显的焦虑，总分＞29分，可能为严重焦虑。

测试应该由经过严格训练的两名评定员同时检查，采取交谈和观察的方式，并各自独立给分，测试时强调受测者的主观体验。

五、老年焦虑症的心理护理

当老年人确诊为焦虑症后，需要及时治疗。对老年焦虑症的治疗是综合性的，除药物治疗外，更要考虑到老年焦虑症的心理因素，如生活单调、寂寞，若无子女在身旁孤独感更甚，都可能成为诱发因素。因此，老年焦虑症在辅助药物治疗的同时，更要重视心理治疗。心理治疗的方法有支持性心理疗法（具体操作请参见模块二中的任务一）、认知-行为疗法、行为治疗法。这里主要介绍行为治疗法。

在老年焦虑症的治疗中，行为治疗法被广泛运用，主要包括以下几种：

（一）放松疗法

又称放松训练，它是按一定的练习程序，学习有意识地控制或调节自身的心理生理活动，以达到降低机体唤醒水平，调整因紧张刺激而紊乱的功能。放松疗法种类较多，如呼吸放松、渐进式放松、想象放松等。

（二）系统脱敏疗法

采用系统脱敏疗法的步骤如下：第一步，护理人员与老年人协商，向其介绍系统脱敏疗法，并征得其同意。第二步，建立焦虑等级。这一步包括两个内容：①找出所有使老年人感到焦虑的事件，并报告出他对每一事件的主观感受，这种主观感受可用主观感觉尺度来度量，一般这种尺度为0～100，可分为10个等级。②将老年人报告的焦虑事件按等级由小到大进行排序。第三步，进行放松训练。一般需要6～10次练习，每次历时半小时，每天1～2次，以达到全身肌肉放松为合格。第四步，分级脱敏训练。系统脱敏要求老年人在完全放松的状态下进行，因此，护理人员首先应让焦虑症老年人放松，从等级中最低的焦虑事件开始，由护理人员或咨询者给老年人反复呈现焦虑事件，从老年人难以接受到能够接受，重复反复进行，直到老年人对某一等级的事件不再感到焦虑，即这一等级的脱敏过程结束。转入上一级焦虑事件，直至完全适应。

（三）强化法

强化法是建立在操作性条件作用的原理之上的。一件行为发生后，根据当时"连带发生的情况"，会决定加强或减弱该行为的再发生。假如连带发生的情况为奖励等"正性"情况，往往会加强该行为的再发生；若连带发生的情况为处罚或排斥的"负性"情况，常会减弱该行为的再出现。即某一行为若得到奖赏，那么以后这个行为重复出现的频率就会增加；反之，得不到奖赏的行为出现的次数就可能会减少。在强化的时间间隔方面也遵循操作性条件作用原理。

（四）决断训练/自信训练

决断训练又称肯定性训练、自信训练和声明己见训练。决断训练适用于人际关系方面，用于帮助来访者正确地和适当地与他人交往，表达自己的情绪、情感。决断训练特别适用于那些不能表达自己愤怒或苦闷的人,很难对他人说"不"字的人和那些很难表达自己积极情感的人。一个人常因缺乏自我信心,不敢向人拒绝,不敢说个"不"字,或者不敢提出自己的意见,坚持自我主张,结果严重影响了人际关系,不能跟同学或同事来往,不敢跟异性朋友结交,或跟有权威的领导或上司相处。对于这样的人,可实施自我主张、自我肯定、自我信心训练。

(五)催眠疗法

催眠疗法对焦虑症的治疗方法就是通过与老年人的潜意识交流,了解深藏于潜意识中的焦虑根源,使其暴露于意识之中,让老年人了解并进行疏导、发泄,以利缓解焦虑症状。有研究发现催眠疗法对广泛性焦虑的临床疗效比服用阿普唑仑药物的疗效还要好,被广泛运用于广泛性焦虑的治疗中。

心理护理实施

在教师指导下,共同完成案例分析,分组完成心理护理方案制订工作,并进行小组汇报,说明方案的优缺点、现实可行性等,并由教师进行点评、总结。

一、案例分析

通过讨论分析,我们发现案例中的陈奶奶有焦虑症状,她可能患上了焦虑症。应根据老年焦虑症的特点、诊断标准对陈奶奶进行心理评估,做出恰当的心理诊断,然后制订、实施心理护理方案,并对心理护理效果进行评估,对其进行健康生活指导。

二、技能准备

1. 能根据老年焦虑症的症状表现对老年人进行心理评估,并做出正确的诊断。

2. 支持性心理疗法的运用。

3. 认知行为疗法的运用。

4. 行为疗法的运用。

三、心理护理实施

在教师指导下,学生分组为陈奶奶制订心理护理方案,然后讨论,统一方案,并对其实施心理护理。具体可参考以下工作流程:

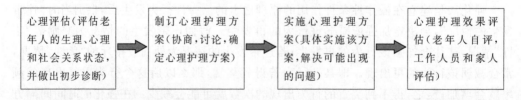

步骤一,分析资料,进行心理评估

首先应对老年人进行全面的心理评估,包括心理健康状况、社会适应状况、人际关系、近期生活事件等。判断老年人的症状是否属于焦虑症。心理评估中的诊断应客观、准确。

步骤二,制订心理护理方案

和老年人进行深入沟通,明确其当下症状及严重程度,分析可能的原因,并和老年人一起共同协商制订心理护理方案。可参考知识准备部分相关内容。

步骤三,实施心理护理方案

按照制订的心理护理方案对老年人进行心理护理。作为心理护理人员,需预先考虑到老年人可能出现的反应并做好预案,面对突发问题能妥善处理。

步骤四,心理护理效果评估

心理护理方案实施后,应及时掌握老年人的心理动态,对护理效果进行评估。可采用老年人自评方式,也可采用工作人员和家人评估的方式进行。

可参考模块二任务一中的"老年人社会适应心理护理综合实训评价表"进行该项目实施情况的综合评价工作。

四、总结提升

老年焦虑症是一种很常见的老年心理疾病,在很多老年人身上存在着过于焦虑的现象,但人们往往忽略这种心理疾病,而把原因归结到一些器质性疾病,比如心脏病、糖尿病,认为是这些疾病的症状。因此,在养老护理中,我们应密切关注老年人的焦虑情绪,一旦发现老年人出现了焦虑情绪,应主动、及时地帮助老年人进行情绪调节,避免老年人出现严重的心理疾病。针对老年焦虑症患者,应注意经常与之进行心理沟通,帮助他们正确认识焦虑症,建立积极乐观的良好心态,学会自我放松,积极配合心理咨询或治疗,遵医嘱按时服药。

任务训练

情境 一

石先生,61岁,退休前在设计院工作,退休后依然奋战在工作岗位上。最近几个月他由于单位工作任务繁重,压力大,每日劳累,导致睡眠不足,白天有些精神不佳。近几天,他突然感觉心慌,胸闷,气短,手脚发冷,偶有惊恐感,去医院检查,排除了心脏病的可能。后他去看心理医生。他向医生自述,退休后被返聘是领导器重他,因此不能让年轻人看不起。于是他每日加班加点查找资料。他自尊心很强,总担心做不好,因此很拼。

·思考·

1.石先生出现了哪种心理行为反应?他可能患上了哪种心理疾病,并说出诊断依据。

2.请根据石先生的情况,制订一份详细的心理护理方案。

情境 二

付女士,今年62岁,退休在家,其丈夫也已退休,但被外地某单位聘请去继续工作。二人虽然两地分居,但相距不远,每个周末都能在一起。有一次,丈夫回家后与付女士因生活琐事发生了争吵,便摔门而出,去了工作单位,这时付女士感觉心慌,气短,手脚战栗。这次争吵之后,他们很快就和好了,但是付女士却经常没有理由地感到心慌,烦躁,失眠,为此还去医院做了相关检查,但未发现任何相关的躯体疾病。付女士的症状一直不见明显的好转,后来发展为坐卧不安,动不动就胡思乱想。据了解,付女士身体状况良好,儿女孝顺,没有什么特别烦恼的事情,但心烦的感觉总是挥之不去。

· 思考 ·

1. 付女士出现了哪些心理行为反应?她可能患上了什么疾病,并说出诊断依据。
2. 请根据其症状,制订一份详细的心理护理方案。

情境 三

吴先生,68岁,性格内向,自述遇事容易紧张。尤其是到了陌生的地方,见到陌生人的时候,就会更加紧张,全身出汗,心慌,舌头打结,不知说什么好,想跑又跑不了,有时会全身震颤、发抖,自己知道这样反应有点过了,其实没有必要这么紧张、害怕,但就是控制不了,为此特别苦恼。去医院检查后,医生认为是帕金森综合征,并进行了相应治疗,但治疗一段时间后效果并不明显,他的症状没有得到缓解。而且,家属慢慢发现,吴先生的紧张、发抖仅限于面对陌生人或陌生环境。他虽然不健谈,但在熟悉的人面前能正常交流,不会紧张到头脑空白,在熟悉的环境里,无人盯着他时也能很好应对,不会出现同手同脚等现象,于是家属怀疑医生的诊断可能有误。

· 思考 ·

1. 根据吴先生的情况,请分析医生的诊断是否正确,说明理由。
2. 分析判断吴先生可能患上了什么疾病,并说出诊断依据。
3. 如果你是吴先生的护理员,请选择合适的心理治疗方法并实施。

情境 四

李女士,64岁,退休在家和老伴一起生活,儿女都已成家,经济状况较好,家庭关系也很融洽。她平时在家打打太极,跳跳广场舞,在孩子忙的时候帮着接送孙子孙女上下学。生活过得充实,但不劳累。但近一年来,她先后经历了很多事情,如老伴患膀胱癌早期、多年好友车祸去世、小孙女生病住院等。这些事情的发生让她有了危机感,常感叹生命的脆弱。特别是惊闻老伴患癌、好友去世的噩耗时,她感觉头脑中一片空白,恐惧到不能呼吸,心跳加速,自己能听到心脏怦怦的跳动声,好像下一刻就要跳出嗓子眼一样。后来这种现象经常出现,一般持续时间很短,十几分钟后恢复正常。近半年来,她经常会莫名其妙地感到恐慌,有濒死感,严重时一周发作一次,不发作时没有明显症状,去医院检查没有发现相应的躯体疾病。

· 思考 ·

1. 李女士出现了哪些心理行为反应?她患上了什么心理疾病,并判断属于哪一类型。
2. 根据其症状表现,针对李女士的症状,为其选择合适的心理护理方法并实际操作。

情境 五

穆奶奶,62岁,有一子一女,退休后和身患疾病的老伴一起生活。一天,她一个人去附近的小超市购物,突然间产生了不明原因的恐惧、焦虑,手脚发抖,同时胸闷、心慌,头晕目眩,感觉心跳加快,就好像要跳出来一样,感觉自己要不行了,快死了。于是她跌跌跌撞撞地离开超市回家,想一会儿去医院看病,但到家之后,这些症状都消失了,前后时间也就 10 分钟左右。她也不清楚为什么会这样,以后这样的情况经常发生,发作频繁时一周一次,少时也会一月一次,但每次时间都不长,她很担心会再次发作,变得失眠、敏感,精神不佳。曾多次去医院就诊,服用过一些安眠类药物,但病情仍然时有发生。她现在最怕发作时无人发现,怕自己死了家人不知道,经常说类似"还不如死了"这样丧气的话。

1. 穆奶奶出现了哪些心理行为反应?她可能患上了什么疾病?说出诊断依据。

2. 请根据穆奶奶的情况,制订一份详细的心理护理方案。

课后练习

一、选择题(每题只有一个正确答案)

1.急性发作焦虑也称( ),发作时病人常感到濒临灾难,极端恐惧和害怕,常常伴有濒死感或失控感以及严重的自主神经功能紊乱症状。

A.惊恐障碍　　　B.广泛性焦虑　　　C.恐惧症　　　D.心理变态

2.急性发作焦虑一般历时( )分钟,很少超过 1 个小时。

A.10　　　　　B.5~20　　　　　C.30　　　　　D.20~30

3.( )是焦虑症最常见的表现形式。

A.急性发作焦虑　　　B.惊恐障碍　　　C.广泛性焦虑　　　D.惊恐发作

4.慢性持续焦虑的主要表现有( )。

A.精神焦虑　　　B.躯体焦虑　　　C.觉醒度提高　　　D.以上都是

5.下列( )因素属于诱发老年焦虑症的环境因素?

A.轻微的挫折和不满　　　　　B.人格变化

C.易感体质　　　　　　　　　D.生物遗传

6.( )是焦虑症的重要诊断工具,临床上常用来进行焦虑症的诊断及程度划分依据。

A.汉密尔顿焦虑量表　　　　　B.焦虑自评量表

C.许又新的神经症诊断标准　　D.SCL-90 症状自评量表

二、判断题

1.焦虑症一般有急性发作焦虑(惊恐障碍)和慢性持续焦虑(广泛性焦虑)之分。

( )

2.广泛性焦虑的特点是发作的突然性和不可预测性,发作时反应强烈,常有濒死感或严重的失控感,持续时间较短,并且发作无明显原因或特殊情境。　　( )

3.急性发作焦虑病人在发作期间意识清晰,病发之后仍有余悸,担心再次发作。

( )

4.焦虑症是环境因素通过易感素质共同作用的结果,而易感素质是由遗传决定的。

( )

5.焦虑症属于心理疾病,只要进行心理咨询和心理治疗就可以了,无须服药。( )

6.由于焦虑是神经症的共同症状,故焦虑自评量表 SAS 在各类神经症鉴别中作用不大。　　　　　　　　　　　　　　　　　　　　　　　　　　　　( )

7.决断训练特别适用于那些不能表达自己愤怒或苦闷的人,很难对他人说"不"字的人和那些很难表达自己积极情感的人。　　　　　　　　　　　（　）

三、简答题

1.老年焦虑症的特点是什么?

2.老年焦虑症产生的原因有哪些?

3.老年焦虑症的预防措施有哪些?

4.广泛性焦虑的症状诊断标准是什么?

5.系统脱敏疗法的实施步骤是什么?

四、思考题

1.请结合所学,谈一谈如何对老年焦虑症进行诊断,常采用的方法有哪些。

2.请谈一谈如何针对老年焦虑症患者选择合适的心理治疗方法,并具体谈一谈应如何实施操作。

3.请分析应如何使用焦虑自评量表和汉密尔顿焦虑量表,并说明注意事项。

任务三　老年抑郁症心理与护理

背 景 分 析

抑郁是威胁老年心理健康的最主要和最经常出现的问题之一。随着人口结构的老龄化及高龄化,这种威胁将越来越大,抑郁症成为老年精神疾病中最为常见的疾病之一。据世界卫生组织统计,抑郁症老年人数量占老年人口数的7%～10%,患有躯体疾病的老年人抑郁症的发生率可高达50%。抑郁症严重危害老年人身心健康,尤其对于患有慢性躯体疾病的老年人而言该病症将导致老年人卧床时间延长,疾病致残率高,并且因该疾病所引起的自杀可能性增加。因此,正确认识老年抑郁症,有效预防该病的发生发展,并对患者进行科学护理,提高老年人的生活质量,是一个非常值得关注的问题。

学 习 目 标

知识目标

1.掌握老年抑郁症的概念,了解老年抑郁症相关基础知识。

2.熟悉老年抑郁症早期迹象及常见的行为症状,并掌握与老年人沟通的技巧。

3.掌握认知疗法、支持疗法的相关知识。

能力目标

1.能够及时发现老年抑郁症的早期征兆,能与老年人进行有效沟通。

2.能够准确地对老年抑郁症的症状进行判断,并给予相应护理。

3.能够运用认知疗法等对老年人进行训练和护理,预防或延缓老年抑郁症的发生发展。

素质目标

1.积极关注老年抑郁症的现状,树立正确的护理理念。

2.自觉尊重、关爱抑郁症老年人,让他们获得心理支持。

3.形成注重对抑郁症老年人进行康复训练的意识。

案例导入

董阿姨,63岁,性格外向,乐于助人,但自从半年前与邻居发生争吵后,像变了一个人一样。她变得敏感了,也胆小了,不爱和人说话,做什么事情都提不去兴趣,也不爱出门,总认为别人会嘲笑她。时常自责、后悔,感到委屈,出现了失眠、多梦等症状,情绪变得越来越低落消极,整天昏昏沉沉,无精打采的。家人也曾劝过她,但效果不佳,现在董阿姨的状态越来越差,整天不出门,连买菜这样的事情也不愿去做。食欲下降,日渐消瘦,经常喊累,躺在床上不愿起来,有时还会抱怨活着没意思,不如早点解脱。对此,家人很着急,带她去医院做了检查,诊断为抑郁症,医生建议家人多关心她。但子女工作忙,不能天天回家,请了保姆照顾两位老年人的起居,但保姆毕竟不是专业人员,无法帮助董女士排解内心烦恼,病情日益严重。

思考

1.董阿姨出现了哪些症状?造成她患上抑郁症的原因有哪些?

2.针对董阿姨的情况,请帮助她制订一份可行的心理护理方案。

知识准备

一、老年抑郁症及其危害

(一)老年抑郁症

1.抑郁及抑郁症的概念

抑郁是人类最主要、产生频率最高的情绪之一,每个个体在其生命历程中都会或多或少地感受到这样一种情绪。其核心症状被称为"缺乏快乐",意指丧失体验快乐的能力。

在心理学研究领域内,抑郁常被视作抑郁倾向或抑郁情绪,心理学家更偏重于研究抑郁情绪。抑郁情绪主要有以下四组特征:①悲观、悲哀、失望、无助乃至冷漠或绝望的心境;②消极的自我概念和自我评价,自信心下降,有无价值、无用和自卑感,严重者有自罪甚至自杀观念;③睡眠多有障碍,食欲、性欲减退,兴趣索然;④活动水平多下降,从社交、工作和家务中退缩出去,回避他人。抑郁在一般人群中的发生率为13%～20%,重度抑郁约5%。任何一个人无论其地位、种族、年龄、性别、婚姻状况或文化程度如何,一生中某个阶段都有可能出现抑郁情绪。据研究近年来抑郁的发生率有小幅上升,这一领域的研究已经引起了各方关注。

抑郁症是一种常见的心境障碍,可由多种原因引起,以显著而持久的心境低落为主要临床特征,且心境低落与其处境不相称,严重者可出现自杀念头和行为。

2.老年抑郁症的概念

老年抑郁症是最常见的老年期精神障碍。广义的老年抑郁症是指发生于老年期

(年龄≥60岁)这一特定人群的抑郁症,包括原发性(含青年或成年期发病,老年期复发)和见之于老年期的各种继发性抑郁。严格而狭义的老年抑郁症特指年龄≥60岁的老年人首次发病的原发性抑郁。

近年来研究发现,老年抑郁症的发病率呈上升趋势,且女性发病比率高于男性。而女性之所以易患抑郁症,原因是其一生中影响激素分泌的"非常时期"较男性多得多,如哺乳期、怀孕期、绝经期等等。而绝经期妇女一旦患有更年期综合征,则绝大多数会出现程度不等的抑郁症状。鉴于老年妇女罹患抑郁症的比例可达25%,比老年男性高出许多,专家们重申,老年妇女防治抑郁症更为重要。

(二)老年抑郁症的危害

抑郁症是一种危害性相当大的慢性疾病,抑郁症会引起老年人身体功能下降、情绪低落或精神运动性阻滞等方面的危害,出现自卑、厌世、食欲减退、体重减轻、闭经、乏力等问题。在此基础上,抑郁症还会给老年人带来以下危害:

(1)严重失眠。原本睡眠良好的老年人会突然变得难以入眠,或虽入睡但醒得过早,或入睡了却又自感未入睡(即所谓的"睡眠感丧失"),此时服用抗神经衰弱症的药物往往毫无效果。

(2)便秘。原本排便正常的老年人会变得难以排便,严重可闭结一周,同时还会伴以种种消化障碍,如食欲大减甚至完全不思饮食,有的还出现腹胀、口臭等症状。

(3)心血管异常。老年抑郁症老年人常出现血压升高、心率加快或某些冠心病症状。老年抑郁症老年人大多性格内向,发病前就不爱交际,在发病后得不到家人、同事、朋友的理解或遭到误解,将难以摆脱抑郁阴影,不利康复。

(4)自杀观念和行为。老年抑郁症有慢性化趋势,也有人不堪忍受抑郁的折磨,自杀念头日趋强烈,以死求解脱。有研究发现,老年人的自杀和自杀企图有50%～70%继发于抑郁症。老年抑郁症不易被发现,一旦发现其症状往往已非常严重,甚至很多老年人已经有了轻生等想法及行为。

二、老年抑郁症的临床症状

抑郁症的典型症状包括情绪低落、思维迟缓、意志行为减退,即"三低"症状,其中情绪低落是其核心症状,可呈现晨重晚轻的变化。但老年抑郁症发作的临床症状常不太典型,与青壮年期患者存在一些差别,认知功能损害和躯体不适的主诉较为多见。

(一)老年抑郁症的临床表现

1.情绪低落

情绪低落是抑郁症的核心症状,主要表现为持久的情绪低落,患者常闷闷不乐,郁郁寡欢,度日如年;以往的兴趣爱好变得没意思,觉得生活枯燥乏味,没有意思;提不起精神,高兴不起来,甚至会感到绝望,对前途无比失望,无助与无用感明显,自责自罪。半数以上的老年抑郁症患者还可有焦虑和激越,紧张担心,坐立不安,有时躯体性焦虑会完全掩盖抑郁症状。

2.思维迟缓

抑郁症患者思维联想缓慢,反应迟钝,自觉"脑子比以前明显得不好使了"。老年抑郁症患者大多存在一定程度的认知功能(记忆力、计算力、理解力和判断能力等)损害的表现,比较明显的为记忆力下降,需与阿尔茨海默症相鉴别。阿尔茨海默症多为不可逆的,而抑郁则可随着情感症状的改善有所改善,预后较好。

3. 意志活动减退

患者可表现为行动缓慢,生活懒散,不想说话(言语少,语调低,语速慢),不想做事,不愿与周围人交往。总是感到精力不够,全身乏力,甚至日常生活都不能自理。不但对生活的热情、乐趣减退或丧失,越来越不愿意参加社交活动,甚至闭门独居,疏远亲友。

4. 自杀观念和行为

严重抑郁发作的患者常伴有消极自杀观念和行为。老年抑郁症患者的自杀危险性比其他年龄组患者大得多,尤其在抑郁与躯体疾病共病的情况下,自杀的成功率较高。因此患者家属需加强关注,严密防备。

5. 躯体症状

此类症状很常见,主要表现为:疼痛综合征,如头痛、颈部痛、腰酸背痛、腹痛和全身的慢性疼痛;消化系统症状,如腹胀腹痛、恶心、嗳气、腹泻或便秘等;类心血管系统疾病症状,如胸闷和心悸等;自主神经系统功能紊乱,如面红、潮热出汗、手抖等。此外大多数人还会表现为睡眠障碍,入睡困难,睡眠浅且易醒、早醒;体重明显变化,性欲减退等。

6. 疑病症状

患者往往过度关注自身健康,以躯体不适症状为主诉(消化系统最常见,便秘、胃肠不适是主要的症状),主动要求治疗,但往往否认或忽视情绪症状,只认为是躯体不适引起的心情不好。其对躯体疾病的关注和感受远远超过了实际得病的严重程度,因此表现出明显的紧张不安、过分的担心。辗转于各大医院,遍寻名医,进行各项检查的结果是阴性或者问题不大、程度不严重时,会拒绝相信检查的结果。会一再要求到其他大医院、其他科室检查,并且也会埋怨医生检查不仔细、不认真、不负责任等。

(二)老年抑郁症的早期征兆

一般而言,老年抑郁症的早期征兆有以下十个方面的表现:

第一,心情低落,患者表现为情绪比较低落,高兴不起来。

第二,兴趣和愉快感的丧失,患者的主要表现是感觉到对什么事情都没有兴趣,或者是感觉到愉快感的丧失。

第三,乏力感增加或活动减少、精力降低,患者稍微做一些事情就会有明显的倦怠感、疲乏无力感。

第四,患者注意力集中困难,注意能力降低。

第五,患者自我评价和自信心降低,认为自己没有本事,没有能力。

第六,患者有自罪观念或者没有价值感,即使轻度发作的抑郁症患者当中也可能会有这样的表现,觉得自己没有存在的价值。

第七,患者认为前途暗淡悲伤,没有未来。

第八,有自伤、自杀观念或行为。

第九,患者出现睡眠障碍,可能出现睡眠增多或减少,但一般为失眠、睡眠质量不高等。

第十,患者出现食欲变化,如食欲下降引起体重减轻或食欲增加引起体重增加,体重变化往往在5%左右。

三、老年抑郁症的诱发病因

老年抑郁症的病因目前还不十分清楚,可能与遗传、生化和社会心理等因素有关。这些因素错综复杂并相互交织,对抑郁症的发生均有明显影响。

（一）遗传因素

调查发现,大约将近或超过一半以上的抑郁症老年人可有家族史。因此,抑郁症老年人的亲属,特别是一级亲属发生抑郁症的危险性明显高于一般人群。老年抑郁症的遗传方式目前尚无定论,但多数学者认为是多基因遗传。

（二）社会心理因素

社会心理因素包括两个方面:一方面老年人在生理"老化"的同时,心理功能也随之"老化",心理防御和心理适应能力减退,一旦遭遇生活事件便不易重建内环境的稳定,如果缺乏家庭和社会的支持,心理活动的平衡更难维持;另一方面老年期更易发生重大生活事件,如躯体疾病、外伤、活动受限、失明、失聪、离退休、经济困窘、生活环境恶化、社交隔绝、丧亲和被遗弃等。因而,遭受各种心理应激的机会也越来越多。因此,社会心理因素在老年抑郁症发病过程中的作用就显得更为突出。此外,病前人格特征如焦虑、强迫、冲动等特质也与老年抑郁症的发病有关。

（三）生化代谢和神经内分泌异常

神经递质代谢研究和精神药理学研究初步证实了中枢神经递质代谢异常可能与老年抑郁症的发生有关。主要有 5-羟色胺（5-HT）假说、去甲肾上腺（NE）假说、多巴胺（DA）假说及 γ-氨基丁酸（GABA）假说等。目前以 5-HT 假说和 NE 假说较为肯定,但具体的作用机制还不明确。研究还发现,重度抑郁症老年人存在下丘脑-垂体-肾上腺轴（HPA）和下丘脑-垂体-甲状腺素轴（HPT）的功能异常。神经内分泌改变的病理生理意义目前还不明确,有待于进一步研究阐明。

（四）大脑解剖结构和病理改变

近十几年来,CT 和 MRI 技术相继用于情感障碍的研究。国外研究提示,老年期抑郁症老年人有脑室扩大的倾向,且有脑室扩大者的发病时间较晚,两年死亡率明显增加,提示器质性脑损害对老年期抑郁症可能具有一定的病因学意义。另有学者认为,晚发病的老年性抑郁与早发病者相比较,脑室扩大和皮质萎缩更明显,故脑组织退行性病变可能对晚发性老年抑郁症的病因学意义更大。但是目前关于老年期抑郁症老年人的脑形态学研究尚未完全成熟,有待进一步积累资料追踪研究。

四、老年抑郁症的预防

抑郁症严重影响着老年人的身体健康,并且,抑郁症不单对老年人自己身心健康不利,对周围的亲人也有很大的危害,因此,对于老年抑郁症应早预防,早诊断。

对老年抑郁症的几个认识误区

误区一：只是情绪问题，不是疾病

抑郁症是一种常见的精神疾病，患病率很高。每个人都有情绪不好的时候，但情绪不好到了一定程度，持续累积一定时间，就可能是抑郁症。

误区二：亲人去世导致的悲伤过度，不是得了抑郁症

亲人去世后，亲属悲伤的情绪行为反应被称作居丧反应，居丧反应是一种正常的悲痛反应，一般在2个月内严重症状会消失，1年内悲痛情绪逐渐平稳。但亲人去世后抑郁症老年人会有强烈的负罪感，经常考虑或企图自杀，有明显的体重减轻和睡眠紊乱等。这与正常的居丧反应是不同的，因此，切不可把这种抑郁症状当成正常的居丧反应。

误区三：退休后抑郁，只是不适应

部分离、退休的中老年人由于离开工作岗位，社会活动圈子缩小，更容易产生孤独、无助、自卑等不良心理，很容易患抑郁症，不能当作简单的不适应，不可掉以轻心。

误区四：只是身体不好，没有精神问题

有些抑郁症老年人主诉最多的是躯体上的各种不适，去医院检查却找不到任何器质性的病因。在这些躯体不适下常掩盖着老年人内心抑郁的体验，经过抗抑郁治疗后，躯体不适将缓解。

误区五：也就说说而已，不会真的自杀

患抑郁症的老年人经常出现自杀观念及行为，很多人认为，他们不是真的想自杀，只是说说而已。但与青壮年相比，老年抑郁症患者一旦下决心自杀，意志更加坚定，行为更加隐蔽，自杀发生率更高。因此，抑郁症老年人只要有自杀观念，就必须严加护理，千万不可忽视。

（资料来源：根据网络资料整理）

（一）早发现，早诊断，早治疗

如果能及早地识别抑郁症的早期表现，对老年人自身的病情特点、发病原因、促发因素、发病特征等加以综合考虑，就可制定出预防复发的有效方案，做到"防患于未然"。

（二）加强心理护理与社会支持

对于病情趋于恢复者，应有针对性地进行心理护理，要求老年人正确对待自己，正确认识抑郁，锻炼自己的性格，树立正确的人生观，面对现实生活，正确对待和处理各种不利因素，争取社会支持，避免不必要的精神刺激。

（三）危险因素预防及干预措施

老年抑郁症与心理社会因素息息相关，因此预防危险因素并采取干预措施是十分必要的。预防的原则在于减少老年人的孤独感及与社会隔绝感，增强其自我价值观念。具体措施包括：鼓励子女与老年人同住；安排老年人之间互相交往并进行集体活动；改善和协调好包括家庭成员在内的人际关系；争取社会、亲友、邻里对他们的支持和关怀；鼓励老年人参加有限度的力所能及的劳动；培养多种爱好等。

（四）社区干预及家庭干预

争取在社区康复服务中心进行社会技能训练和人际交流技能训练，提高独立生活能力，发展社会支持网络，帮助老年人重新获得人际交往的能力。家庭干预对老年抑郁症的预防是非常重要的，家庭干预包括以心理教育与亲属相互支持为主的干预及生存技能、行为技能训练为主的措施。

五、老年抑郁症的诊断及筛查

（一）老年抑郁症的诊断依据

1. 诊断标准

抑郁发作以心境低落为主，与其处境不相称，可以从闷闷不乐到悲痛欲绝，甚至发生木僵行为，严重者可出现幻觉、妄想等精神病性症状，某些病例的焦虑与运动性激越症状显著。

2. 症状标准

以心境低落为主，并至少具备以下症状中的四项及以上：①兴趣丧失，无愉快感；②精力减退或疲乏感；③精神运动性迟滞或激越；④自我评价过低，自责，或有内疚感；⑤联想困难或自觉思考能力下降；⑥反复出现想死的念头或有自杀、自伤行为；⑦睡眠障碍，如失眠、早醒，或睡眠过多；⑧食欲降低或体重明显减轻；⑨性欲减退。

3. 严重标准

社会功能受损，给本人造成痛苦或不良后果。

4. 病程标准

（1）符合症状标准和严重标准至少已持续2周。

（2）可存在某些精神分裂症性的症状，但不符合精神分裂症的诊断。若同时符合分裂症的症状标准，在分裂症状缓解后，满足抑郁发作标准至少2周。

5. 排除标准

应排除器质性精神障或精神活性物质和非成瘾物质所致抑郁。

（二）老年抑郁量表（GDS）

老年抑郁量表（GDS）是专用于老年抑郁的筛查量表。在对老年人的临床评定上，它比其他抑郁量表有更高的符合率，在年纪较大的老年人中这种优势更加明显。

1. 老年抑郁量表

指导语：请根据您一周内的真实感受在表3-3中选出最贴切的答案，在相应选项上画"√"。

表 3-3　　　　　　　　　　老年抑郁量表

序号	题目	是	否
1	你对你的生活基本满意吗？		
2	你是否丧失了很多你的兴趣和爱好？		
3	你感到生活空虚吗？		
4	你经常感到无聊吗？		

序号	题目	是	否
5	你对未来充满希望吗？		
6	你是否感到烦恼，无法摆脱头脑中的想法？		
7	大部分的时间你都精神抖擞吗？		
8	你是否觉得有什么不好的事情要发生而感到很害怕？		
9	大部分时间你都觉得快乐吗？		
10	你经常感到无助吗？		
11	你是否经常感到不安宁或坐立不安？		
12	你是否宁愿待在家里而不愿去做新鲜事？		
13	你是否经常担心将来？		
14	你是否觉得你的记忆力有问题？		
15	你觉得现在活得很精彩吗？		
16	你是否经常感到垂头丧气、无精打采？		
17	你是否感到现在很没用？		
18	你是否为过去的事担心很多？		
19	你觉得生活很兴奋吗？		
20	你是否觉得学习新鲜事物很困难？		
21	你觉得精力充沛吗？		
22	你觉得你的现状是毫无希望吗？		
23	你是否觉得大部分人都比你活得好？		
24	你是否经常把小事情弄得很糟糕？		
25	你是否经常有想哭的感觉？		
26	你对集中注意力有困难吗？		
27	你喜欢每天早晨起床的感觉吗？		
28	你是否宁愿不参加社交活动？		
29	你做决定很容易吗？		
30	你的头脑还和以前一样清楚吗？		

2. 评分标准

表 3-3 总分 30 分，每个题目 1 分，其中问题 1、5、7、9、15、21、27、29、30，用反向计分，回答"否"得 1 分，其他问题为正向计分，回答"是"计 1 分。

该表可用于筛查老年抑郁症，但其临界值仍然存在疑问。有人建议用于一般目的时，可采用以下标准：0～10 分意味着正常；11～20 分为轻度抑郁；21～30 分为中重度抑郁。因此，若老年人得分在 11 分以上则应进行进一步检查。

六、老年抑郁症的心理护理方法

老年抑郁症的心理护理方法很多，常见的行之有效的方法有认知疗法、支持性疗法、行为疗法、人际关系治疗法、回忆疗法、音乐疗法等。这里主要侧重于认知疗法中的合理情绪疗法和回忆疗法。

（一）合理情绪疗法

1. 情绪 ABC 理论

情绪 ABC 理论是由美国心理学家艾利斯创建的，其中 A 表示诱发性事件，B 表示个体针对此诱发性事件产生的一些信念，即对这件事的一些看法、解释，C 表示自己产生的情绪和行为的结果。艾利斯认为并不是事件（A）本身导致了不良情绪和行为，而是经历某一事件的个体对此事件的解释与评价、认知与信念（B），导致了不良情绪和行为（C）的产生。因此，不合理的认知和信念引起不良的情绪和行为反应，只有通过疏导、辩论来改变和重建不合理的认知与信念，才能达到治疗目的。

2. 常见的不合理信念

依据情绪 ABC 理论去分析日常生活中常见的一些具体情况，我们不难发现人们的不合理观念常常具有以下三个特征。

（1）绝对化的要求。绝对化的要求是指人们常常以自己的意愿为出发点，认为某事物必定发生或不发生的想法。它常常表现为将"希望""想要"等绝对化为"必须""应该"或"一定要"等，如有的老年人认为"我必须要做到""别人必须对我好"等。这种绝对化的要求之所以不合理，是因为每一客观事物都有其自身的发展规律，不可能依个人的意志为转移。对于某个人来说，他不可能在每一件事上都获成功，他周围的人或事物的表现及发展也不会依他的意愿来改变。因此，当某些事物的发展与其对事物的绝对化要求相悖时，他就会感到难以接受和适应，从而极易陷入情绪困扰之中。

（2）过分概括的评价。这是一种以偏概全的不合理思维方式的表现，它常常把"有时""某些"过分概括化为"总是""所有"等。它具体体现在人们对自己或他人的不合理评价上，典型特征是以某一件或某几件事来评价自身或他人的整体价值。如，有的老年人遭受一些失败后，就会认为自己"老了，无用了"或是"自己一无是处、毫无价值"，这种片面的自我否定往往导致自卑自弃、自罪自责等不良情绪。而这种评价一旦指向他人，就会一味地指责别人，产生怨恨、敌意等消极情绪。我们应该认识到，金无足赤，人无完人，每个人都有犯错误的可能性。

（3）糟糕至极的结果。这种观念认为如果一件不好的事情发生，那将非常可怕和糟糕，如认为"我得了抑郁症，一切都完了""我没有按时接孩子，肯定会出事的"等。这种想法是非理性的，因为对任何一件事情来说，都会有比之更坏的情况发生，所以没有一件事情可被定义为糟糕至极。但如果一个人坚持这种"糟糕"观时，那么当他遇到他所谓的百分之百糟糕的事时，他就会陷入不良的情绪体验之中，而一蹶不振。

因此，在日常生活和工作中，当遭遇各种失败和挫折时，要想避免情绪失调，就应多检查一下自己的大脑，看是否存在一些"绝对化要求""过分概括化""糟糕至极"等不合理想法。如有，就要有意识地用合理观念取而代之。

3. 情绪 ABC 理论的实施步骤

针对抑郁症老年人的认知疗法，其策略是帮助老年人认清其认知中的不合理部分，重新构建认知结构，重新认识、评价自己，重建对自己的信心。合理情绪疗法的实施包括以下四个步骤：

第一步，首先要向老年人指出，其思维方式、信念是不合理的，帮助他们弄清楚为什么会变成这样，怎么会发展到目前这样，讲清楚不合理的信念与他们的情绪困扰之间的关系。这一步可以直接或间接地向老年人介绍 ABC 理论的基本原理。

第二步，要向老年人指出，他们的情绪困扰之所以延续至今，不是由于具体的生活事件或早年生活经历的影响，而是由于现在他们自身所存在的不合理信念所导致的，对于这一点，他们自己应当负有一定的责任。

第三步，通过与不合理信念辩论等方法，帮助老年人认清其信念的不合理性，进而放弃这些不合理的信念，帮助求治者产生某种认知层次的改变。这是治疗中最重要的一环。

第四步，不仅要帮助求治者认清并放弃某些特定的不合理信念，而且要从改变他们常见的不合理信念入手，帮助他们学会以合理的思维方式代替不合理的思维方式，以避免再做不合理信念的牺牲品。

这四个步骤一旦完成，不合理信念及由此而引起的情绪困扰和障碍即将消除，老年人就会以较为合理的思维方式代替不合理的思维方式，从而较少受到不合理信念的困扰。在合理情绪治疗的整个过程中，与不合理的信念辩论的方法一直是帮助来访老年人的主要方法。

（二）回忆疗法

1.回忆疗法的概念

回忆疗法是一种简便易行的心理干预方法，是通过引导老年人回顾以往的生活，重新体验过去生活的片断，并给予新的诠释，协助老年人了解自我，减轻失落感，使其增加自尊及增进社会化的治疗过程。国外研究认为回忆疗法是一种可行的、有价值的抑郁症干预方法，能在一定程度上缓解老年人的抑郁情绪。但是由于我国国情不同，老年人的境况也有差异，因此回忆疗法并非适合每一位老年人，在实施回忆疗法上应慎重。

2.回忆疗法的护理技术

回忆疗法通过分析和评价来回顾过去，达到自我整合，并将过去的生活视为有意义的经验，从中获得人生满足感和自我肯定。回忆治疗的具体方法是通过鼓励老年人谈论自己过去所发生的事情，以及通过看老照片和收藏的纪念物品、听老歌等来唤起老年人对往事的回忆，以促进老年人和干预者进行交谈。

在老年抑郁症的回忆疗法中，主要是唤醒老年人过去经验中不堪回首的部分，特别是未解决的冲突、悲伤，期待再一次的审视，并以更宽广的角度来诠释生命事件，为旧创赋予新的意义。回忆疗法的重点不是事件本身，而是老年人在回顾时能否持开放、和谐、接纳自我的态度与观点，去正视生命中的阴影，体验走出阴影的力量，进而整合并接纳自己生命的历程。

3.回忆疗法的实施步骤

根据回忆疗法的理论基础，回忆疗法的标准化操作可分为五个阶段：

（1）当老年人处于有压力的环境，经历各种生活事件和重大改变时，就为回忆治疗创造了条件，也形成了回忆治疗的第一阶段。

（2）护理人员应意识到这种改变并给予关注，这就进入了回忆治疗的第二个阶段，即对老年人的心理健康状况进行评估。评估的工具一般包括标准化心理测量量表，自评问卷、他评问卷和观察测量工具等，当然，评估工具必须具备良好的信效度。

（3）回忆治疗的第三个阶段是为抑郁症老年人设立治疗的目标。当评估到老年人有不同程度的社会孤立，较低的自尊水平和抑郁时，为老年人设立的目标应更具体，更有针对性。设立目标后，应该依据不同的护理诊断，为老年人采取不同的回忆治疗策略。

（4）第四个阶段是选择回忆治疗的类型。对老年人实施回忆治疗是一个连续的过程，无论是简单的、放松的团体性回忆治疗还是更为细致深入的个人生命回顾，护理人员在实施回忆治疗时都应基于老年人个体的不同情况。同时，每一个治疗目的的实现都需要在不同程度上、结合不同形式进行回忆治疗。

（5）最后一个阶段是效果的评估，无论是短期的效果还是长期的效果都很重要。

心理护理实施

在教师指导下，共同完成案例分析，分组完成心理护理方案制订工作，并进行小组汇报，说明方案的优缺点、现实可行性等，并由教师进行点评、总结。

一、案例分析

通过讨论分析，我们发现案例中的董阿姨可能患上了抑郁症。董阿姨因多种原因而出现了抑郁心理与行为，影响了家庭正常生活，给本人也造成了身心上的危害。如何及时发现老年人抑郁症状，使其得到有效的护理，成为养老服务行业亟待解决的问题。

二、技能准备

1.能根据老年抑郁症的症状表现对老年人进行心理评估，并做出正确的诊断。

2.老年抑郁症的诊断标准。

3.合理情绪疗法的运用。

4.回忆疗法的运用。

三、心理护理实施

在教师指导下，学生分组为董阿姨制订心理护理方案，然后讨论、统一方案，并对其实施心理护理。具体可参考以下工作流程：

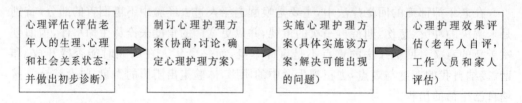

步骤一，分析资料，进行心理评估

首先应对老年人进行全面的心理评估，包括心理健康状况、社会适应、人际关系、近期生活事件等。判断老年人的症状是否属于抑郁症。心理评估中的诊断应客观、准确。

步骤二，制订心理护理方案

和老年人进行深入沟通，明确其当下症状及严重程度，分析可能的原因，并和老年人一起共同协商制订心理护理方案。可参考知识准备部分相关内容。

步骤三，实施心理护理方案

按照制订的心理护理方案对老年人进行心理护理。作为心理护理人员，需预先考虑到老年人可能出现的反应并做好预案，面对突发问题能妥善处理。

步骤四,心理护理效果评估

心理护理方案实施后,应及时掌握老年人的心理动态,对护理效果进行评估。可采用老年人自评方式,也可采用工作人员和家人评估的方式进行。

可参考模块二任务一中的"老年人社会适应心理护理综合实训评价表"进行该项目实施情况的综合评价工作。

四、总结提升

老年人的心理抑郁是一种负性情绪体验,它对老年人的危害巨大,如果不能得到及时、适度的排遣,抑郁症将严重威胁老年人的身心健康。在老年抑郁症治疗中,心理治疗非常重要,抗抑郁剂联合心理治疗,其疗效要远远好于单纯的药物治疗或单纯的心理治疗。心理治疗可改善预后,有助于预防复发。因此应重视老年抑郁症的心理治疗,掌握常用的合理情绪疗法和回忆疗法相关知识和实际操作。

实训任务

情境 一

郑奶奶,64岁,于半年前出现失眠,有时整夜睡不着觉。因此变得情绪低落,食欲不振,自述脑子反应慢,脑子坏了,现在什么事情也做不了,曾多次就医,但效果不佳。郑奶奶经常自责,认为一家人全让她给拖累了,整天心烦气躁,见什么都烦,易怒易激惹,有自伤行为,在家自己打自己,打完后就哭。经常觉得活着没意思,曾企图上吊自杀,未遂。

据了解,郑奶奶既往体健,家中无精神疾病及阿尔茨海默症家族史;体格检查未见异常。精神检查结果如下:意识清楚,以心境低落为主,对日常生活丧失兴趣,无愉快感,精力减退。心境低落表现为昼重夜轻,社会功能明显受损。

·思考·

1.郑奶奶所表现出来的抑郁症状有哪些? 老年抑郁症的诊断标准有哪些? 如何实施?

2.请用多种心理治疗方法,对郑奶奶进行有效的心理护理。说出你认为最好的方法是什么,并说明你的理由。

情境 二

陈奶奶今年72岁,身体相对健康,精神状态很好,但近半年来她的变化很大。如今她不爱主动讲话,每次都以简短低弱的言语答复家人或朋友;不爱运动,动作缓慢僵硬,连基本的家务活动都难以完成或花很长时间才能完成。面部表情变化减少,有时双眼凝视,对外界变化常表现为无动于衷或反应迟钝。家人带她到医院内科求治,诊断为疑似帕金森病,但治疗无效,后经人提醒到精神科问诊。医生反复询问,了解到陈奶奶忘了很多事情,想不来该怎么做,头脑中一片空白。

·思考·

1.分析判断陈奶奶所表现出来的抑郁症状特征有哪些?

2.该如何对家属进行有效辅导,帮助他们对陈奶奶进行合理护理?

情境 三

一天,平时总是在家的隋大爷却突然间不见了。开始家里人以为隋大爷是去楼下散步了,可过了晚饭也没见他回来。这时家里人慌了,最先想到的是他会不会出意外了,于是一方面报警,另一方面也发动家属去寻找。后来,家属在隋大爷屋子里找到了一封信,老年人的信看起来更像一封遗书,里面提及自己多年来一直有病在身,这样下去对家人和自己都是一种负担。最后家人在一个老宅子里发现隋大爷已自缢身亡。

据家属介绍,隋大爷去年做过胆管切除手术,有肺部炎症。去年有过多次入院治疗的经历,身体一直不好,这可能渐渐让隋大爷有了轻生的念头。有的老年人因为抑郁症或者其他一些疾病缠身,时间长了,往往对生活失去了信心,对未来失去了期望,于是选择了轻生。

·思考·

1.分析判断导致隋大爷做出极端行为的原因有哪些?

2.分析隋大爷的家属在照看他的过程中,存在哪些疏忽或不足。

3.对隋大爷这样的老年人,应该采取怎样的早期心理护理措施,以防止悲剧发生?

情境 四

岳奶奶,66岁,平时性格开朗,为人热情,时常笑口常开,是附近小区老年人中出了名的开心果。但最近,岳奶奶的微笑有些勉强,虽然她还是爱与人交流,热心帮助他人,但总在不经意间会流露出凄楚之色,笑容也僵硬了很多。据了解,每当夜深人静时,岳奶奶就会变得情绪低落,时常思考人为什么活着,活着的意义是什么。她在人面前越是开心,独自一人时就越痛苦;她不知该向谁诉说,怕别人说她闲的,没事找事。由于严重失眠,岳奶奶日渐消瘦,白天精力不济,活动也减少了。

·思考·

1.分析判断岳奶奶的抑郁症状有哪些?

2.如何发现"微笑式抑郁",如何对他们进行心理护理?

3.请根据岳奶奶的症状,分析一下可采取哪些有效的心理治疗方法,并说出实施步骤。

课后练习

一、选择题(每题只有一个正确答案)

1.抑郁情绪的核心症状被称为"(　　)",意指丧失体验(　　)的能力。

A.缺乏快乐,快乐　　　　　　　　B.情绪低落,乐趣

C.意志减退,快乐　　　　　　　　D.自卑,自我

2.抑郁症是一种常见的(　　)障碍,可由多种原因引起,以显著而持久的心境低落为主要临床特征,且心境低落与其处境不相称,严重者可出现自杀念头和行为。

A.心境　　　　　B.睡眠　　　　　C.意志　　　　　D.行为

3.抑郁症的典型症状包括(　　),其中情绪低落是其核心症状。

A.情绪低落、思维迟缓、意志行为减退　　B.情绪低落、失眠、体重减轻

C.情绪低落、思维迟缓、失眠　　　　　　D.缺乏快乐、激越行为、自杀观念

4.老年抑郁症的症状可呈现( )的变化。

A. 晨重晚轻　　　　B. 晨轻晚重　　　　C. 昼夜一样重　　　　D. 夏天重冬天轻

5.不合理观念常常具有以下( )特征。

A. 绝对化的要求　　　　　　　　　B. 过分概括的评价

C. 糟糕至极的结果　　　　　　　　D. 以上都是

6.下列方法,属于回忆疗法常用方法的是( )

A. 鼓励老年人谈论自己过去所发生的事情

B. 通过看老照片和收藏的纪念物品来唤起老年人的记忆

C. 通过听老歌来唤起老年人对往事的记忆

D. 以上都是

二、判断题

1.任何一个人无论其地位、种族、年龄、性别、婚姻状况或文化程度如何,一生中某个阶段都有可能出现抑郁情绪。　　　　　　　　　　　　　　　　　　　( )

2.在老年抑郁症患者中,男性比女性发病率要高。　　　　　　　　　　( )

3.在老年抑郁症的患者中,可能会出现疑病症状。　　　　　　　　　　( )

4.调查发现,将近或超过一半的抑郁症老年人,可有家族史。　　　　　( )

5.抑郁发作以心境低落为主,与其处境不相称,可以从闷闷不乐到悲痛欲绝,甚至发生木僵行为,严重者可出现幻觉、妄想等精神病性症状,某些病例的焦虑与运动性激越症状显著。　　　　　　　　　　　　　　　　　　　　　　　　　　( )

6.老年抑郁量表(GDS)是专用于老年抑郁的筛查量表,在老年抑郁筛查中它比抑郁自评量表的效果更好。　　　　　　　　　　　　　　　　　　　　　　( )

7.有的老年人认为"我必须要做到""别人必须对我好",这属于绝对化的不合理信念。　　　　　　　　　　　　　　　　　　　　　　　　　　　　　　( )

8.回忆疗法是通过引导老年人回顾以往的生活,重新体验过去生活的片断,并给予新的诠释,协助老年人了解自我,减轻失落感,使其增加自尊及增进社会化的治疗过程。　　　　　　　　　　　　　　　　　　　　　　　　　　　　　　　　( )

三、简答题

1.老年抑郁症的危害有哪些?

2.老年抑郁症的临床表现有哪些?

3.老年抑郁症的致病因素有哪些?

4.老年郁郁症的认识误区有哪些?

5.老年抑郁症的提早预防策略有哪些?

6.合理情绪疗法的实施步骤是什么?

7.回忆疗法的标准化操作可分为哪几个阶段?

四、思考题

1.请结合所学,谈一谈如何对老年抑郁症进行诊断,其诊断依据有哪些。

2.如何针对老年抑郁症患者选择合适的心理治疗方法,并说明应如何实施操作。

任务四 | 老年疑病症心理与护理

背景分析

人进入老年期,由于生理功能的退化,身体不免会出现这样或那样的小毛病,这本来是正常现象,属于自然规律。但是有一些老年人过分关注自身身体健康,总是认为自己得了某种疾病,由此产生紧张、焦虑、悲观等消极情绪。老年疑病症是以怀疑自己患病为主要特征的一种神经性人格障碍,若不能得到及时缓解和治疗,会对老年人的身心健康、生活质量和家庭幸福带来极大影响。通过本任务实施,帮助学生熟悉老年疑病症的症状和产生原因,掌握与老年疑病症或有疑病倾向老年人的沟通方式,对其进行有针对性的心理护理,提高其生活质量。

学习目标

知识目标

1.了解老年疑病症的概念,掌握其临床症状。
2.熟悉老年疑病症的产生原因。
3.掌握老年疑病症的心理护理知识。

能力目标

1.能及时发现老年疑病症的症状,及时干预。
2.能安抚老年疑病症患者的情绪,与之进行有效沟通。
3.能对老疑病症患者进行有效的心理护理。

素质目标

1.积极关注老年疑病症,树立正确看待老年疑病症的观念。
2.自觉尊重、关爱老年疑病症患者,使他们获得心理支持。
3.养成积极为老年疑病症患者进行心理护理的意识。

案例导入

周先生,65岁,退休前为小学教师,有一子一女,均已成家,在当地上班。近一年来,周先生常表现出食欲不振,恶心欲呕,胃部有不适感,症状越来越严重,吞咽食物时有哽咽感,曾服用中药进行调理,但效果不太明显。半年前他在医生建议下做了胃镜检查,结果为胃息肉,活检检查排除了癌症可能,并成功进行了息肉摘除。但自这次检查和手术之后,他一直怀疑自己得了癌症,虽经医生反复解释,他仍持怀疑态度。偶尔出现了胃部不适,他就认为是胃癌发作了,医生手术没有摘除干净,可能癌细胞扩散了,为此变得食欲减退,敏感多疑,闷闷不乐,人也消瘦了很多,精神更显疲惫。

思考

1.周先生都有哪些症状?他可能患上了什么心理疾病?
2.作为护理人员,应如何与之进行有效沟通,打消其顾虑?
3.针对周先生的症状,请制订一份可行的心理护理方案。

一、老年疑病症的概念和临床表现

(一)老年疑病症的概念

疑病症是疑病性神经官能症的简称,是以患者一心想着自己的身体健康,担心某些器官患有其想象的、难以治愈的疾病为特征的神经官能症。

老年人体弱易病,有这样那样的健康问题是正常的,但很多老年人对此反应过于敏感,再加上性格多虑,就会变得疑神疑鬼,总怀疑自己得了严重的疾病,但实际上其担心程度与其身体状况并不相符。老年疑病症就是以老年人怀疑自己患病为主要特征的一种心理疾病。老年疑病症如果不能得到及时缓解和治疗,在心理上就有可能从怀疑自己有病发展为对疾病的恐惧,甚至是对死亡的恐惧,这对老年人的身心健康将会产生严重的不良后果。

(二)老年疑病症的临床表现

老年疑病症的临床表现有如下几大特点:

1. 过分关注身体健康或极度担心得了某种疾病

很多老年人长时间地相信自己体内某个部位或某几个部位有病,而且是难以检查和治疗的疾病,求医时对病情的诉说不厌其详,甚至是喋喋不休,从病因、首发症状、部位、就医经过等均一一介绍,生怕自己说漏一些信息,唯恐医生会疏忽大意导致病情延误。

2. 对自身变化特别敏感和警觉,并做出疑病性解释

这类老年人对自己的身体变化特别敏感,哪怕是一些微不足道的细小变化,哪怕是正常的生理现象,也会特别关注,并且会不自觉地加以夸大和曲解,做出疑病性解释,形成患有严重疾病的所谓证据。

3. 常常感到烦恼、恐慌,且这种恐慌与其身体实际情况极不相符

这类老年人经常为自己的身体状况感到烦恼、焦虑,甚至是恐慌,别人越是劝说,就越认为病情严重,以为别人是在安慰他。这种忧惧程度与其身体状况或疾病程度并不相符。

4. 反复就医,反复检查,但不相信医生的专业解释

这类老年人多会四处求医,反复进行医学检查,即便客观的身体检查的结果证实没有病变,但他仍然不能相信,医生的再三解释和保证也不能使其消除疑虑,甚至会认为医生医术不行,或故意欺骗和隐瞒。

二、老年疑病症的影响因素

老年疑病症的发生与个人的人格特征、早期经历以及外界的不良刺激等因素有关,其影响因素可从生物环境和心理社会两大方面进行分析。

(一)生物环境

1. 环境因素

从根源来看,患疑病症的老年人往往接触过有关病人的环境,如家庭中有人患过相关疾病或因该病去世,经常去医院探望病人或参加过追悼会等。有疑病倾向的老年人便往往会联想到自己,因而变得忧心忡忡,造成心理创伤,引发疑病症。

2.医源因素

在老年人求医过程中,也可能由于一些刺激因素,诱发老年人的疑病心理。如由于种种原因,医生出现误诊或治疗失当,可能会导致老年人对医生极度不信任,进而怀疑检查结果,怀疑自己身患重病。医务人员不恰当的言语、态度和行为等都可能导致老年人疑病症的产生。

(二)心理社会因素

1.性格因素

性格内向孤僻、敏感多疑、固执死板、兴趣狭窄、谨小慎微、暗示性强的老年人容易产生疑病症。疑病症患者往往有较强的自恋倾向,过度关心自己的身体,喜欢自行查找资料,与各种疾病对号入座。他们大多以自我为中心,对周围事物和环境却不感兴趣,有心理学家认为,疑病症其实是自恋的另一种形式。

2.认知能力下降

面对身体素质的每况愈下,有些老年人认识不够,总认为自己应该像年轻时一样身体强壮、精力旺盛。他们往往对生物性衰老、健康状况的"自然滑坡"反应迟钝,认识程度不够,而对一些慢性疾病未引起足够重视,病情明显了才意识到疾病的可怕性、危害性和不可逆转性,并由此产生恐病心理。

此外,老年人经历婚姻家庭变故,生活环境、社会地位发生改变,亲友患病、离世或离开等都可能成为疑病症的诱发因素。

三、老年疑病症的检查诊断

(一)检查

老年疑病症心理方面的检查以原发性疑病症状为主要临床特征;患者对自己的健康状态过分担心,对有时出现的异常感觉后生理现象做出疑病性解释,有牢固的疑病观念,反复就医,不接受医生解释;病程在6个月以上,即可诊断为本病。如疑病症起病在其他疾病之后,应考虑继发性疑病症。

(二)诊断标准

(1)符合神经症的诊断标准。

(2)以疑病症状为主要临床征象,表现为下述的至少一项。

①对身体健康或疾病过分担心,其严重程度与实际情况明显不相称。

②对通常出现的生理现象和异常感受做出疑病性解释。

③牢固的疑病观念,缺乏充分根据,但不是妄想。

(3)反复就医或反复要求医学检查,但检查结果阴性或医生的合理解释不能打消顾虑。

(4)排除强迫症、抑郁症、偏执型精神病等诊断,疑病症状不只限于惊恐发作。

(5)鉴别诊断:①器质性疾病;②抑郁症;③躯体化障碍;④焦虑和惊恐障碍;⑤精神分裂症。

四、老年疑病症的治疗和心理护理

（一）老年疑病症的治疗

在排除躯体疾病、诊断明确之后，应建议患者停止各种不必要的检查。疑病症的治疗一般以心理治疗为主，药物治疗为辅。

1. 心理治疗

（1）支持性心理疗法

老年疑病症的治疗以支持性心理治疗为主，开始要耐心细致地听取患者的倾诉，让他们出示各种检查结果，对他们表示同情关心。与患者建立良好的关系，在取得他们信赖的基础上，引导他们认识其疾病的本质不是躯体疾病，而是一种心理障碍。在认为患者确实存在明显躯体不适的情况下，对疾病的性质进行科学合理的解释，但应注意避免纠缠于谈论症状本身。另外，引导患者做有意义的有趣的事情，如环境转移、生活方式改变、参加各种社会交往活动等，可以转移注意力，获得改善。

（2）森田疗法

森田疗法对消除疑病症有一定疗效，被广泛运用于老年疑病症的心理治疗中。

（3）认知行为疗法

认知行为疗法可以提供新的信息，帮助患者改变对症状的看法，从而使患者能认识到引起这些躯体症状的真正原因。

2. 药物治疗

老年疑病症的药物治疗主要是针对患者的抑郁、焦虑等情绪症状的，可使用抗抑郁、抗焦虑的药物。

（二）老年疑病症的心理护理

老年疑病症属于常见的心理疾患，要想消除老年人的疑病情绪，主要应采取心理治疗方法。在疑病症老年人的心理护理中，我们应注意以下几点：

1. 正确评价自我健康状况

老年人普遍自我健康评价欠佳，对疾病过分忧虑，更感衰老而无用，这对老年人的心理健康十分不利。因此，在老年人身心健康的实践指导和健康教育中，应实事求是，正确评价自身健康状况，对健康保持积极乐观的态度。

2. 坚持"五不"原则

在老年疑病症的预防和护理中，应鼓励老年人做到"五不"原则，即不乱查资料、不乱求医、不太关注、不过分敏感、不拒绝诊疗。

3. 正确认识离退休问题和社会变化

老年人随着年龄增加，由原来的职业岗位上退下来，这是一个自然的、正常的、不可避免的过程。只有充分理解新陈代谢、新老交替的自然规律，才能对离、退休的生活变动泰然处之。

4. 充分认识老有所学的必要性

勤用脑可以防止脑力衰退，因此老年人可根据自身的具体条件和兴趣，参加一些文化活动，如阅读、写作、绘画、书法、音乐、舞蹈、园艺、棋类等。这不但可以开阔视野、陶冶情操，丰富精神生活，减少孤独、空虚和消沉之感，而且也是一种健脑、健身的手段，可有效预防或延缓疑病症的发生、发展。

5.安排好家庭生活,处理好"代沟"问题

家庭是老年人晚年生活的主要场所,老年人需要家庭和睦与家庭成员的理解、支持和照料。受中国传统文化的影响,老年人在家庭中一般起着主导作用,维系亲子、婆媳、翁婿等家庭关系。但老年人与子女之间在思想感情和生活习惯等方面有时因看法和处理方法不同,存在所谓"代沟"问题。作为子女应恪守孝道,赡养与尊重老年人;作为老年人不可固执己见,独断专行或大摆长辈尊严,应理解子女,以理服人,遇事多和家人协商,切不可自寻烦恼和伤感。

心理护理实施

在教师指导下,共同完成案例分析,分组完成心理护理方案制订工作,并进行小组汇报,说明方案的优缺点、现实可行性等,并由教师进行点评、总结。

一、案例分析

通过讨论分析,我们发现案例中的周先生可能患上了老年疑病症。周先生被确诊为胃息肉,并做了手术摘除,但他不顾检查结果和医生解释,坚持认为自己得了癌症,与实际情况明显不相符,属于典型的疑病症状。疑病情绪蔓延会严重影响老年人的身心健康,因此在养老护理中应注意观察老年人的心理行为反应,了解其疑病症状和原因,帮助老年人缓解或消除疑病情绪,提高晚年生活质量。

二、技能准备

1.能根据老年疑病症的症状表现对老年人进行心理评估,并做出正确的诊断。
2.老年疑病症的诊断标准。
3.老年疑病症心理护理方法的具体运用。

三、心理护理实施

在教师指导下,学生分组为周先生制订心理护理方案,然后讨论,统一方案,并对其实施心理护理。具体可参考以下工作流程:

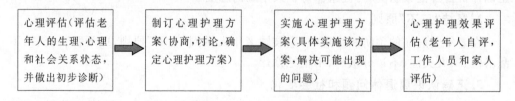

心理评估(评估老年人的生理、心理和社会关系状态,并做出初步诊断) → 制订心理护理方案(协商,讨论,确定心理护理方案) → 实施心理护理方案(具体实施该方案,解决可能出现的问题) → 心理护理效果评估(老年人自评,工作人员和家人评估)

步骤一,分析资料,进行心理评估

首先应对老年人进行全面的心理评估,包括心理健康状况、社会适应状况、人际关系、近期生活事件等。根据老年疑病症的诊断标准对老年人是否属罹患该病进行诊断,注意与老年抑郁症等其他神经症及脑器质性疾病相区分。

步骤二,制订心理护理方案

通过观察老年人的言行举止,明确其当下症状及严重程度,分析可能的原因,制订心理护理方案。可参考知识准备部分相关内容。

步骤三,实施心理护理方案

按照制订的心理护理方案对老年人进行心理护理。作为心理护理人员,需预先考虑到老年人可能出现的反应并做好预案,面对突发问题能妥善处理。

步骤四,心理护理效果评估

心理护理方案实施后,应及时掌握老年人的心理动态,对护理效果进行评估。可采用老年人自评方式,也可采用工作人员和家人评估的方式进行。

四、总结提升

在老年疑病症患者的心理护理中,首先要和老年人建立良好的人际关系,运用亲切关怀、同情而又通俗易懂的言语来说明精神与疾病的关系,实事求是地向病人解释病情,使恐惧的心理逐渐弱化,从而解开郁结在心中的疑虑。其次,要帮助老年人树立积极乐观的心态,使其明白,如若消极悲观,精神萎靡不振,成天无病呻吟,结果会弄假成真,而闹出大病来。最后,多鼓励老年人积极参加体育锻炼和集体娱乐活动,培养自己多方面的爱好,寻求丰富多彩的生活乐趣和活动领域,这样可以使老年人逐渐淡化自己那些疑病的情绪,从而起到辅助治疗的目的。

实训任务

情境 一

吴先生,65岁,退休前为大学老师,性格内向,不爱与人打交道,喜欢看书、上网。前一段时间,他无意中称体重,发现原本就消瘦的自己又瘦了几斤。联想到自己好几天吃不下东西了,他怀疑自己的胃出了毛病。后来又觉得呼吸困难,便怀疑得了肺癌。他到医院做了癌症筛查、胃镜检查等,都没有发现问题。但是他不死心,到书店买了好几本医学书籍,越看越觉得书上写的症状和自己的差不多,再看网上的信息,他感觉也能对号入座,为此他变得焦虑、烦恼,身心状况越来越差。

·思考·

1. 吴先生出现了哪些症状,他有可能得了什么疾病?

2. 若想确诊,还需要了解哪些信息?可建议他去什么科室,做哪些进一步检查?

3. 请帮助吴先生制订一份可行的心理护理方案。

情境 二

陈阿姨,60岁,性格内向,不爱与人交流。一年前因腹部不适被诊断为胆囊炎住院,经治疗后病情缓解出院。自此以后,陈阿姨经常感到头皮发麻,肝脏、胃肠道都不舒服,她便总认为自己的病还没有治好。因为医生曾说过,胆囊炎会影响到肝、胃的功能。她牢牢记住了医生的这句话。每当照镜子的时候脸色略显不好,她就会认为病情加重了,会更加焦虑不安,于是反复就医、检查,然而每次就医结果均不能让她满意。

·思考·

1. 陈阿姨有哪些症状,你认为她可能得了什么疾病?

2. 是什么原因导致陈阿姨患上了该病?

3. 针对陈阿姨的情况,请为她制订一份可行的心理护理方案。

课后练习

一、选择题(每题只有一个正确答案)

1.老年疑病症就是以老年人( )为主要特征的一种心理疾病。

A.怀疑自己患病 　　　　　　　　B.怀疑自己得了癌症

C.疑神疑鬼 　　　　　　　　　　D.怀疑自己

2.老年人出现严重的疑病症状,病程在( )个月以上,即可诊断为本病。

A.1 　　　　　B.3 　　　　　C.6 　　　　　D.8

3.在排除躯体疾病、诊断明确之后,应建议患者停止各种不必要的检查。疑病症的治疗一般以( )治疗为主,( )治疗为辅。

A.心理、药物 　　B.药物、心理 　　C.心理、行为 　　D.药物、行为

4.下列( )方法被应用于老年疑病症的治疗和护理中。

A.支持性心理疗法 　B.森田疗法 　　　C.认知行为疗法 　　D.以上都是

二、判断题

1.老年疑病症的发生与个人的人格特征、早期经历以及外界的不良刺激等因素有关。 ( )

2.医务人员不恰当的言语、态度和行为等可能促使老年人疑病观念的产生。 ( )

3.性格内向孤僻、敏感多疑、固执死板、兴趣狭窄、谨小慎微、暗示性强的人容易产生疑病症,而性格外向、兴趣广泛、活泼大方的人一定不会得疑病症。 ( )

4.有自恋倾向的人不容易患疑病症。 ( )

5.老年人出现严重的疑病症状,即可认定为疑病症。 ( )

三、简答题

1.老年疑病症的临床表现有哪些?

2.老年疑病症的影响因素有哪些?

3.老年疑病症的诊断标准是什么?

4.如何做好疑病症老年人的心理护理?

四、思考题

1.请结合所学,谈一谈如何对老年疑病症进行诊断,其诊断依据有哪些。

2.如何针对老年疑病症患者选择合适的心理治疗方法,并说明应如何实施操作。

任务五　阿尔茨海默症及护理

背景分析

随着社会人口老龄化的加剧,老年人群中阿尔茨海默症患病率逐年增高。阿尔茨海默症危害巨大,不仅影响了患者的身体健康,还会造成患者及其家属巨大的心理负担及经济负担。因此关注阿尔茨海默症已成为当今社会急需解决的社会问题。通过本任务的实施,使学生能够依据阿尔茨海默症的临床表现,掌握其发病特点及护理实施要

点,开展有效的护理方式和训练方法,预防或延缓阿尔茨海默症的发生和发展,提高老年人的晚年生活质量。

学习目标

知识目标

1. 了解阿尔茨海默症的定义及相关知识。
2. 熟悉阿尔茨海默症早期症状以及与患者沟通的技巧。
3. 掌握阿尔茨海默症老年人早、中、晚期的特征及行为表现。
4. 掌握预防或延缓阿尔茨海默症发生的认知训练和康复技巧。

能力目标

1. 能及时发现阿尔茨海默症的早期症状,并与老年人进行有效的沟通。
2. 能有效地对阿尔茨海默症老年人早、中、晚期的症状进行诊断,并给予相应护理。
3. 能对老年人进行认知训练和康复训练,预防或延缓阿尔茨海默症的发生。

素质目标

1. 积极关注阿尔茨海默症,树立正确看待阿尔茨海默症的观念。
2. 自觉尊重、关爱阿尔茨海默症老年人,使他们获得心理支持。
3. 养成积极为阿尔茨海默症老年人进行认知训练和康复训练的意识。

‖ 案例导入 ‖

王爷爷,今年70岁,中专文化,退休前为企业车间主任,在岗时工作认真严谨,深受同事好评。这几年他的身体状况很不错。但近几个月以来他的行为越来越古怪,据他儿子反映,其记性越来越差,经常丢三落四,常常手里拿着钥匙找钥匙,明明吃过饭了偏说自己没吃,还说儿子不孝顺,嫌弃他,激动起来还骂人、打人。有几次在附近小区散步或买菜时,他找不到回家的路,一个人在外面徘徊,被周围邻居看到送回了家。王爷爷的儿子带他到医院就诊,被确诊为阿尔茨海默症。

·思考·

1. 王爷爷的症状有哪些? 你的诊断依据是什么?
2. 如何对王爷爷进行全方位的心理护理?

知识准备

一、阿尔茨海默症概述

(一)阿尔茨海默症的定义

阿尔茨海默症(AD)是一种起病隐匿的进行性发展的神经系统退行性疾病,临床上以记忆障碍、失语、失用、失认、视空间技能损害、执行功能障碍以及人格和行为改变等全面性痴呆表现为特征,病因迄今未明。过去将65岁以前发病者,称为早老性痴呆,

65岁以后发病者称为老年性痴呆。本病病理改变主要特征为大脑皮质萎缩、神经元纤维化和脑神经细胞变性及老年斑，是老年期较常见的疾病。

在与阿尔茨海默症患者的相处中，应正确认识阿尔茨海默症，注重换位思考和情感参与，发自内心地关爱、尊重患病老年人，而不能歧视、嫌弃他们。

▼ 相关链接

最年轻的阿尔茨海默症患者竟然仅仅36岁！

提起阿尔茨海默症，我们通常都会认为这是人到晚年才会患上的病症。然而就在2018年，温州医科大学附属一院神经内科出现了这样一个匪夷所思的事情：一名36岁的男子患上了阿尔茨海默症。患者日常生活中丢三落四，十分健忘，经常忘记自己正在做的事情，听到的话转头便忘，大大影响了工作和生活。有很多次，甚至忘了接自己的女儿放学。

看到这里，人们不禁想问，36岁是一个认知退化的年纪吗？但搜索近些年来阿尔茨海默症在国内的发展状况，就会发现，这并不是个例，早在2017年，新疆便确诊了一位42岁的阿尔茨海默症患者。在我们还在称阿尔茨海默症为"老年痴呆症"的时候，四五十岁的患者人数已经开始大幅度增加。他们也许正在变老，但并没有衰老，为什么会患上这种疾病？是阿尔茨海默症的发病年龄提前了吗？

其实，大众普遍存在一个误区：人到晚年才会患上阿尔茨海默症。我们要正确看待的一个事实是，阿尔茨海默症是一种神经系统退行性疾病，和年龄有着充分却不必要的关系。换言之，人到晚年碍于某种原因，有很大概率患上阿尔茨海默症，但并不是患上阿尔茨海默症的人都是老年人。

（资料来源：根据网络资料整理）

（二）阿尔茨海默症的早期信号

虽然目前阿尔茨海默症尚没有理想的治愈方法，但是关注阿尔茨海默症的早期信号，做到早发现、早预防是很重要的。

（1）记忆力明显减退。尤其以近事记忆减退最为明显，患病老人对当前发生的事情记不清楚，刚刚说过的话、做过的事情记不住，熟悉的人叫不上名字或张冠李戴，常常会忘记钥匙、衣物等物品或银行卡等贵重物品放在何处。

（2）完成熟悉工作或家务变得困难、低效。患病老人对熟悉的工作难以完成，严重的连基本的家务，如做菜步骤、穿衣顺序等都做不对，或者效率很低，平时轻松完成的任务现在需要花很多时间去完成。

（3）语言障碍。经常忘记简单的词语或用不常用、不贴切的词来代替，说出的话常让人无法理解；经常叫不准常用物品的名称，说不清物品的功用；平时变得沉默寡言，主动语言交流少。

（4）计算力明显下降。患病老人的计算能力明显下降，出去买东西时经常算错账、付错钱；严重者可能连简单的十以内的加减法都计算错误。

（5）时空定向力障碍。患病老人表现出时空定向障碍，如记不清具体的年、月、日，忘记今天是星期几，在熟悉的地方会迷路，找不到家。

（6）思维能力明显下降。患病老人反应迟钝,思维能力下降,对生活中常见事物或问题难以做出正确判断、总结和归纳等。

（7）不合理放置物品。患病老人的症状表现为对生活常用物品的摆放、存储不合理,如将袜子放在冰箱里,将电饭锅放置燃气灶上使用。

（8）情绪或行为改变。患病老人情绪变得不稳定,经常会莫名其妙地哭泣、发脾气等,较以往更加抑郁、淡漠或焦躁不安,其行为也变得古怪,不可理喻。

（9）人格改变。患病老人的为人处世与以往相比大有不同,变得敏感多疑,经常怀疑家人或邻居偷他财物,并因此大吵大闹,或是将一些不值钱的东西当作宝物偷偷藏起来。

（10）兴趣丧失。患病后有的老人变得消极,缺乏主动性,天天在家看电视,不愿外出参加活动,整日昏昏沉沉,对之前的爱好也表现得兴趣缺失。

（三）阿尔茨海默症的早期预防

1.依据阿尔茨海默症的发病规律进行预防

与阿尔茨海默症相关的很多危险因素与人们日常生活方式有关,因此预防阿尔茨海默症应从中青年做起。如养成良好的饮食、休息和用脑习惯,尽量避免患上一些慢性疾病,包括高血压、糖尿病等,还应控制血脂、避免脑外伤等。

2.重视营养,均衡饮食

应多食用三高（高蛋白、高维生素、高纤维素）和三低（低脂肪、低糖、低盐）食品,戒烟,戒酒。合理安排一日三餐,保证人体所需的营养成分,防止体重增加,避免使用铝制炊具等。

3.坚持适度锻炼和适当训练,延缓大脑的衰老

经常做适度的有氧运动,以增进循环系统健康,促进足够的氧气供应大脑,保持脑细胞代谢旺盛。多进行益智训练,如手的运动对大脑是一种良性刺激,可增加脑血流量,满足大脑的需求,因此,老年人可多做益智活动训练。

4.调控情绪,保持良好心态

老年人应尽量避免不良心理刺激,学会自我控制和自我调节,遇事要想得开,不以物喜,不以己悲,保持一颗平常心。年轻的心态是一剂最好的健康良药。

5.老有所为,勤于用脑

人要活到老,学到老,勤动脑,在生活中不断有所创造。老年人要多走出家门,多参加社会活动。平常要常看有益的报纸杂志、影视节目,练练书法,学学绘画,或与人对弈,弹拉乐器,也可学计算机,学外语,玩智力拼图和模型等。

（四）阿尔茨海默症的分期表现

阿尔茨海默症是一个进行性的病程,目前根据病情严重程度和了解到的各种阿尔茨海默症症状的演变,大致划分为三个连续的阶段:早期、中期、晚期。但三期的症状并无明确的界限,各期症状均有重叠和发展。并不是每位阿尔茨海默症老年人都会经历以上三个时期,而且每个老年人的症状表现也各不相同。

1.早期:遗忘期

第一阶段即发病的早期,大致1～3年,主要表现是记忆力减退。最初出现的是学习新知识困难,对一些事情"记得不如忘得快",但通常能进行正常的社会交往,所以一般不被老年人和家属注意。此时患者突出的症状是记忆障碍,尤其是近期记忆障碍,经常忘记刚发生过的事情,而对以前的小事却记得颇为清楚,生活料理基本正常,家属有时还会误认为他的记忆力不错。此期脑电图及头颅CT检查多为正常或仅在CT中发现轻度脑萎缩,智能检测常可以发现记忆力明显下降。值得注意的是,在阿尔茨海默症早期,尽管有明显的记忆力下降,语言空洞,概括和计算能力有障碍,但仍有不少老年人能继续工作,这是由于他们在做很熟悉的工作,而一旦提出新的要求,其工作无能就会被发现。

2. 中期:混乱期

第二阶段为中期,病程较长,一般在发病后2～10年。此阶段记忆力下降更为明显,不仅不记得最近发生的事,甚至远期记忆也明显下降,无法正确地回忆以往生活中发生的重大事件,如哪年结婚的、孩子的生日、事业上的成功,甚至连使用多年的电话号码等都忘记了。认识、判断能力发生严重障碍,不知道当天的年、月、日,不知道季节;不会随冷暖而更换衣物,不会穿衣及鞋袜,如大热天穿着厚毛衣,或同时穿着好几件衬衫或短袖衬衣,把内衣穿在毛衣外等;将东西放在不合适的地方,如将电熨斗放在冰箱里,把手表放在糖碗里等。此阶段后期已基本无法料理自己的生活。

行为、性格及人格障碍也是此阶段病变的特点。有些患者表现出明显的性格和行为改变,如以前脾气温和、为人宽厚,现在却变得脾气暴躁、心胸狭小;以前脾气很坏,现在却特别听话。有的患者终日无事忙,无目的地徘徊,收集废物,无原因地傻笑;有的患者则活动很少,呆坐一隅,对周围任何事物毫不关心;有的老年人焦虑不安,甚至不分昼夜地吵闹不休;也有的出现四肢痉挛、动作不灵活等神经系统的症状;有些患者走得稍远一点就有可能迷路,甚至在很熟悉的环境中迷路。此阶段脑电图检查可见到慢波明显增多;脑CT检查常可发现脑室增大,脑沟增宽,皮质轻度萎缩等异常;智能检测提示记忆力、定向能力、思维判断能力都明显降低。

3. 晚期:极度疯呆期

第三阶段为晚期阶段,一般在发病后8～12年,主要表现为非常明显的智能障碍,老年人与周围环境已无法正常接触,语言支离破碎,毫无意义,最多只能记起自己和配偶或照料者等一两个人的名字。严重时不知如厕,不认识同事及邻居,分不出男女性别,甚至连镜子中的自己也不认识。思维混乱,说话时答非所问,文不对题,别人难以理解他要表达的内容是什么。多数患者表情淡漠,终日少语少动,可出现肢体强直、挛缩、步态不稳等症状,约有13%的患者会癫痫发作,生活完全不能自理,需要他人24小时看护。此阶段,脑电图检查可见到全面的慢波化、重度异常;脑CT检查可发现广泛的脑萎缩;记忆及智能检测已无法进行。

二、阿尔茨海默症的诊断和筛查

(一)阿尔茨海默症的致病因素

阿尔茨海默症是由多种危险因素共同引起的一种复杂疾病,但根据临床研究可发现以下危险因素可引发疾病。

(1)遗传危险因素。主要包括致病基因(PSEN1、PSEN2、APP)和易感基因(APOE)的影响。

（2）心血管危险因素。主要包括高血压、糖尿病、糖耐量异常、高脂血症、房颤、心衰、心肌梗死和脑卒中等。

（3）生活危险因素。包括肥胖、饮食不规律、缺乏锻炼、情绪波动大等。

（4）其他危险因素。包括年龄（衰老）、低教育水平、性别差异、激素水平、头外伤、感染等。

（二）阿尔茨海默症的诊断

2014年美国为担心自己罹患阿尔茨海默症的个人提供了个性化的风险评估，该评估包括家族史、个人记忆力情况的详细记录、认知能力测试和基线脑部核磁共振扫描。目前国际上针对阿尔茨海默症的主要诊断方式有：

（1）查找脑脊液中β-淀粉样蛋白和Tau蛋白等生物标志物异常、脑容积改变和Aβ显像及遗传学异常等证据。

（2）测定海马体萎缩和皮质变薄等脑容积变化，提前预测出是否会在10年内发生阿尔茨海默症。

（3）神经心理学测验。通过简易精神状态检测表（MMSE）检测阿尔茨海默症严重程度的变化。

（4）日常生活能力评估。比如日常生活能力评估量表（ADL），可用于评定患者日常生活功能损害程度。

（5）头部CT（薄层扫描）和MRI（冠状位）检查，可显示脑皮质萎缩明显，特别是海马体及内侧颞叶，用来支持阿尔茨海默症的临床诊断。

（三）阿尔茨海默症的早期筛查

在阿尔茨海默症的早期筛查中常采用以下方法：

1. 简易精神状态检测表及评分标准

（1）简易精神状态检测表

老年人简易精神状态检查表（MMSE）

分数	项目　　　　　　　　　　　　　　　　　日期
5（ ）	1.时间定向力 问：今天是？ 哪一年？　季节？　月份？　日期？　星期几？（每个问题答对得1分）
5（ ）	2.地点定向力 问：我们现在在哪里？ 国家？　城市？　城市的哪一部分？　建筑物？　楼层？（每个问题答对得1分）
3（ ）	3.即刻回忆 问：仔细听，我要说三个词，请在我说完之后重复，准备好了吗？ 三个是：球（停顿一秒）、旗子（停顿一秒）、树（停顿一秒），请马上重复三个词是什么。 （每个词答对得1分）
5（ ）	4.注意力与计算力 问：从100减去7，顺序往下减，直到我让你停。 100－7＝？　□　□　□　□　□　（连减五次，错误即停止）（答对一次得1分）
3（ ）	5.回忆那三个词 问：我刚才让你记住的三个词是什么？（答对一个词得1分）

分数	项目 日期
2（ ）	6.命名 问：这是什么？ 展示铅笔；展示手表。（答对1个问题得1分）
1（ ）	7.语言重复 说：我现在让你重复我说的话，准备好了吗？瑞雪兆丰年。 你再说一遍。（说对得1分）
3（ ）	8.理解力 请仔细听并按照我说的做。 左手拿这张纸；把它对折；把它放在你的右腿上。（动作做对1个得1分）
1（ ）	9.阅读 说出下面的句子，并照做：闭上你的眼睛。（完成得1分）
1（ ）	10.写 请写一个句子。（写对得1分）
1（ ）	11.画画 说：照下图画 （画对得1分）
总分	
结果分析	

（2）评分标准

该量表总分30分，分数值与受教育程度有关，文盲≤17分，小学程度≤20分，中学或以上文化程度≤24分，为认知功能障碍，大于相应分数为正常。对中学或以上文化程度的人来说，13～24分为轻度痴呆，5～12分为中度痴呆，分数＜5分为重度痴呆。另外，也有人认为分数在27～30分为正常，分数＜27分为认知功能障碍。痴呆严重程度分级方法为：21分≤分数＜27分为轻度痴呆，10～20分为中度痴呆，分数≤9分为重度痴呆。

应注意本表评分只能作为协助评估老年人走失风险的参考，疾病的诊断需要结合临床其他相关检查，严格进行诊断。

2.画钟测验

画钟测验与文化相关性小，操作简单方便，国外已广泛应用于痴呆患者认知功能损害的筛查。资料显示，画钟测验阿尔茨海默症的准确率达80%～90%。

（1）方法

要求老年人在10分钟内，独立画出一个钟表，要求表是圆形的，有12个阿拉伯数字及刻度，并标出指定的时间（例如8点25分，9点10分等）。

（2）得分标准

①画出闭锁的圆（表盘），得1分；

②将数字安置在表盘上的正确位置（所有数字都在圆内），得1分；

③按顺序将表盘上12个数字填写正确，得1分；

④将指针安置在正确的位置（指针上是否有箭头，分针是否比时针长等），得1分。

(3)判断标准

4分为正常,3分为基本正常或轻度痴呆,2分多为中度痴呆,2分以下为重度痴呆。

三、阿尔茨海默症的心理护理

(一)阿尔茨海默症老年人的护理目标

针对阿尔茨海默症患者,进行养老护理的目标有三点:一是对老年人和家属进行健康教育,帮助他们正确认识阿尔茨海默症,尊重他们,帮助他们进行认知训练,积极预防阿尔茨海默症的发展;二是对阿尔茨海默症的早期患者,遵医嘱进行对症治疗,积极进行认知训练、情感训练等,延缓疾病的发展;三是对生活自理欠缺的患者予以对症护理,帮助他们提高生活自理能力,提高其生活质量,同时应教会家属护理要点。

(二)阿尔茨海默症老年人的护理

1. 日常生活护理

除了要照护好老年人的衣、食、住、行等日常生活外,还应注意以下两点:

(1)老年人自我照顾能力的训练

在阿尔茨海默症老年人的日常生活护理中,应尊重老年人,有意识地训练他们的自我照顾能力。对于轻、中度的痴呆患者应尽可能给予他们自我照顾的机会,并进行自我生活技能训练,如教给他们如何练习洗漱、穿脱衣服、用餐、如厕等,以提高他们的自尊心和价值感。在这一过程中,护理人员应充分理解老年人动手困难的实际情况,发自内心地尊重他们,耐心教导,细心等待,及时鼓励并赞扬他们尽力自理的行为和取得的成就。

(2)老年人完全不能自理时应有专人护理

针对重度痴呆、绝对卧床的老年人,应有专人护理,做好他们的日常生活照护。注意经常为其翻身和营养补充,防止感染等并发症的发生。哪怕老年人症状严重,已丧失了语言交流和行动能力,我们也应尊重老年人,平时注意与其进行目光交流,眼神清正自然,面带微笑,服务动作轻柔细心,不生硬、粗暴,更不虐待他们。

2. 用药护理

由于很多阿尔茨海默症患者认知能力受损,不能正确分辨、控制某些行为,因此在其用药护理中要注意以下几点:

(1)送药到手,看服到口。不能让阿尔茨海默症患者自行保管、服用药物,应将其每天服用的药物遵医嘱按时按量地分好,送到老年人手中,看着他服用,之后还要让他张开口检查是否咽下。

(2)重症老年人服药方式应灵活。针对重症吞咽困难的老年人,不适合让其吞服药片,最好将药片研磨成粉后溶入水中再让其服用;出现昏迷的老年人,可以由胃管注入药物。

(3)注意观察药物的不良反应。很多患者服药后出现不良反应不能诉说不适,因此护理人员应细心观察患者是否有不良反应,及时报告医生,调整给药方案。

(4)加强药品管理。针对伴有抑郁症、幻觉和自杀倾向的患者,一定要加强药品管理,避免其过量服药导致意外事故发生。

3. 智能康复训练

阿尔茨海默症患者进行智能康复训练是非常重要的,特别是其中的认知训练,可以帮助老年人改善记忆力、思维力,延缓脑功能的衰退。

（1）智力训练。针对早期患者,可以适当进行智力训练,如进行拼图、猜谜游戏,让其对一些图片、实物、单词做归纳和分类,进行由易到难的数字概念训练和计算能力训练等。可反复训练老年人记忆自己居住的环境、物品摆放的位置、周围的人和事等;记忆日常生活作息时间表,主动关心时间变化。

（2）语言训练。针对语言功能受损的老年人,应帮助他们进行理解训练和表达能力训练。多和他沟通交流,鼓励他用语言表达个人意图。在讲述一件事情后,让他回答问题,或是解释其中一些词语的含义。也可以在他看电视后,让他讲述电视剧情,鼓励他多沟通、多交流。

（3）社会适应能力训练。结合日常生活常识,训练患者自行解决日常生活中遇到的一些常见问题,提高他的社会适应能力。加强患者的情感训练,使其能准确表达个人情绪情感,不无故发火,不伤害他人。

（4）定向力训练。阿尔茨海默症患者大多会出现定向力障碍,他们往往不能清楚辨别当时的时间、地点、人物,因此应对其进行定向力训练。如在养老机构内各办公室、食堂、康复室、认知室、浴室、厕所等场所的门前贴有各不相同的图案标志,在房间墙壁上也贴上老年人喜爱的图画,如动物、鲜花、水果、蔬菜,甚至是日常用品等,让老年人根据墙壁的图画确认自己要去的地方和床位。设有老年人全天生活时间的安排表,让他们清楚什么时间服药、吃午饭、午睡、做认知训练等。主动向老年人介绍自己,加强和他们的情感联系。

阿尔茨海默症患者的智能康复训练内容丰富,形式多样,应针对患者的症状,积极利用现有资源,不断开发新的训练活动,不断刺激患者大脑,延缓其脑功能衰退。

4. 安全护理

（1）提供较为固定的生活环境。尽可能避免搬家、更换房间等,当患者要到一个新地方时,最好能有人陪同,直至患者已经熟悉了新的环境和路线为止。

（2）佩戴标志。为避免阿尔茨海默症患者走失,其外出时最好有人陪同,或佩戴写有他自己姓名、家人联系电话的卡片或手链。万一患者迷路走失,可以方便发现者将他送回。

（3）加强安全管理,防止意外发生。患者房间内最好不要放剪刀、绳子等危险物品,避免患者独自外出、靠近水池等危险地方。患者休息时应放下床挡,避免坠床。若患者有激越行为或攻击行为,要注意其自伤或伤害他人的意图和行为,避免意外发生。

5. 心理护理

对阿尔茨海默症老年人的心理护理不是单独进行的,应该体现在为其服务的各项具体操作中,体现在对待老年人的态度和看法上,体现在护理人员的言行举止中。

（1）不嫌弃老年人。对老年人要有足够的耐心和细心,态度温和,服务周到体贴,面对老年人询问或要求要不厌其烦,耐心解释,细心帮助,主动关心照顾老年人,以实际行动来温暖老年人的心灵。

（2）维护老年人自尊。注意尊重老年人的人格。和老年人对话时要和颜悦色,专心倾听,回答老年人询问时语速要慢,使用简单、直接、形象的语言;多鼓励、赞扬、肯定老年人在自理和社会适应方面做出的任何努力,不管是否成功都要及时鼓励老年人;切记不能使用任何刺激性语言,避免使用"痴呆""傻子"等词语。

（3）陪伴关心老年人。鼓励家人或护理员多陪伴老年人,给予老年人多方面的必要帮助,多陪老年人散步、参加学习和力所能及的社会、家庭活动,使之消除孤独寂寞感,体会到家庭的温馨和生活的快乐。

(4)开导老年人,保持情绪稳定。密切观察老年人的情绪变化,遇到老年人情绪悲观时,应耐心询问原因,予以解释,可适时播放轻松愉快的音乐以活跃气氛,改善其情绪状态。一旦发现老年人有自伤、自杀观念和行为时要及时报告,多方联动,做好安全护理工作。

6. 健康指导

最新研究发现,"喝茶＋喝咖啡＋吃核桃＋常锻炼＋晒太阳"是预防阿尔茨海默症的完美组合。应做好阿尔茨海默症的早期预防工作,从中青年开始做起;注意老年人的情绪调节和认知训练,有计划地指导其进行手指操训练、记忆训练等,帮助其延缓疾病发展。

心理护理实施

在教师指导下,共同完成案例分析,分组完成心理护理方案制订工作,并进行小组汇报,说明方案的优缺点、现实可行性等,并由教师进行点评、总结。

一、案例分析

通过讨论分析,我们案例中的王爷爷可能患上了阿尔茨海默症。众所周知,阿尔茨海默症老人的护理难度很大,应引导学生正确认识该病,及时发现其症状及变化,做好患病老人的全面护理工作,特别是认知训练,延缓该病的发生发展。

二、技能准备

1. 能根据阿尔茨海默症的症状表现对老年人进行心理评估,并做出正确的诊断。
2. 阿尔茨海默症的诊断标准和筛查方法。
3. 阿尔茨海默症护理方法的具体运用。

三、心理护理实施

在教师指导下,学生分组为王爷爷制订心理护理方案,然后讨论,统一方案,并对其实施心理护理。具体可参考以下工作流程:

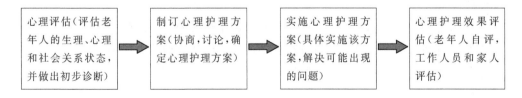

步骤一,分析资料,进行心理评估

首先应对老年人进行全面的心理评估,包括心理健康状况、社会适应状况、人际关系、近期生活事件等。根据阿尔茨海默症的诊断标准和筛查根据对老年人是否属罹患该病进行诊断,注意与老年抑郁症等其他神经症及脑器质性疾病相区分。

步骤二,制订心理护理方案

通过观察老年人的言行举止,明确其当下症状及严重程度,分析可能的原因,制订心理护理方案。可参考知识准备部分相关内容。

步骤三,实施心理护理方案

按照制订的心理护理方案对老年人进行心理护理。作为心理护理人员,需预先考虑到老年人可能出现的反应并做好预案,面对突发问题能妥善处理。

步骤四,心理护理效果评估

心理护理方案实施后,应及时掌握老年人的心理动态,对护理效果进行评估。可采用老年人自评方式,也可采用工作人员和家人评估的方式进行。

四、总结提升

目前阿尔茨海默症的病因未明,发病隐匿,只能延缓,不能治愈,因此做到早发现、早诊断、早干预是非常重要的。在阿尔茨海默症患者的护理中,要尊重老年人,维护他们的自尊心和价值感,关注他们的情绪变化,尽量减少他们和外界的冲突,缓解他们的恐惧感和焦虑情绪。同时要注意增强老年人的自我照顾能力,遵医嘱按时按量服药,积极进行智能康复训练,延缓他们的病情恶化及智能衰退。

实 训 任 务

情境 ❶

邢爷爷,82岁,患阿尔茨海默症多年,在某养老机构生活。邢爷爷的行动能力尚好,但记忆力、生活自理能力严重下降,刚刚做过的事情转身就忘。有时护理员刚刚给他喂完饭,去洗碗的工夫,他就向前来看他的家属告状说护理员不给他饭吃,说这个机构的各种不好等。有时一个不注意,他还会在房间地上大小便。护理员反复告诉他大小便要去洗手间,洗手间就在房间内,在进门的位置,可他总是会忘。邢爷爷的家人每周都会来看他,每当这个时候他是最开心的,家人离开时,他会一直送到楼门口,家人走远了也不愿离开。近期他的记忆力更差了,有时会认错护理员,反复提醒都想不起来刚刚来他房间的是谁,情绪也变得焦虑、低落了很多,常常一个人发呆。

思考

1.邢爷爷的症状有哪些?根据症状判断其属于该病的哪一阶段?

2.你有哪些方法可以对邢爷爷进行认知训练和生活自理能力训练?

3.针对邢爷爷的症状,请为其制订一份全方位的护理方案。

情境 ❷

魏奶奶,72岁,性格开朗,是社区老年活动的积极分子。但近两年她开始无明显诱因出现了记忆力减退现象,经常丢三落四,有一回将跳广场舞的音响落在家里就去跳舞了,到了之后人家问她音响的事情,她还说不知道。之后魏奶奶慢慢出现了反应迟钝,与她说话需要沉默较之前很长时间才能回复,还经常答非所问。她的精力越来越差,食欲减退,失眠多梦,经常说身体某某部位疼痛。家人很着急,带她去医院检查,经检查发现她的思维判断能力、计算能力也出现了明显的减退,与人交流的能力也下降了,很难与人正常沟通,被诊断为阿尔茨海默症。

·思考·

1.分析判断魏奶奶有哪些阿尔茨海默症的症状。

2.请为魏奶奶制订一份全方位的护理方案。

情境 三

不知从何时起,本来沉默寡言的赵大爷变得更加沉闷了。他弄不清楚自己刚刚有没有吃过饭,吃了些什么;开始记不清时间,不知道现在是几月几日;记不清刚刚发生的一些重要的事情。以前赵大爷喜欢爬山、下象棋,现在连门都不出了,天天闷在家里,什么也不做。再后来,他不会穿衣服了,有一天将好几件衬衫穿在身上,扣子都系错了。渐渐地赵大爷出现了幻觉,把身边很多人都当作坏人,认为这些人不是好人,想要陷害他,于是他愤怒地向周围人大喊大叫,打人,向人扔东西。他开始变得步履蹒跚,行为古怪,家人试着和他交流,但他要么目光呆滞,沉默以对,要么大喊大叫,愤怒发火。这时家人意识到了不对劲,将他送到了医院去检查。

·思考·

1.根据赵大爷的症状,判断他患上了哪种疾病,并指出其所处阶段。

2.面对赵大爷的幻觉和攻击性行为,你认为在护理中应采取哪些措施。

3.作为护理人员,为赵大爷制订一份全方位的护理方案。

情境 四

贾爷爷,84岁,因生活不能自理被家人送到某社区养老服务中心。贾爷爷患有高血压、糖尿病等慢性疾病,走路不太便利,家人担心他一个人在家不安全,因此将他送到这里,他属于长托型老人。一天,护理员小秦给他进行饮食护理时,他偷偷抓住小秦的手不放,还来回摩擦。小秦是刚毕业参加工作的护理员,一时有些急了,想把手抽回来,但贾爷爷死死抓住不放,小秦很怕力气大了会伤到老人。后来,在小秦的呵斥和强烈拒绝下,贾爷爷终于放开了手,小秦离开了,换了一个年纪大点的护理员为他服务。但这件事给小秦造成了很大困扰,开始躲着贾爷爷。但社区养老服务中心长托的老人很少,他们总是会碰面的。每次碰面贾爷爷总试图去抓小秦的手。类似的事情发生了几次,小秦有些受不了了,认为贾爷爷这是故意骚扰她,于是产生了辞职的念头。

·思考·

1.贾爷爷除了高血压、糖尿病等慢性病,还可能患上了什么疾病?诊断依据是什么?

2.该病的临床症状有哪些?

3.你怎么看待贾爷爷的这一行为?应如何避免类似事情的发生?

课后练习

一、选择题(每题只有一个正确答案)

1.阿尔茨海默症(AD)的临床症状以记忆障碍,( )、( )、( ),视空间技能损害、执行功能障碍以及人格和行为改变等全面性痴呆表现为特征,病因迄今未明。

A. 失语、失用、失认   B. 失语、失明、失智

C. 失认、失语、失行   D. 失语、失忆、失智

2. 如果一位老年人学习新知识困难,对一些事情"记得不如忘得快",但通常还能进行正常的社会交往,那么这位老年人很有可能处于阿尔茨海默症的( )阶段。

A. 初期   B. 中期   C. 晚期   D. 混乱期

3. 陈奶奶近期行为有些怪异,有一天天气较冷,她一下子穿了四五件衬衫,连扣子都系错了。她还经常将常用物品位置放错,如将电熨斗放在冰箱中,将手表放在汤碗中。陈奶奶很可能得了阿尔茨海默症,且处于( )阶段。

A. 初期   B. 中期   C. 晚期   D. 遗忘期

4. 在阿尔茨海默症的早期筛查中,常采用的心理测试是( )。

A. 简易精神状态检测表   B. 日常生活能力评估

C. 抑郁自评量表   D. SCL-90

5. 在阿尔茨海默症的早期筛查中,( )与文化相关性小,操作简单方便,国外已广泛应用于阿尔茨海默症患者认知功能损害的筛查。

A. 简易精神状态检测表   B. 画钟测验

C. 主题统觉测验   D. 墨迹测验

6. 最新研究发现,"( )"是预防阿尔茨海默症的完美组合。

A. 喝茶+喝咖啡+吃核桃+常锻炼+晒太阳

B. 吃核桃+认知训练+手指操

C. 打麻将+吃核桃+常用脑

D. 手指操+听音乐+记忆训练

二、判断题

1. 阿尔茨海默症(AD)是一种起病隐匿的进行性发展的神经系统退行性疾病。 ( )

2. 与阿尔茨海默症相关的很多危险因素与人们日常生活方式有关,因此预防阿尔茨海默症应从中青年做起。 ( )

3. 在简易精神状态检测表中,通过同样的总分判断是否患上阿尔茨海默症,与受测者的受教育程度有关。

4. 对于轻、中度的痴呆患者应尽可能给予他们自我照顾的机会,并进行自我生活技能训练,如教给他们如何练习洗漱、穿脱衣服、用餐、如厕等,以提高他们的自尊心和价值感。 ( )

5. 面对重度痴呆、丧失语言功能的老年人,可以不用和他们交流,只要做好服务即可。 ( )

6. 对阿尔茨海默症老年人的心理护理不是单独进行的,应该体现在为其服务的各项具体操作中,体现在对待老年人的态度和看法上,体现在护理人员的言行举止中。 ( )

三、简答题

1. 阿尔茨海默症的早期信号有哪些?

2. 如何对阿尔茨海默症进行早期预防?

3. 阿尔茨海默症患者的用药护理中应注意哪些事项?

4.阿尔茨海默症的智能康复训练包括哪些内容?

5.如何做好阿尔茨海默症患者的安全护理?

四、思考题

1.请结合所学,谈一谈如何根据阿尔茨海默症患者的症状,明确其所处的分期阶段。

2.请结合所学,谈一谈应如何做好阿尔茨海默症的诊断和筛查工作。

3.应如何根据阿尔茨海默症患者的症状,制订全方位的心理护理方案?

任务六 老年睡眠障碍及护理

背 景 分 析

睡眠是人类生存的必备过程,充分、高质量的睡眠可以促进老年人的健康,延年益寿,而失眠等睡眠障碍对老年人身心健康都会产生伤害。及时发现老年人的睡眠障碍,并做到早期预防,不仅可以提高老年人的生活质量,减轻多种疾病的患病风险,还可以为家庭及社会医疗减轻负担,达到未病先防、既病防变的目的。

学 习 目 标

◎ 知识目标

1.了解睡眠障碍的定义。

2.熟悉睡眠障碍的临床表现。

3.掌握老年人睡眠障碍的心理护理技巧。

◎ 能力目标

1.能够对老年人睡眠障碍做出正确诊断。

2.能为老年人睡眠障碍提出预防和心理干预方案。

◎ 素质目标

1.积极关注老年人的睡眠问题。

2.自觉尊重、关爱老年人,让老年人获得更多心理支持。

3.培养学生养成为老年人提供优质服务的使命感和责任感。

‖ 案 例 导 入 ‖

方先生,69岁,自述这半年来总是入睡困难,每晚八点上床睡觉,一直到十点多才能睡着,夜间醒来的次数很多,每次醒来都要辗转反侧很长时间,一般夜里四点多钟醒来就再也睡不着了。他由于晚上睡不好,白天精神不济,做什么事情都没有兴趣,效率低了很多,比以前更容易心烦气躁,动不动就发脾气。而且他自身免疫力也下降了很多,经常会感冒,其他疾病也有日益严重的趋势。

1.方先生的睡眠问题有哪些症状表现？

2.如何对方先生进行心理护理？

知 识 准 备

一、睡眠障碍及其临床表现

(一)睡眠障碍的概念

睡眠是人类最基本的生理需求之一，人的一生中约有三分之一的时间是在睡眠中度过的。然而随着现代社会生活节奏的加快，"睡个好觉"却成了很多人的奢望。

睡眠障碍是指睡眠的数量、质量、时间或节律紊乱以及睡眠中出现异常行为的表现。随着人们生活节奏的加快及生活压力的增大，睡眠障碍的发生率越来越高，特别是老年人发生睡眠障碍的风险大大提高。有研究发现，老年人睡眠障碍的发生率为30%～40%，这严重影响了老年人的生活质量，甚至可以诱发或者加重多种疾病。而老年人因为环境变化而引起的失眠或慢性失眠患者高达90%以上。

(二)睡眠障碍的临床表现

随着年龄的增长，老年人的深度睡眠越来越少，觉醒次数和觉醒时间增加。老年人睡眠障碍的主要表现有：

(1)入睡困难。一般超过30分钟不能入睡即可称为入睡困难，入睡困难包括开始入睡困难和夜间醒后入睡困难两种情况。很多老年人都存在入睡困难的症状，他们往往会在床上辗转反侧很久都难以入睡，越是想睡越睡不着，而且夜间醒来后再次入睡特别困难，往往三四点钟醒来后就再也难以入睡。

(2)睡眠质量下降。老年人的睡眠质量下降包括易醒(每晚超过2次)、多梦、早醒。因为睡眠不好，造成白天头晕乏力，疲劳思睡，注意力涣散，生活能力下降等。

(3)睡眠时间减少。正常人的睡眠时间以7～8小时为宜，而老年人睡眠时间适当减少属于正常的生理现象。一般而言，如果老年人每晚睡眠总时间少于6小时，则属于睡眠时间减少。

(4)睡眠节律异常。表现为浅睡眠期增多，深睡眠期减少，不能很好地解除身心疲惫，难以养足第二天活动所需的充足体力。有研究发现，65岁左右老年人的深睡眠期占整个睡眠时间的10%左右，而75岁以上的老年人深睡眠期基本消失。可见，老年人的年龄越大，睡眠越浅，睡眠质量越差。

(5)慢性失眠较多。慢性失眠指的是每周三天以上并至少持续三个月的睡眠紊乱，慢性失眠的原因很复杂，且较难发现。因此，应对老年人的慢性失眠多加关注，了解其原因，并予以合理应对。

二、老年人睡眠障碍的致病因素

(一)生理因素

老年人的睡眠模式随着年龄增长而变化，一般睡眠时间提前，早睡早醒，也有的昼夜节律紊乱，夜间睡眠较少，但白天瞌睡增多，乏力疲惫。近年研究发现，松果体分泌的褪黑素是昼夜节律和内源睡眠诱导因子,夜间褪黑素的分泌与睡眠质量和睡眠持续时间密切相关。任何原因导致松果体分泌褪黑素通路功能异常都会使昼夜节律紊乱,最终引起睡眠障碍。

(二)躯体疾病

有研究发现,80%以上的老年患者因为基础疾病本身的症状和体征导致睡眠障碍。因躯体疾病引起的疼痛不适、咳嗽气喘、皮肤瘙痒、尿急尿频、活动受限以及高血压、消化性溃疡、糖尿病等均可导致睡眠障碍。值得注意的是,在老年人群中夜间睡眠质量差的主要因素是呼吸困难、睡眠潜伏期长。

(三)心理社会因素

1.老年人性格特点

老年人思维专一而固执,遇到问题会反复考虑,直到问题解决,如果百思不得其解,将直接影响睡眠。有的老年人性格内向,遇事不愿与人交流,遇重大精神打击时,容易出现睡眠障碍。有的老年人情绪起伏明显,敏感多虑,易激动,易怒,导致睡眠障碍加重,而长期缺乏优质的睡眠,又容易产生焦虑、忧郁心理,形成恶性循环。

2.社会角色的变化

进入老年期将面临离退休的问题,这是人生的一大转折点。离退休后,生活规律发生了极大的变化,长期习惯的作息制度从此被打乱,许多老年人一时难以适应,常常会产生沮丧情绪和失落感。由于从繁忙的事务性工作、有明显工作任务、较多人际交往的社会大环境中,退居到以家庭为主的生活小空间,生活内容和节奏都发生了巨大变化,易使部分老年人产生无价值感,老而无用或不平感,部分老年人会因此烦躁、抑郁、寡言、茫然等,从而导致失眠。

3.家庭角色的变化

居家为主的生活方式,使老年人与子孙后代价值观及生活方式的差异矛盾更为突出,部分老年人会因为自己经济收入的变化、社会角色的改变,担心在家庭中的地位发生变化,于是变得敏感、爱啰唆、唠叨、固执,造成家庭气氛紧张,家庭成员间关系不和睦,自己情绪低落,心情压抑、苦闷,从而引起失眠。

4.重大的生活事件

重大生活事件可以是丧偶、丧子(女)、再婚、子女独立、意外伤害等。其中丧偶是一件重大的精神刺激,老年人因为突然失去了生活中的重要伴侣,会变得孤单、寂寞,失去了精神支柱,使进入晚年的自己失去信心而陷入苦闷、忧伤和孤独之中。

(四)精神、神经因素

1.精神负担过重

老年人由于各项生理机能随年龄增加呈生理性衰退,易患各种慢性病。而对自身疾病的过分担忧,精神压力过重,容易使自己处于焦虑和抑郁状态,从而导致睡眠障碍。

2.神经科疾病

如帕金森病、阿尔茨海默症、脑卒中等也是老年人睡眠障碍的原因。

3.精神科疾病

失眠也与老年人的精神疾病相关,是诊断抑郁与焦虑有意义的体征,也是精神分裂症和其他精神疾病早期临床的首发症状。老年人焦虑、抑郁共病患者存在全面的睡眠质量降低。

（五）生物药剂因素

生物药剂因素也是常见的影响睡眠质量的原因之一。可分为三类：一是咖啡、浓茶、酒等饮料，因具有中枢兴奋作用，可影响睡眠；二是具有中枢兴奋作用的药物，如哌甲酯、苯丙胺、麻黄碱、氨茶碱等，都可引起失眠；三是镇静催眠药物的突然停用，可出现"反跳性失眠"。

（六）睡眠卫生不良

睡眠卫生不良是指由于各种可能诱发睡眠困难的日常生活与睡眠习惯所导致的睡眠障碍，亦称为不良睡眠习惯。不良的睡眠习惯可破坏睡眠觉醒节律，既是引起失眠的原因，也是失眠患者为了改善失眠而采取的不适当行为的后果，从而形成恶性循环，使时性失眠或短期失眠演变为慢性失眠。老年人常见不良睡眠习惯有：每天睡眠时间无规律；白天午睡或躺在床上的时间过长；白天打瞌睡；睡前饮用含有咖啡因的饮料，吸烟，饮酒等。

（七）环境因素

老年人对环境因素改变较年轻人更为敏感。如乘坐汽车、轮船、飞机时睡眠环境的变化，卧室内强光、噪声、过冷或过热等。

三、老年人睡眠障碍的心理护理

（一）创造适宜的入睡条件

1. 睡眠环境的布置

适宜老年人睡眠的环境应符合以下要求：

（1）安静舒适。应为老年人提供一个安静、清洁、舒适的环境。嘈杂的声音会影响老年人休息，使其难以入睡。室内应保持清洁，可适当摆放植物如兰花、绿萝等，家具摆放适宜。室内温度不宜过冷或过热，应经常开窗通风。老年人入睡时最好关灯。

（2）卧具选择适宜。老年人睡眠用的卧具选择应注意：①应避免睡软床和棕绳床，以较硬的席梦思床和木板床为宜；②床上的垫子薄厚应适中，被子、床单均需整洁；③建议为老年人选择适当加宽的床，这样翻身时更安全；④尽量为老年人选择用中药填充的枕头，如头疼目赤者适合使用菊花药枕，心神不宁、失眠患者适合用灯芯草药枕，血压高者适合用夏枯草药枕；⑤老年人的坐具和卧具都不能设计得过低，否则会增加老年人改变体位的负担。

2. 饮食宜忌

常言说"胃不宁则卧不安"，老年人的晚餐应清淡，不宜吃得过饱，也不宜吃得太少导致产生饥饿感。睡前不宜喝浓咖啡或酒等刺激性饮品；不宜进行过于剧烈的运动，以免神经系统过度兴奋。

3. 临睡前准备

老年人在临睡前应做好以下准备：①用温水泡脚，水温不宜太高，时间也不宜太长，20分钟即可；②临睡前可做一些轻度的伸展运动，降低大脑皮层的兴奋性；③应穿着宽松舒适的睡衣,避免睡衣太紧;④睡前进行洗漱,少饮水,排尽大小便。这些准备可以帮助老年人尽快入睡。

(二)正确认识失眠,了解睡眠相关知识

失眠已成为普遍的社会问题,正确地认识失眠,首先要做到的是纠正错误的知识,减少对失眠的焦虑恐惧情绪。很多人认为必须要睡足八个小时,睡眠越多越好,这点明显是错误的,一般成年人所需睡眠在七到八个小时左右,老年人相对要少一些。失眠对身体有一定危害,但无须夸大危害,通过合理作息、体育锻炼、饮食规律等可以降低这些负面影响。其次要认识到睡眠不受意志的控制,老年人能做到的是尽量满足入睡的条件,而不是强迫自己入睡。此外对睡眠要有切合实际的期待,改善睡眠状况需要一个过程,而不能操之过急。

▼ **相关链接**

睡 眠 十 忌

一忌睡前吃东西,二忌睡前用脑过度,三忌睡前情绪激动,四忌睡前喝浓茶咖啡,五忌仰面而睡,六忌张口而睡,七忌蒙头而睡,八忌对光而睡,九忌当风而睡,十忌久睡不起。

(三)失眠的认知行为疗法

目前,在世界范围内,失眠的治疗方法有很多种,其中认知行为疗法是慢性失眠的首选治疗方法,此疗法的重点在于睡眠行为的调整,即刺激控制疗法和睡眠限制疗法。

1.刺激控制疗法

刺激控制疗法可改善睡眠环境与睡眠倾向之间的相互作用,其具体内容包括:①只有在有睡意时才上床;②除了睡眠和必要活动,不要在卧室进行其他活动,如进食、看电视、听收音机及思考复杂问题等;③如果醒来20分钟不能入睡,应起床离开卧室,从事一些简单活动,等有睡意时再返回卧室休息;④不管前一晚睡眠时间多长,应保持正常的起床时间;⑤午睡时间不宜太长,以30分钟为宜。

2.睡眠限制疗法

睡眠限制疗法也是被广泛采用的行为疗法,它是通过减少在床时间及平均总睡眠时间来提高睡眠质量和能力的一种方法,主要用于治疗心因性失眠。其具体做法是:①先做一周的睡眠日记,包括几点上床、大约几点睡着、几点醒等;②根据日记计算出该周每晚平均的睡眠时间和睡眠效率(睡眠效率为睡着时间占全部躺在床上时间的百分比),如一个人每晚卧床8小时,只睡着4小时,睡眠时间即为4小时,睡眠效率为50%;③以上周平均每晚睡眠时间作为本周每晚可躺在床上的时间,但要固定起床时间,且卧床的时间不能低于4小时;④如果本周平均每晚的睡眠效率达到90%以上,则下周可提早15～30分钟上床;如果睡眠效率为80%～90%,则下周维持原来时间;如果睡眠效率低于80%,则下周上床时间要推迟15～30分钟;⑤根据上述原则,通过周期性促进睡眠效率,直至达到足够的睡眠时间。

这种治疗方法,简便易行,值得老年人去尝试。但必须注意的是,不管什么时候上

模块三 老年常见心理精神障碍与护理

157

床,不论是否困倦,每天都必须同一时间起床,尽量不要在白天打盹或睡觉。在使用该法治疗过程中需要有耐心,坚持做睡眠日记,严格按自己的睡眠效率调整睡眠时间。

(四)药物治疗

(1)应根据患者睡眠障碍的类型遵医嘱给予帮助睡眠的药物,且治疗应直接针对睡眠的各个阶段,如入睡、睡眠维持、睡眠质量或第二天的日间功能。

(2)当所有促进睡眠的方法都无效时,可以告知老年患者应遵医嘱谨慎使用安眠药、镇静剂等,但应密切关注其用药反应,避免药物发生作用后导致老年人摔伤。同时还应注意不能长时间使用安眠药,不能私自停药或改变药量。

(3)对老年睡眠障碍患者,原则上不能使用催眠药物,只有在严重失眠已经影响个人生活质量的情况下,才可以在医生指导下,短期、适量地应用催眠药物。

(五)其他治疗方法

1.中医技术疗法

(1)可采用耳穴压贴法:取心、肝、肾、神门、枕等耳穴,每日自行按压,以宁心安神。

(2)推拿:按揉头面部和背部经络穴位,取印堂、神庭、风池、肩井、关元等穴,以补益气血,滋养肝肾,疏肝解郁;也可按揉脾俞、心俞、神门、内关等穴。

(3)可用中药煎汤泡足,以促进睡眠。

2.香薰疗法

某些香薰精油如薰衣草油、甘菊油等具有镇静安神作用,对促进老年人的睡眠具有一定的作用。相关的研究显示,香薰疗法可改善老年患者的睡眠,减少镇静催眠药的使用量。

心理护理实施

在教师指导下,共同完成案例分析,分组完成心理护理方案制订工作,并进行小组汇报,说明方案的优缺点、现实可行性等,并由教师进行点评、总结。

一、案例分析

通过讨论分析,我们发现案例中的方先生患有老年睡眠障碍,属于老年人常见的心理障碍。护理人员应帮助方先生正确认识老年睡眠障碍,为其创设安静舒适的睡眠环境,采用认知行为疗法、药物疗法等方法帮助其缓解或改善睡眠状况。

二、技能准备

1.老年心理评估。
2.支持性心理疗法。
3.失眠的认知行为疗法。
4.老年睡眠障碍的心理护理。

三、心理护理实施

在教师指导下,学生分组为方先生制订心理护理方案,然后讨论,统一方案,并对其实施心理护理。具体可参考以下工作流程:

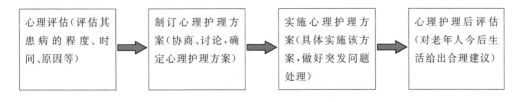

| 心理评估(评估其患病的程度、时间、原因等) | 制订心理护理方案(协商、讨论,确定心理护理方案) | 实施心理护理方案(具体实施该方案,做好突发问题处理) | 心理护理后评估(对老年人今后生活给出合理建议) |

步骤一,搜集整理资料,进行心理评估

根据老年人的症状及其心理、社会因素等信息进行心理评估,分析判断造成老年人睡眠障碍的可能原因,并对老年人睡眠障碍的严重程度进行正确评估。

步骤二,制订心理护理方案

根据老年人睡眠障碍的症状、致病因素、护理禁忌等共同协商制订可行的心理护理方案。

步骤三,实施心理护理方案

按照方案进行心理护理。作为心理护理人员,需预先考虑到老年人可能出现的反应并做好预案,面对突发问题能妥善处理。

步骤四,心理护理后评估

心理护理方案实施后,应及时掌握老年人的心理动态,对护理效果进行评估。及时对老年人今后的生活给出合理建议,进行健康方面的指导。

四、总结提升

老年睡眠障碍是老年人常见的心理障碍,在老年睡眠障碍的护理中应引导老年人正确认识睡眠和失眠问题,消除老年人的焦虑紧张状态,应认真倾听他的心声,感受其内心的痛苦、不安等,给予充分的理解、同情,并设法帮助其解决面临的困难。

实训任务

情境一

张奶奶最近一段时间因为老伴去世,很是伤心,经常对着空荡荡的房间和老伴遗物发呆,偶尔忍不住还会哭泣。后来她开始晚上失眠,辗转反侧很久都睡不着,经常早醒,差不多四五点钟醒来就再也睡不着了。由于睡眠不好,张奶奶白天精神很差,总是哈欠连天,精神萎靡,抵抗力也差了很多,感冒一次两个多星期都不好。后来她去看医生,医生认为主要是睡眠问题。

·思考·

1.张奶奶的症状有哪些?原因是什么?

2.如何为张奶奶开展心理护理,帮助张奶奶度过困境?

情境二

李爷爷,67岁,自述这半年来总是入睡困难,醒的次数较多,早上四点多钟就睡不着了,而且做梦比较多,总是梦到一些不好的事情,梦里的故事刺激、紧张,第二天感觉头晕眼花,精神状态不佳。自己感觉比以往更容易急躁、心烦、焦虑、发脾气等,经常会为了一点小事和他人争吵。这半年来李爷爷的情绪波动很大,自身免疫力也下降了,特别容易生病。

·思考·

1.李爷爷可能出现了什么心理问题?他需要做哪些检查?

2.如何对李爷爷进行心理护理?

情境 三

邱奶奶,60岁,身体健康,为自由工作者。一年前她开始了新的创业生涯,每天精力充沛,充满激情,逢人就推销她的生意经。但最近一段时间,她晨昏颠倒,晚上心潮澎湃难以入睡,白天浑浑噩噩效率低下。由于晚上睡不好,她的精神状态越来越差,生意也受到了很大影响,这使得她非常焦虑,失眠症状也更加严重。

·思考·

1.邱奶奶出现了什么心理问题?可能的原因有哪些?

2.如何对邱奶奶进行心理护理?

情境 四

一位老年人去看医生,一看见医生,便急切地说:"医生,快帮帮我吧,我失眠,吃药也不管用,已经连续几周了。做了很多检查了,但都没什么问题。我已经有好几天晚上都整夜睡不着了。"老年人自述:"知道失眠对身体健康影响很大,可就是睡不着,吃药也不好使,每天最多睡三个小时,白天精神萎靡,感觉特别痛苦。"医生鉴于他的情况,给他开了强效安眠药,但老年人看了看说明书,生气地说:"我又不是精神病,你给我开这种药!"然后愤然离开了门诊室。

·思考·

1.这位老年人的症状有哪些?如何看待睡眠障碍中的药物治疗?

2.如何对这位老年人进行全方位的心理护理?

课后练习

一、选择题(每题只有一个正确答案)

1.睡眠障碍是指睡眠的( )、( )、( )或( )以及睡眠中出现异常行为的表现。

A.数量、质量、时间、节律紊乱　　　　B.时间、质量、数量、醒后精力

C.数量、质量、多梦、易惊醒　　　　　D.时间、质量、数量、多梦

2.一般而言,如果老年人每晚睡眠总时间少于( )小时,则属于睡眠时间减少。

A.5　　　　　　B.6　　　　　　C.7　　　　　　D.8

3.慢性失眠指的是每周( )天以上并至少持续( )个月的睡眠紊乱,慢性失眠的原因很复杂,且较难发现。

A.一、二　　　　B.两、两　　　　C.三、三　　　　D.四、三

4.睡眠卫生不良是指由于各种可能诱发睡眠困难的( )所导致的睡眠障碍,亦称为不良睡眠习惯。

A.作息习惯　　　　　　　　　　　B.睡眠

C.生活习惯　　　　　　　　　　　D.日常生活与睡眠习惯

5.正确地认识失眠,首先要做到的是纠正错误的知识,减少对失眠的( )情绪。

A.焦虑恐惧   B.抑郁   C.烦躁   D.强迫

二、判断题

1.睡眠是人类最基本的生理需求之一,人的一生中约一半时间是在睡眠中度过的。
( )

2.一般超过30分钟不能入睡即可成为入睡困难,入睡困难包括开始入睡困难和夜间醒后入睡困难两种情况。
( )

3.正常人睡眠时间以7~8小时为宜,但老年人睡眠时间适当减少属于正常的生理现象。
( )

4.当所有促进睡眠的方法都无效时,可以告知老年患者应遵医嘱谨慎使用安眠药、镇静剂等,但应密切关注用药反应,避免药物发生作用后导致摔伤。
( )

5.相关的研究显示,香薰疗法可改善老年患者的睡眠,减少镇静催眠药的使用量。
( )

三、简答题

1.老年人睡眠障碍的临床表现有哪些?
2.引起老年人睡眠障碍的致病因素有哪些?
3.如何为老年人创造适宜的入睡环境?
4.什么是睡眠障碍的刺激控制疗法?
5.睡眠限制疗法的具体做法是什么?

四、思考题

1.请结合所学,谈一谈应如何做好老年人睡眠障碍的心理护理工作。
2.面对失眠老年人,可采取哪些治疗方法帮助其缓解症状?

模块四

老年常见心身疾病护理

 ## 内容聚焦

　　随着经济社会的发展,生活节奏的加快,心身疾病已经成为突出的公共卫生问题。特别是随着老龄化的加剧,以及老年人具有的特殊的生理、心理、社会状况,老年人心身疾病日益多发。但目前很多人只关注躯体疾病的治疗,却忽视了老年心身疾病中的心理社会因素,不利于老年人的身心健康。因此在这一模块中我们将介绍老年心身疾病的概念、特点、致病因素及治疗和护理方法,同时介绍对老年人常见的心身疾病如老年高血压、老年冠心病、老年糖尿病、老年癌症等的心理护理。

任务一　　老年心身疾病概述

背景分析

　　心身疾病是老年期最常见的一种疾病,这种疾病与心理社会因素有关,科学越发达,生活节奏越快,心身疾病的患病率也越高。本任务介绍了心身疾病的概念、范围,着重介绍老年心身疾病的诊断、预防、治疗和心理护理,以期能做好老年心身疾病的预防和护理工作。

学习目标

知识目标

1. 了解老年心身疾病的概念及范围,了解老年人常见的心身疾病。
2. 熟悉老年心身疾病的致病因素。
3. 掌握老年人心身疾病的治疗和心理护理方法。

能力目标

1. 能够对老年人的心身疾病做出正确诊断,掌握心身综合治疗原则。
2. 能正确分析心身疾病中的心理社会因素及其作用。

素质目标

1. 正确认识老年人心身疾病,积极关注老年人的心理护理。
2. 自觉尊重、关爱老年人,让老年人获得更多心理支持。
3. 培养学生养成为老年人提供优质服务的使命感和责任感。

‖ 案例导入 ‖

方先生,69岁,一年前老伴由于脑溢血突然去世,一年来他一直处于情绪低落状态,整日愁眉不展,饮食不规律,有时暴饮暴食,有时好几天只喝粥,好抽烟、饮酒。今日,方先生自我感觉头晕乏力,胃部不适,时有反酸、恶心、呕吐等症状,于是去医院就诊。经过医院检查,诊断为胃溃疡,医生建议住院治疗。

· 思考 ·

1. 方先生为什么会得胃溃疡?他有哪些心理社会因素与该病有关?
2. 针对方先生的心理状况,应如何进行心理护理?

知识准备

一、老年心身疾病的含义

(一)心身疾病的含义

心身疾病亦称心理生理疾病,是指心理社会因素在疾病产生、发展过程中起着重要作用的躯体器质性疾病和功能性障碍。也就是说,心身疾病是一种躯体疾病,只不过其发生、发展与心理社会因素密切相关。它是根据心身医学的理论观点所界定的一类疾病,心理因素在躯体性疾病中起重要作用,但绝不是"唯一因素"。心身疾病必须要有特定的躯体疾病作为病理基础,心身疾病的病因学应该包括生物—心理—社会因素,并非"唯一"的心理因素。

心身疾病主要有以下几个特征:①生理或躯体因素是心身疾病发生发展的基础,心理社会因素往往起到"扳机"作用;②遗传和人格特点与心身疾病的发生有一定关系,不同人格特征的个体对某些心身疾病的易感性不同;③同样性质或强度的心理社会因素,对一般人可能只会引起正常范围内的生理反应,但对心身障碍易感者,则可能引起明显的病理生理反应;④身体检查可发现器质性疾病或具有已知的病理生理过程,如呕吐、偏头痛等。

老年期由于生理的衰退、老化以及心理因素的一些变化,容易患有心身疾病。老年人的心身疾病有以下特点:一是发病前必须存在明确的社会心理因素,并且在患病过程中社会心理因素与躯体因素互相交织影响。二是必须具有躯体疾病,患者躯体上可以查出器质性病理变化或病理生理过程;而且心身疾病的功能性症状和生理性疾病的器质性症状相互重叠,会给临床医生带来诊疗方面的困惑。三是必须具有以情绪障碍为中心的临床表现,它是由情绪和人格因素引起的。老年人普遍存在的寂寞孤独与自身的固执、封闭、多疑等都会加重老年人的症状。四是区别于神经症和精神病。心理治疗在心身相结合的综合治疗中有较好的效果,一般预后较好,除非原发性疾病不可逆转。

(二)老年心身疾病的范围

最早有专家提出有七种经典的心身疾病,即溃疡病、溃疡性结肠炎、甲状腺功能亢进症、局限性肠炎、类风湿性关节炎、原发性高血压和支气管哮喘,并认为这些疾病与特定的心理冲突有关。但目前认为,心身疾病分布于机体各个系统,涉及临床各科室,种类繁多,难以完全概括。主要可包括:

1. 内科心身疾病

(1)循环系统:冠心病、原发性高血压、心律失常等。

(2)呼吸系统:支气管哮喘、过度换气综合征、过敏性鼻炎等。

(3)消化系统:消化性溃疡、过敏性结肠炎、神经性厌食、神经性呕吐等。

(4)内分泌系统:肥胖症、糖尿病、心因性多饮、甲状腺功能亢进等。

(5)泌尿生殖系统:神经性多尿症、阳痿、月经不调、经前期紧张等。

(6)肌肉骨骼系统:类风湿性关节炎、痉挛性斜颈等。

(7)神经系统:偏头痛、痛觉过敏、自主神经功能失调等。

(8)皮肤系统:神经性皮炎、皮肤瘙痒症、过敏性皮炎、慢性荨麻疹、湿疹、银屑病等。

2. 外科心身疾病

全身性肌肉痛、脊椎过敏、类风湿性关节炎等。

3. 妇科心身疾病

痛经、月经不调、经前期紧张综合征、功能性子宫出血、功能性不孕、更年期综合征、心因性闭经等。

4. 儿科心身疾病

心因性发烧、遗尿症、周期性呕吐、胃肠功能紊乱、心因性呼吸困难等。

5. 眼科心身疾病

原发性青光眼、低眼压综合征、中心性视网膜炎、眼肌疲劳、眼肌痉挛等。

6. 口腔科心身疾病

心因性齿痛、下颌关节炎、原发性慢性口腔溃疡、口臭等。

7. 耳鼻喉科心身疾病

美尼尔氏综合征、咽喉部异物感、耳鸣、晕车等。

8. 皮肤科心身疾病

神经性皮炎、皮肤瘙痒症、慢性荨麻疹、湿疹、多汗症、牛皮癣等。

9. 其他与心理社会因素有关的疾病

如癌症、肥胖症等。

在此,需要特别强调的是并非患有上述疾病的人都是心身疾病患者。只有患者在患病过程中,心理社会因素起了重要的作用之时,我们才可以说他患的是心身疾病。也就是说,上述疾病和心身疾病之间并不存在——对应关系,只不过和其他疾病相比,这些疾病更容易遭受心理社会因素的影响。

在养老护理工作中,遇到这类疾病患者时,应牢固树立心身相关的理念,不能简单地将之归于心身疾病,而应注意发掘心理社会因素在老年人患病中所起的作用。老年人常见的心身疾病包括原发性高血压、冠心病、糖尿病、癌症、消化性溃疡、支气管哮喘和头痛等。

（三）老年心身疾病的致病因素

心身疾病由多种因素引起，且各因素之间又相互联系和相互影响。目前认为，在心身疾病的发生发展中，社会文化因素、心理因素和生理因素联合在一起，共同构成了心身疾病的危险因素。

1. 社会文化因素

人既是生物有机体，又是社会成员，必然受到各种社会文化传统的影响、规范或制约，这些因素主要包括社会制度、经济条件、文化传统、宗教信仰、风俗习惯、种族、生活和工作环境、生活方式、职业、人际关系、家庭状况等。在这些特定的社会文化环境中，个体可能会由于适应不良而产生心理冲突，继而影响机体的生理状态，严重且持久的影响则可能造成机体内稳态的失调，由此引发心身障碍。

2. 心理因素

心理因素指影响人类健康和疾病过程的认知、情绪、人格特征、价值观念以及行为方式等。国内外大量研究表明，心理因素可致个体产生损失感、威胁感和不安全感，是心身障碍的重要致病因素。有研究发现心理应激因素之所以能致病，实际上是以情绪反应作为中介来实现的。焦虑、抑郁、愤怒等不良情绪都可使消化活动受到抑制，同时还可对心血管、肌肉、呼吸、内分泌等功能存在类似影响。有些心身疾病具有特殊的人格特征，如长期处于孤独、矛盾、抑郁和失望情绪下的人易患癌症，A 型行为的人易患冠心病等。

3. 生理因素

又称生物躯体因素，主要包括微生物感染、理化和药物损害、遗传和成熟老化、营养代谢、先天发育、器官机能状态、免疫和变态反应，以及性别、年龄、血型等。心身医学理论认为，生理因素是心身障碍的物质基础，心理社会因素主要通过对生理变化的调节，最终导致或加重躯体疾病。

二、老年心身疾病的诊断与预防

（一）老年心理疾病的诊断

心身疾病同单纯躯体或精神病有较大差别，前者强调躯体因素、心理因素和心身相关等方面的联系。因此，心身疾病诊断应注意以下几点：

1. 心身疾病诊断要点

（1）明确的躯体症状。

（2）寻找心理社会因素并明确其与躯体症状的时间关系。

（3）排除躯体疾病和神经症的诊断。

2. 心身疾病诊断程序

（1）病史采集：除与临床各科病史采集相同外，还应注意收集病人心理社会方面的有关材料，例如心理发展情况、个性或行为特点、社会生活事件以及人际关系、家庭支持等，从中初步寻找与心身疾病发生发展有关的一些因素。

（2）体格检查：与临床各科体检相同，但要注意体检时病人的心理行为反应方式，有时可从病人对待体检的特殊反应方式中找出其心理素质上的某些特点,例如是否过分敏感、拘谨等。

(3)心理学检查:对于初步疑为心身疾病者,应结合病史材料,采用交谈、座谈、行为观察、心理测量直至使用必要的心理生物学检查方法,对其进行较系统的医学心理学检查,以确定心理社会因素的性质、内容和在疾病发生、发展、恶化和好转中的作用。

(4)综合分析:根据以上程序中收集的材料,结合心身疾病的基本理论,对是否是心身疾病、是何种心身疾病、由哪些心理社会因素在其中起主要作用和可能的作用机制等问题做出恰当的估计。

3.老年综合评估

目前多用老年综合评估(CGA)来识别老年心身疾病状况。老年综合评估(CGA)就是全面关注与老年人健康和功能状态有关的所有问题,从医学问题、躯体和认知功能、心理状态和社会支持等多个层面对老年人进行全面评估,因此,老年综合评估是识别老年心身疾病的基本手段和方法。老年综合评估的目标人群为:有多重慢性病、多重老年问题或老年综合征,伴有不同程度的功能损害,能通过老年综合评估和干预而获益的衰弱的老年患者。而健康老年人或严重疾病的患者,如疾病晚期、严重痴呆、完全功能丧失的老年人不适合做老年综合评估。

老年综合评估的内容:

(1)全面的疾病评估:老年综合评估除了评估高血压、糖尿病、冠心病等老年慢性疾病的程度,更注重老年问题/综合征的筛查(如记忆障碍、视听觉下降、牙齿脱落、营养不良、骨质疏松与跌倒骨折、疼痛、睡眠障碍、大小便失禁等)。总体评估躯体功能,常用日常生活能力量表(ADL)。另外,多重用药管理在老年综合评估中不可或缺。

(2)全面的认知功能及心理问题评估:要注重患者的医疗意愿,尊重患者的生前预嘱,妥善选择生命支持治疗。

(3)社会系统评估:社会支持系统和经济状况对老年患者很重要。可以了解患者的居住环境及经济基础、照料者的负担情况,评估患者居家环境的活动安全性,制定合理可行的综合干预措施,明确可以照顾和帮助老年患者的人员等。

(二)老年心身疾病的预防

由于老年心身疾病是心理社会因素和生物因素联合作用的结果,因此其预防也要从心、身两方面入手。心理社会因素通常需要长时间作用才会引起心身疾病,所以其预防也应从早做起,注意防患于未然。要想预防老年心身疾病,老年人应做到三个方面:

1.培养健全的人格特征

特别是对那些具有明显心理素质上弱点的人,例如有易暴怒、抑郁、孤僻及多疑倾向者应及早通过心理指导加强其健全个性的培养。对于那些有明显行为问题者,如吸烟、酗酒、多食、缺少运动及 A 型行为等,应利用心理学技术指导其进行矫正。

2.锻炼对突发生活事件的应对能力和承受能力

对于那些工作和生活环境里存在明显应激源的人,应及时帮助其进行适当的调整,以减少不必要的心理刺激。对于那些出现情绪危机的正常人,应及时帮助其加以疏导。

3.建立良好的社会人际关系

鼓励老年人参加力所能及的文娱活动,如交谊舞、书画、门球、太极拳、棋牌等,在活动中与他人建立友好的人际关系。多关心爱护老年人,为老年人打造尊老、敬老的社会氛围。

总之,老年心身疾病的心理社会方面的预防工作是多层次、多侧面的,这其实也是心理卫生工作的重要内容。对于某些具有心身疾病遗传倾向如高血压家族史或已经有心身疾病的先兆征象(如血压偏高)等情况者,则更应注意加强心理预防工作。

三、老年心身疾病的治疗与心理护理

心身疾病应采取心身相结合的综合治疗原则,但对具体病例应各有侧重,特别是对处于急性发作、躯体症状明显的病人,应以躯体疾病治疗为主,心理治疗为辅。需明确治疗老年人的心身疾病是医护人员共同的职责,应及早治疗,心理治疗要个性化。

(一)心身层面的治疗

鉴于心理因素在心身疾病发生、发展中起的重要作用,因此应从心身两个层面加强老年人心身疾病的治疗和心理护理。

1. 心理治疗

心理治疗在心身疾病治疗中有重要意义。它可以消除应激源,平息情绪反应,使躯体症状自然缓解和消失。而且,使疾病从根本上痊愈。应根据老年人自身个性及疾病特点,灵活采取多种心理治疗方法,影响老年人的人格、应对方式等,帮助老年人调整情绪,减轻过度心理紧张引起的生理异常。

在患心身疾病老年人的心理护理中,自我放松训练是一种通过训练有意识地控制自身的心理生理活动,降低唤醒水平,改善机体紊乱功能的心理治疗方法。实践表明,心理生理的放松均有利于身心健康,直到治病的作用,是一种恢复心身平衡能力的良法。

▼ 知识链接

常用的自我放松训练方法

1. 呼吸松弛训练法

呼吸松弛训练法主要采用稳定的、缓慢的深吸气和深呼气的方法,达到松弛的目的。吸气时双手慢慢握拳,微屈手腕,最大吸气后稍屏息一段时间,再缓慢呼气,两手放松,处于全身肌肉松弛状态,如此重复呼吸。训练时注意力要高度集中,排除一切杂念,全身肌肉放松,自我体会身心松弛的效果。平时每天练习 1～2 次,每次 10～20 分钟,每一训练期为 15～20 天,可休息几天,接着重复训练,直到达到要求为止。老年人可采用坐位或卧位训练,成功后则随时可在实际中应用。

2. 想象松弛训练法

想象松弛训练法是在遇到不良情境产生紧张、恐惧和焦虑情绪时,运用自己逼真的想象力,主动地想象最能使自己感到轻松愉快的情境,用以转换或对抗这种不良情绪。例如:想象自己躺在和煦的阳光下,在海边听大海的波涛声,充分享受大自然的美景和情趣;想象自己在环境幽雅、景色迷人的公园里休憩,在风光迷人、空气清新的优美环境中感受鸟语花香带来的乐趣,心境无比舒畅。想象的情景最好是自己亲身经历过的,这些情景在记忆中留下了深刻印象,并且能唤起终身难忘的轻松愉快的心理。

3. 自我暗示松弛训练法

自我暗示松弛训练法又称"自我命令法",主要利用指导性短语,自我暗示、自我命令,消除紧张恐惧心理,增强意志力量,保持心理平衡。例如:"这些感觉虽然可怕,但不足畏惧,我可以改变它","我太惊慌失措了,不必为这些小事大惊小怪,我会自己克服的","这些情景没有什么了不起,我一定会克服的"。指导性短语可以由老年人自行设计并制定,不必千篇一律,生搬硬套,但要求短小精悍,流畅顺口,具有鼓舞斗志和自我命令、自我镇静的作用。

4. 全身肌肉松弛训练法

全身肌肉松弛训练法又称"系统肌肉松弛法",这是松弛治疗中最常用、最有效和最正规的方法,进行训练前,必须了解治疗的意义、目的和具体方法。理想训练需要在安静的环境中进行,训练者舒适地躺在床上或坐在沙发上,安静休息5~10分钟,排除杂念,身心保持松弛平静后开始训练。其具体做法是:以舒适的姿势靠在沙发或躺椅上。首先,闭上眼睛,将注意力集中于头部,咬紧牙关,使两边面颊感到紧张,然后将牙关松开,咬牙的肌肉就会产生松弛感,逐次将头部各处的肌肉一一放松;其次,把注意力转移到颈部,尽量使脖子的肌肉很紧张,感到酸痛,然后将脖子的肌肉全部放松;第三,把注意力集中到两手上,两手用力握紧,直至发麻、酸痛,两手开始放松,然后放置在舒服位置,并保持松软无力状态;第四,把注意力移到胸前,先做深吸气,憋几秒钟,缓缓把气吐出,再吸气,如此反复,直到胸部觉得轻松为止。依次将注意力集中于肩部、腹部、腿部,逐次放松。最后,全身处于松弛状态,保持2~3分钟。按此法学会如何使全身肌肉放松,并记住放松的次序,每日按照此法做两次,持之以恒,可使身心轻松,消除心理障碍。

(资料来源:根据网络资料整理而成)

2. 躯体治疗

躯体治疗的基本手段之一就是药物治疗。目前在心身疾病的治疗中,应该在心理咨询和心理治疗的同时,采取适当的药物治疗,这对调节心身疾病具有重要作用。已有研究证实,引发心身疾病的主要情绪问题是焦虑和抑郁等负面情绪,这些负面情绪过高或持续过久时,服用某些改善情绪的药物,如抗抑郁药物、抗焦虑药物等可以有效改善患者的情绪状态,减轻痛苦,阻断躯体伤害性信息的反馈,对促进疾病治疗与康复具有显著疗效,有利于心理早日恢复健康。

(二)个体层面的治疗

个体层面的因素在老年心身疾病的治疗和护理中发挥着重要作用。

1. 制订个性化健康教育方案

应根据老年人的疾病特点、文化程度、性格爱好等因素,选择合适的健康教育内容、教育时机,进行有关心身疾病知识的个性化健康指导,使其了解治疗方法、预后等,并进行健康生活方式的指导。

2. 保持良好的情绪,提高老年人的自我认识能力

良好情绪有助于心身疾病老年人的预防和治疗,应有目的地培养老年人建立积极的行为模式,提高个体抵御挫折的能力,使其在不良情境下可以减弱或消除紧张、不安等负性情绪,恢复心理平衡。建议老年人应加强个人修养,提高辨别能力,学会从不同

角度观察问题、分析问题,提高自我认识水平。

3. 培养健全的人格

人格是在一定遗传素质的基础上,在特定的社会制度、文化传统和家庭、学校、社会的教育和影响下,以及个人实践中逐步形成的。因此,应依据社会文化特点,加强家庭和学校教育,有目的地陶冶情操,健全人格。老年人也应注重人格培养。

4. 提高社会适应能力

调整心理和行为,使之适应社会的要求,做到人与社会和谐共处,有目的地丰富个人生活经历,提高自身适应环境的能力,掌握正确的认识评价模式,提升个人社会容忍力。

(三)社会层面的治疗

老年人无论年龄、性别、职业、社会地位如何,都有可能遭遇各种各样的心理应激,从而影响疾病的治疗和康复。因此,应通过全社会的力量,创造一个良好的工作环境和心理环境,形成良好的社会氛围,消除心理社会因素的不良刺激,避免人为的精神创伤,促进心身障碍的早日康复。

心理护理实施

在教师指导下,共同完成案例分析,分组完成心理护理方案制订工作,并进行小组汇报,说明方案的优缺点、现实可行性等,并由教师进行点评、总结。

一、案例分析

通过讨论分析,我们发现案例中的方先生患有胃溃疡病。胃溃疡是消化道溃疡中的一种,属于老年人常见的心身疾病。方先生一年来情绪低落抑郁,没有得到很好的缓解,再加上生活习惯不好,抽烟,喝酒,饮食不规律,这些心理社会因素极易导致老年人罹患不同的心身疾病。我们应帮助老年人正确认识心身疾病,养成良好的生活习惯,积极调整情绪,预防或缓解老年心身疾病对老年人健康的损害。

二、技能准备

1. 根据老年人症状表现和心身疾病诊断标准,判断老年人是否得了某种心身疾病。
2. 老年心身疾病的综合治疗。
3. 支持性心理疗法的运用。

三、心理护理实施

在教师指导下,学生分组为方先生制订心理护理方案,然后讨论,统一方案,并对其实施心理护理。具体可参考以下工作流程:

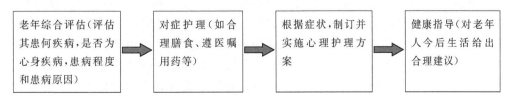

步骤一,搜集整理资料,进行老年综合评估

根据老年人的症状及其心理、社会因素等信息进行老年综合评估。判断确定老年人心身疾病的程度,鉴别发病原因,评估其心理状态,并了解近期生活事件对他的影响。

步骤二,对症护理

针对老年人症状表现进行对症护理,主要包括饮食护理、用药监测等。

步骤三,制订并实施心理护理方案

根据老年心身疾病的症状、致病因素、护理禁忌等共同协商制订并实施可行的心理护理方案。需预先考虑到老年人可能出现的反应并做好预案,面对突发问题能妥善处理。

步骤四,健康指导

心理护理方案实施后,应及时掌握老年人的心理动态,对护理效果进行评估。及时对老年人今后生活给出合理建议,进行健康方面的指导。

四、总结提升

老年人因生理、心理上的特点和特定的社会心理因素的影响,较年轻人更容易患各个系统的心身疾病。心身疾病中"心"和"身"互相影响、互相制约,不仅心理因素会导致老年人产生躯体疾病,而躯体疾病也可成为心理应激源而导致心理反应。因此,在老年人心身疾病的护理中,应注意心身相结合,药物治疗和心理治疗并重。

任务训练

情境 ➊ 纠结的老大爷

某养老院新入住了一位老大爷,73 岁,退休前为工程师。由于子女工作忙,老伴去世了,他一人在家无人照护,因此子女才在商量之后将他送到养老院。老大爷是一位很严谨的人,认为生活应该有仪式感。他一开始对养老院充满了好奇,很是欣喜了一阵子。但每天类似的生活、局限的环境让他逐渐有些厌烦,情绪变得不高。最近几天,老大爷经常会头痛,难受时头痛欲裂,还出现了耳鸣的症状。经了解老大爷曾患有多年的头痛症,严重时曾服药治疗,症状减轻时则不予理会,近期头痛症发作可能与其心情有关。

> **思考**

1.老大爷是否患上了心身疾病?

2.请针对老大爷的症状制订一份可行的心理护理方案。

情境 ➋ 患病的张老太

张老太,74 岁,儿孙满堂,患有支气管哮喘 15 年。5 天前由于感冒,导致哮喘急性发作,来院治疗。住院后,医生给予抗炎、化痰、激素平喘等治疗后,病情未有明显好转,夜间频繁哮喘发作,张老太被疾病折磨得身心俱疲。这几天由于住院,子女频繁来探望她,就连远在国外的大女儿也回来照顾她。近几日家属发现张老太情绪低落,不言不语,而且一到晚上就特别紧张,不睡觉,不关灯,每隔一会儿就会叫护理人员来看她,不停地问护士自己的病情是否恶化了。

> ·思考·
>
> 1.张老太在住院期间出现了什么心理状况?
>
> 2.应如何对她进行心理疏导?

课后练习

一、选择题(每题只有一个正确答案)

1.下列关于心身疾病的说法,错误的是( )

A.发病前必须存在明确的社会心理因素,并且在患病过程中社会心理因素与躯体因素互相交织影响。

B.必须具有躯体疾病,患者躯体上可以具有器质性病理变化或病理生理过程

C.必须具有以情绪障碍为中心的临床表现,它是由情绪和人格因素引起的。

D.与神经症有着密切联系

2.下列疾病不属于心身疾病的是( )。

A.原发性高血压 B.肥胖

C.过度换气综合征 D.骨折后情绪抑郁

3.有研究发现心理应激因素之所以能致病,实际上是以( )作为中介来实现的。

A.情绪反应 B.认知反应 C.人格 D.行为反应

4.心身医学理论认为,( )因素是心身障碍的物质基础,( )因素主要通过对生理变化的调节,最终导致或加重躯体疾病。

A.生理、心理、社会 B.生理、心理

C.遗传、心理 D.遗传、环境

5.在患心身疾病老年人的心理护理中,( )训练是一种通过训练有意识地控制自身的心理生理活动,降低唤醒水平,改善机体紊乱功能的心理治疗方法。

A.自我放松 B.康复 C.人际关系 D.认知

二、判断题

1.心身疾病是一种躯体疾病,只不过其发生、发展与心理社会因素密切相关。( )

2.遗传和人格特点与心身疾病的发生有一定关系,不同人格特征的个体对某些心身疾病的易感性不同。 ( )

3.只要患上的疾病属于心身疾病范畴,那么他就是心身疾病患者。 ( )

4.在心身疾病的发生发展中,社会文化因素、心理因素和生理因素联合在一起,共同构成了心身疾病发病的危险因素。 ( )

5.老年综合评估是识别老年心身疾病的基本手段和方法。 ( )

6.处于急性发作、躯体症状明显的病人,应以躯体疾病治疗为主,心理治疗为辅。

( )

三、简答题

1.老年心身疾病的特点是什么?

2.老年心身疾病的致病因素有哪些?

3.心身疾病的诊断程序是什么?

4.老年综合评估的目标人群和内容有哪些?

四、思考题

1.请结合老年人实际情况,分析什么样的老年人容易得心身疾病。

2.请谈一谈如何诊断老年人是否患上心身疾病。

任务二 老年高血压的心理护理

背景分析

老年高血压是老年人常见的心身疾病,会引起脑出血、缺血性脑卒中、高血压性肾病、肾功能受损、视网膜病变等并发症,老年人高血压及其并发症的出现,严重影响老年人的生活质量。因此,在养老护理中应关注老年人的血压,帮助老年人消除危险因素,做好老年高血压的预防和心理护理工作。

学习目标

知识目标

1.了解老年高血压的概念和症状表现。

2.熟悉老年高血压的致病因素。

3.掌握老年高血压患者的心理护理技巧。

能力目标

1.能够对老年高血压做出正确诊断。

2.能够根据老年人症状和心理特点,为老年高血压患者实施心理护理。

素质目标

1.培养学生树立为老年人服务光荣的服务理念和爱心、细心、耐心的服务态度。

2.养成积极关注老年人血压变化、积极进行健康知识宣教的工作习惯。

3.培养学生的迁移能力,能够灵活应对不同老年人的心理护理。

案例导入

李大爷,73岁,退休前为产业工人。喜欢吃腌制食品、动物内脏等,脾气暴躁,有多年吸烟史和饮酒史。于五年前发现劳累或生气之后常有头疼、头晕等症状,休息之后能得到缓解,对生活影响不大,因此一直没有去医院治疗。现入住某社区养老机构,全托型。半年前在社区医院检查发现血压为150/90 mmHg,被诊断为高血压,医生叮嘱其应按时服药,注意休息。据了解,李大爷以往无高血压、糖尿病和心、肾、脑疾病史,无药物过敏史,其父亲死于高血压引发的脑出血。

思考

1.请分析李大爷得高血压的原因有哪些?

2.如何对李大爷进行有效的心理护理?

一、老年高血压的定义及临床表现

(一)老年高血压的定义

原发性高血压是一种公认的心身疾病,也是老年临床常见疾病之一。老年高血压是指年龄大于 65 岁,在未使用降压药的情况下,血压持续或非同日三次以上收缩压≥140 mmHg 和(或)舒张压≥90 mmHg。

(二)老年高血压的临床表现

老年高血压病人常会出现头痛、头晕、眼花、耳鸣、心悸、四肢麻木、倦怠,并伴有心情烦躁易怒、记忆力下降、注意力不集中等症状;少数病人还可能会出现兴奋、躁动、抑郁、被害妄想、幻觉等较严重的心理症状。一般心理症状最明显时,血压也最高。在老年高血压患者中,除一部分是从老年前期的舒张期高血压演进而来,表现为收缩压和舒张压均升高之外,大多数是单纯性的收缩期高血压,是以收缩压增高和脉压增大为特点的一种特殊类型高血压。

根据临床研究发现,老年高血压患者有以下特点:

(1)单纯收缩期高血压多见。老年人由于动脉硬化,动脉壁的弹性和伸展性降低,收缩期的弹性膨胀和舒张期的弹性回缩幅度减弱,缓冲能力降低,导致收缩压升高,舒张压降低,脉压增大。所以老年人常常是单纯收缩期高血压。

(2)血压昼夜波动大,对心脑肾等靶器官的损害大。一般来说,老年人易受环境改变的影响而产生应激反应,使其真实血压大大高于自测血压,一般早晨血压高于晚间睡眠时血压,因此建议在养老护理中应测量 24 小时动态血压,以便明确血压波动情况,及时调整用药方案。

(3)老年人易发生体位性低血压和餐后低血压。

(4)老年人味觉灵敏度下降,往往吃菜很咸,而肾脏对水、盐调节能力下降,血压对盐更敏感。摄入盐过多会使血压升高,降压药疗效降低,血压难以控制。

(5)常合并其他心血管危险因素,更容易发生靶器官损害和心血管疾病;因多种疾病并存,用药种数多,易发生药物之间的相互作用,易致药物不良反应。

二、老年高血压病的致病因素

高血压的病因目前尚不十分清楚。老年高血压与其他年龄段的高血压一样是多种因素导致的持续高血压。

(一)生物遗传因素

1. 遗传因素

高血压病人往往有阳性家族史,大约 60% 的高血压患者有家族史。其中父母一方为高血压病患者,子女的发病率为 25% 左右;父母双方均为高血压患者,子女发病率可达 40% 左右。

2. 年龄因素

高血压的发病率有随着年龄增长而增高的趋势,40 岁以上者发病率高。

3.药物的影响

避孕药、激素、消炎止痛药等均可影响血压。

4.其他疾病的影响

肥胖、糖尿病、睡眠呼吸暂停低通气综合征、甲状腺疾病、肾动脉狭窄、肾脏实质损害、肾上腺占位性病变、嗜铬细胞瘤、其他神经内分泌肿瘤等均可影响血压。

(二)心理社会因素

1.应激事件

人们在生活过程中所遭遇到的生活事件对自身的血压有明显的影响,特别是突发的创伤性事件或生活变故与持久性高血压有关,且与疾病发展密不可分。

2.情绪

长期处于紧张、焦虑、恐惧、愤怒等不良情绪是高血压发生的重要因素。有研究发现,人在暴怒、情绪激动时,可使血压急升 30 mmHg 左右。

3.个性特征

个性特征也是诱发高血压的一个重要因素。有研究表明,与高血压有关的人格特征包括高度敏感、脱离实际、愤怒敌意、强迫性冲动行为等。

4.A型行为

研究发现,A型行为的人易得高血压,其主要特征是:具有强烈的时间紧迫感,说话语速快,走路做事匆忙,脾气急躁,力求短时间完成更多的任务,办事效率高;争强好胜,竞争意识强,事业心强;对人有敌意,富有攻击性;情绪易怒,生气时易向外界发怒。

5.生活习惯因素

(1)饮食。膳食结构不合理,如过多的钠盐、低钾饮食、大量饮酒、摄入过多的饱和脂肪酸均可使血压升高。研究发现,食盐(钠盐)的摄入量多少与高血压病发病密切相关,是人群中血压升高程度的重要决定因素之一。

(2)吸烟。吸烟能使血输出量和周围血管阻力增加,迅速引起血压升高。吸烟对高血压病患者器官有损害作用,还可能干扰某些降压药物的作用,使降压药物疗效不显著。

(3)饮酒。大量、长期饮酒与高血压的发病和流行有关。大量和长期饮酒者收缩压和舒张压均升高,以收缩压的升高更为明显。饮酒也同样使降压药物疗效不显著。

(4)缺乏运动。缺乏运动的久坐人群中高血压的发病率比有运动习惯的人群高,而有规律的有氧运动则可致血压下降。肥胖也是导致高血压的因素之一,随着体重的增加,高血压病的发病率有逐渐上升的趋势,早年就过度肥胖,无疑是高血压的先兆。

三、老年高血压病的心理护理

早期人们认为老年高血压是血压随着年龄增长而升高的生理现象,不必治疗,但长期研究表明,老年高血压是危害老年人生存和生活质量的重要因素,积极治疗可明显降低脑卒中等心血管疾病的危险性。

(一)老年综合评估(CGA)

采用CGA来识别老年心身疾病状况,从医学问题、躯体和认知功能、心理状态和社会支持等多层面对老年人进行全面评估。需明确老年人血压水平、症状和患病时间；鉴别其罹患高血压的原因；观察老年人的情绪和行为，评估其心理状态，并了解近期重大生活事件等。

（二）对症护理

1. 检测血压，合理用药

多数高血压患者需要口服各种降压药。降压药需在医生指导下服用，规律服用，不可私自停药、改药或增减剂量。在老年人服药后，要随时观察老年人的反应，一旦出现服药后的不良反应应及时报告医生。

▼ 相关链接

老年高血压的降压目标

老年高血压的治疗要以平稳、安全为重，从小剂量开始，注意目标血压值不要太低，防止重要脏器供血不足。老年高血压患者，降压标准可放宽至 150/90 mmHg 以下，如能耐受，可降至 140/90 mmHg 以下。降压速度要慢，防止体位性低血压，用药前后测量坐立位血压。2013 年欧洲高血压指南推荐的降压目标如下：

（1）年龄低于 80 岁的老年人，收缩压控制在 140～150 mmHg，如患者一般情况好，能耐受，收缩压可进一步降低到 140 mmHg 以下。

（2）年龄大于 80 岁的老年人，如果一般情况和精神状态较好，收缩压可控制在 140～150 mmHg。

（3）对于虚弱的老年人，是否需降压治疗由临床医生根据其对治疗效果的监测来决定。

（4）对于所有老年人，舒张压控制小于 90 mmHg，如有糖尿病，进一步降至 85 mmHg 以下。对老年人来说，舒张压为 80～85 mmHg 较安全且能被病人耐受。

（资料来源：根据网络资料整理而成）

2. 合理膳食，降低钠盐摄入

老年高血压患者应建立正确的膳食观念，在限制钠盐的条件下做到平衡膳食营养，掌握高血压饮食宜忌。具体应做到以下几点：一是饮食宜清淡，高血压患者应多吃粗粮、杂粮、新鲜蔬菜和水果、豆制品、猪牛羊瘦肉、鱼肉、鸡肉等食物，少吃动物油脂和油腻食品，少吃糖、浓茶、咖啡等刺激性食品。二是限制食盐量，在饮食中应减少烹调用盐，每人每日以不超过 6g 为宜。三是戒烟戒酒，嗜好烟酒的人更容易发生高血压心脑血管病变，且烟酒还能降低高血压患者对药物的敏感性。四是饮食应节制，一日三餐定时定量，不暴饮暴食，吃饭以八分饱为宜。五是多吃蔬菜和豆类，适量吃一些如黑木耳、芹菜、葫芦瓜、绿豆、西瓜皮、莲子心等能降低血压的食物。七是注意补镁，膳食中镁的摄入量多，有利于降低血压。

老年高血压治疗中的八个误区

1.担心血压降得过低会对心、脑、肾供血不利,引起这些器官供血不足而诱发相应并发症。其实血压在理想范围内越低越好,只要平稳地将血压降至目标水平以下,既可减轻症状,也可减轻各种心脑血管疾病的危险性。

2.非药物疗法没什么用。

3.血压降下来后不一定再用药。

4.治病心切,喜欢作用快的降压药。

5.不用药亦可降压。

6.新药、贵药就是好药。

7.认为血压监测和记录不重要。目前的降压原则中十分强调个体化用药,其中一项便是坚持每日或每周定期对血压的监测并记录。

(资料来源:根据网络资料整理而成)

(三)老年高血压的心理护理

1.引导老年人正确认识高血压

很多老年人得了高血压后,由于对疾病知识缺乏了解,往往对病情估计过于悲观,易出现恐惧、焦虑等不良情绪反应,加剧病情发展。部分老年人入院后,由于社会角色及生活环境的改变,易胡思乱想,造成心理冲突,诱发血压上升。而且对疾病不了解以及对周围环境不熟悉极容易造成患者精神紧张而影响疗效。因此,对老年人普及相关疾病的知识是非常重要的,如本病的发生机制、症状、影响因素、预防措施、饮食及治疗等,使老年人对老年高血压病有一个全面的了解。应正确引导患者正视高血压的存在,让患者及家属对高血压病有正确的理解,让患者充分认识到高血压病虽然不能根治,但可以有效控制,患者必须坚持长期治疗,有效监测,以减少并发症的发生。

2.减少心理应激的刺激

在老年高血压病的预防和治疗中,心理社会应激因素的影响是不可忽视的。当老年人遇到突发的创伤性事件,如身体健康状况急剧下降、家庭变故、亲友突然离世、暴力事件、压力剧增时,容易出现紧张、孤独、焦虑、恐惧、抑郁等不良心理问题,导致血压升高。在老年高血压的心理护理中,护理人员应与老年人进行充分沟通,消除他们的陌生感,耐心听取他们的主诉,充分了解患者的性格特征及各种思想顾虑,掌握患者的实际心理特点,分析应激因素,有针对性地进行心理疏导。

3.缓解老年人的不良情绪,为老年人提供必要的心理支持

在护理过程中,应以热情、诚恳的态度,关心体贴患者,取得患者的信任与合作,指出患者的心理障碍,特别是焦虑对高血压的消极影响。指导患者稳定情绪,学会合理控制和释放愤怒,保持积极的心态面对治疗。充分发挥护理人员和患者家属的力量,体贴和关心患者,提供及时的情感支持、经济支持和心理支持,让患者感受到温暖与支持,减轻病人的心理负担,树立战胜疾病的信心。

4.针对老年人不同性格特点,进行个性化护理

老年高血压患者主要有以下几种类型,应针对其特点,进行个性化的心理护理,只

有这样才能从根本上控制高血压,使患者病情控制效果更加理想。

(1)恐惧型。应主动热情地与患者进行交谈,对其生活习惯、兴趣、心理特点进行了解,对高血压病因、预后、保健方法进行详细的说明,使患者在短时间内能够对护理人员产生一定的信任感,解除恐惧心理。

(2)忧郁型。向其家属了解患者特性、嗜好、情绪表达方式信息,主动与患者接近,在交谈过程中应该密切注意其表情变化,选择其感兴趣的适当的话题,对其进行保健宣教,解释心理因素对高血压疾病治疗所产生的影响,解除其心理负担。

(3)急躁型。在与其进行谈话的时候,必须注意技巧,首先应该在短时间内取得患者家属的配合,避免外界刺激。当病人处于激怒状态下的时候,应该以和蔼的态度去化解其不良情绪,然后根据其思想稳定性实施心理剖析,使其能够从根本上认识到急躁情绪对疾病所产生的不利影响。

(4)焦虑型。应详细向该类型老年人讲解发病原因,以及紧张、焦虑等不良情绪对疾病所产生的不利影响,以帮助患者对疾病进行全面了解。始终保持良好的心态,对患者的自我控制能力进行训练,使其战胜疾病的信心得到显著性提升。

(5)乐观型。详细介绍高血压疾病相关领域研究的最新进展,特别是高血压发病的原因、治疗和保健方法、康复效果、新药研发情况等,使其对疾病有进一步的认识,调动主观能动性,以达到最为理想的高血压疾病的治疗效果。

(6)麻痹型。耐心介绍发病机制和相关并发症,说明持续观察血压水平及坚持长期按医嘱服药的重要性,语言应该通俗易懂且由浅入深,使患者容易接受,增强其对高血压疾病的认识,以便其能够更加积极地配合治疗和护理。

(四)健康指导

(1)尽量避免行为危险因素(如 A 型行为、吸烟、酗酒、高盐高脂肪摄入、缺乏运动等)、心理社会环境因素(如不良情绪、居住拥挤、生活状况差、长期紧张、压力过大等)的影响。

(2)积极参加有关高血压的健康知识讲座。通过专业知识讲座,使老年高血压患者及家属理解疾病的概念、影响因素和危害等,帮助老年患者积极寻找病因,采取积极措施,恢复身体机能,预防并发症。

(3)合理饮食休息,建立健康的生活方式。老年高血压患者应合理饮食,注意保证充足睡眠,适当进行体育锻炼,合理安排工作和生活,做到劳逸结合。运动应以慢跑、太极拳等放松运动为宜,不可做剧烈运动,以免病情加剧。应适当改变某些兴趣爱好,如最好不看或少看容易引起兴奋、激动的电视节目,不在游乐场所玩惊险的游乐项目等,这些活动容易引起兴奋激动,使情绪变化剧烈,导致血压迅速升高。

(4)坚持每天测血压和合理用药。应教会患者及家属正确使用家庭血压仪,学会正确测量血压的方法,并做好记录。帮助老年人建立遵医行为,按时按量服药,不私自停药、改药等。

心理护理实施

在教师指导下,共同完成案例分析,分组完成心理护理方案制订工作,并进行小组汇报,说明方案的优缺点、现实可行性等,并由教师进行点评、总结。

一、案例分析

通过讨论分析,我们发现案例中的李大爷患有老年高血压病,属于老年人常见的心身疾病。我们应帮助李大爷正确认识老年高血压,养成良好的生活习惯,限制钠盐摄入,戒烟限酒,平衡心态,调节不良情绪,坚持按时服药,避免疾病发展。

二、技能准备

1. 老年综合评估。

2. 支持性心理疗法的运用。

3. 老年高血压患者中不同类型老年人的个性化心理护理。

三、心理护理实施

在教师指导下,学生分组为李爷爷制订心理护理方案,然后讨论,统一方案,并对其实施心理护理。具体可参考以下工作流程:

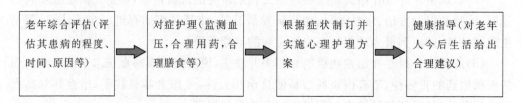

步骤一,搜集整理资料,进行老年综合评估

根据老年人的症状及其心理、社会因素等信息进行老年综合评估。判断确定老年人高血压的水平,鉴别发病原因,评估其心理状态,并了解近期生活事件对他的影响。

步骤二,对症护理

针对老年人症状表现进行对症护理,主要包括饮食护理、用药监测等。

步骤三,制订并实施心理护理方案

根据老年心身疾病的症状、致病因素、护理禁忌等共同协商制订可行的心理护理方案,按照方案进行心理护理。作为心理护理人员,需预先考虑到老年人可能出现的反应并做好预案,面对突发问题能妥善处理。

步骤四,健康指导

心理护理方案实施后,应及时掌握老年人的心理动态,对护理效果进行评估。及时对老年人今后生活给出合理建议,进行健康方面的指导。

四、总结提升

老年高血压是常见的心身疾病,目前而言,高血压是没有办法治愈的,一旦患上高血压需要终身服药,因此预防就成了应对高血压的关键。健康的生活方式是最有利的武器,对于健康的生活方式总结起来就是"少盐、少脂、多运动,戒烟、限酒、减压力,谨遵医嘱按时服药"。

任务训练

情境 一

王爷爷,75 岁,退休前为中学校长,6 年前被诊断为老年高血压病。他一直以为高血压不是大问题,再加上害怕药物的副作用,而没有坚持规律服药。近些日子他经常感到头痛头晕,特别是在无意间得知工作多年的老同事因高血压引发脑出血去世以后,非常害怕,要求立即住院治疗。他每天都多次要求测量血压,精神高度紧张,血压稍有变动就感到不舒服,马上按铃要求医生来处理。医生对他进行安抚,但他认为是医生水平不够,和医生发生激烈的争吵,过后强烈要求转院治疗。王爷爷总认为自己的血压控制不理想,因此心理负担过重,情绪低落,失眠,血压不稳,造成恶性循环。

·思考·

1. 王爷爷出现了哪些心理问题?
2. 如何对王爷爷进行心理护理,帮助他正确认识疾病?

情境 二

赵爷爷,68 岁,患高血压多年,现在某医养结合养老院入住。近日,赵爷爷起床时出现头晕目眩、站立不稳、视力模糊、软弱无力等症状,被院内医生诊断为"体位性低血压"。赵爷爷听说"低血压"了,拒绝服药,甚至还说要多吃点咸东西补一补。护理他的小王哭笑不得,跟他解释体位性低血压是高血压症状之一,多见于体位突然发生变化以后,血压突然下降,并不是说他的高血压好了,也不能因此不吃药、不忌口。但是赵爷爷就是不听,还认为是小王骗他,气呼呼地去向小王领导告状去了。

·思考·

1. 请分析判断赵爷爷对老年高血压的认识都有哪些不正确的地方?
2. 如何对赵爷爷进行个性化的心理护理?

情境 三

赫奶奶,76 岁,有多年高血压疾病史。赫奶奶年轻时脾气火爆,急公好义,正义感十足,现在年老了也是风风火火的,经常忙碌在各个活动场所。近期,她在参加某公益活动时和他人发生了争执,她坚持认为自己是对的,要求对方必须按照她的要求来,但对方就是不同意。这两天赫奶奶出现了情绪低落、失眠、头晕、乏力等症状,连续三天去社区医院检查发现血压都为 160/105 mmHg 左右,医生诊断为高血压。

·思考·

1. 请分析赫奶奶得老年高血压的致病因素有哪些?
2. 请为赫奶奶制订一份可行的心理护理方案。

情境 四

陈奶奶,72 岁,患高血压多年。陈奶奶能坚持遵医嘱服药,每天进行血压测量多次,她每天会把血压值记录下来,像买彩票一样研究这些数值。若是哪一天血压高了,情绪会特别紧张,担心自己病情严重了,于是去医院做进一步检查。反复多次之后,她不再相信医生,而是自己根据症状表现,自行加减药物。过了一段时间后,她的症状果然变得严重了,于是开始担心自己会不会死,要求子女每天都要陪着她,变得敏感、多疑,夜间失眠、做噩梦,精神状态很差。据了解,陈奶奶的父母都是因高血压导致的脑出血而去世的。

·思考·

1.请分析一下陈奶奶得高血压的致病因素有哪些。

2.针对她的情况制订一份切实可行的心理护理方案。

课后习题

一、选择题(每题只有一个正确答案)

1.老年高血压是指年龄大于65岁,在未使用降压药的情况下,血压持续或非同日三次以上收缩压≥(   )mmHg和(或)舒张压≥(   )mmHg。

A. 140,90   B. 135,90   C. 150,95   D. 145,95

2.下列人群中,容易得老年高血压的是(   )。

A. 父母双方或一方患有高血压   B. 喜欢吃清淡食物的人

C. 个性活泼、稳重,不爱斤斤计较的人   D. 平时生活安逸、工作压力小的人

3.在老年高血压患者的饮食宜忌中,(   )是不适合老年人食用的。

A. 动物肝脏

B. 黄豆、绿豆、红豆等各种豆类

C. 适量的水果

D. 黑木耳、芹菜、葫芦、绿豆、西瓜皮、莲子心

4.处于下列(   )情境时,老年人容易使得高血压加重。

A. 身体健康状况急剧下降时   B. 遭遇家庭变故、亲友突然离世时

C. 遭遇暴力事件、压力剧增时   D. 以上三种情况都对

二、判断题

1.老年人的收缩压和舒张压都高,才叫高血压。   （   ）

2.高血压的发病率有随着年龄增长而增高的趋势,40岁以上者发病率高。   （   ）

3.俗话说"久病成医",高血压患者可以根据症状自行调整用药量,不必每次都麻烦医生。   （   ）

4.在饮食中应减少烹调用盐,每人每日以不超过6g为宜。   （   ）

三、简答题

1.老年高血压的特点有哪些?

2.老年高血压的致病因素有哪些?

3.老年高血压的心理护理包括哪些内容?

4.如何对老年高血压患者进行健康指导?

四、思考题

1.请结合实际谈一下,目前关于高血压都有哪些认识误区?

2.如何针对不同性格的老年人制订个性化的心理护理方案。

任务三 老年冠心病的心理护理

背景分析

冠心病已成为威胁人类健康最严重的疾病之一,被称为"时代的瘟疫",可引起急性心肌梗死、心律失常等严重并发症,其发病率和死亡率近几年呈上升趋势,严重影响老年人的身体健康和生活质量。很多研究表明在冠心病的发生发展中,心理因素起着重要的作用。本任务分析了老年冠心病的临床症状和致病因素,对老年冠心病的预防和心理护理进行了总结,以期帮助学生在养老服务中做好老年冠心病的预防和护理工作。

学习目标

知识目标

1. 掌握老年冠心病的定义和临床表现。
2. 了解老年冠心病的致病因素。
3. 掌握老年冠心病的预防和心理护理技巧。

能力目标

1. 能够根据冠心病的症状表现对老年冠心病的类型做出正确判断。
2. 能够对老年冠心病患者进行监护和观察。
3. 能够对老年冠心病患者实施有效的心理护理。

素质目标

1. 树立正确的身心疾病观,适时对患病老年人进行健康教育。
2. 培养学生敏锐的观察能力,善于发现老年冠心病患者的症状变化。
3. 培养学生的迁移能力,能灵活应对,做好个性化护理。

案例导入

覃爷爷,66 岁,入住某养老机构三年多了,半月前他因急性心肌梗死被送入医院的监护室。经过一段时间的治疗,覃爷爷的病情已得到了控制,但是他总是觉得自己胸闷、气短,心前区不适。医生检查后没有发现异常,但覃爷爷就是不相信,认为是医生故意隐瞒病情,害怕自己也会像父亲那样死于冠心病。如果护理人员稍微离开一会儿,他就马上按铃呼叫,告诉护理人员他不舒服,让医生来做检查。医生建议他病情好转后在床上活动一下,他也不愿意,觉得自己是病人,不能活动,若是再次劝说他就急了,情绪非常激动。

·思考·

1. 覃爷爷患冠心病后出现了哪些心理问题?
2. 如何帮助覃爷爷进行心理护理?

知 识 准 备

一、老年冠心病的定义和临床表现

（一）老年冠心病的定义

冠心病是指由于冠状动脉功能性改变或器质性病变引起的冠脉血流和心肌需求之间不平衡而导致的心肌损害。本病的基本病变是供应心肌营养物质的血管——冠状动脉发生了粥样硬化，故其全称为冠状动脉粥样硬化性心脏病，简称为冠心病。当前心血管疾病以其发病率第一、致残率第一，死亡率第一的特点，成为威胁人类健康的头号杀手。

冠心病多发于老年人，是由于体内脂类代谢异常，血液中的脂质附着在动脉壁上，形成白色粥状斑块，导致动脉血管堵塞，冠状动脉痉挛，血液流动受阻，造成心肌缺血或坏死而引起的心脏病。

（二）老年冠心病的临床表现

冠心病根据病变的部位、范围和程度的不同，有不同的临床特点，一般分为五种类型：

一是隐匿型或无症状性冠心病。此时病情最为轻微，临床无症状，但心电图检查有心肌缺血的改变，心肌无组织形态改变。

二是心绞痛。主要表现为阵发性心前区绞痛或紧压感、沉重闷胀性疼痛，少数病人可为烧灼感、紧张感或呼吸短促伴有咽喉或气管上方紧缩感，每次持续 1～15 分钟，多数为 3～5 分钟。但也有症状不典型的，这是因为冠状动脉阵发性痉挛或持续性收缩所致。

三是心肌梗死。疼痛部位和性质与心绞痛相同，但常发生于安静或睡眠时，疼痛程度较重，范围较广，持续时间可长达数小时或数天，休息或含用硝酸甘油片多不能缓解，伴烦躁不安、出汗、恐惧，有濒死感。处理不当可直接死于心力衰竭、心律失常或休克。

四是心肌纤维变化。长期心肌缺血可导致心肌逐渐纤维化，表现为心脏增大，心力衰竭和心律失常，病人多有心悸、气促等症状。

五是猝死。此型最严重，突发心脏骤停会导致病人死亡，多为心脏局部发生电生理紊乱或起搏、传导功能发生障碍引起严重心律失常所致。

老年冠心病的特点是无症状冠心病发生率高，心绞痛症状常常不明显，心绞痛发作时疼痛部位可不典型，急性心肌梗死临床症状可不典型，心肌梗死并发症较多。

二、老年冠心病的致病因素

（一）生物因素

1. 遗传因素

有研究证实，家族中有 65 岁以前的男性或 55 岁以前的女性发生过冠心病的，其家庭成员更容易患冠心病。双亲均在早期患有冠心病，则子女的发病率是没有这种情况家族成员的 5 倍。

2. 年龄和性别

临床研究统计，在 40 岁以后不管是男性还是女性患上冠心病的概率有所增加。特别是 45 岁以上的男性和 55 岁以上的女性,为冠心病的高发人群。男性比女性更容易得冠心病,女性在绝经期前发病率低于男性,但在绝经期后与男性相等。

3. 其他疾病

(1)高脂血症易引发冠心病,脂质代谢紊乱是冠心病的病因之一,因为胆固醇的升高会使患上冠心病的概率增加百分之三。

(2)高血压与冠心病的形成和发展有密切关系。研究发现,70%的冠心病患者合并高血压,而高血压患者患冠心病的概率比普通人高数倍。

(3)肥胖症。肥胖症已明确为冠心病的首要危险因素,可增加冠心病死亡率。要预防冠心病就得先治疗肥胖症。

(4)糖尿病。糖尿病患者患冠心病的概率比非糖尿病患者高 2 倍,此外糖耐量降低的患者也可能会患冠心病。

4. 不良生活习惯

(1)吸烟。吸烟与高胆固醇血症、高血压并成为世界公认的冠心病三大危险因素,且吸烟是其中唯一可避免的因素。有数据表明,吸烟比不吸烟者的发病率高 2~6 倍。

(2)长期饮酒。长期饮酒是导致很多疾病的罪魁祸首,很多冠心病患者都有长期喝酒的习惯。

(3)活动减少。不爱运动的人患冠心病和猝死的概率比爱运动的人要高,缺乏运动使得脂肪堆积导致肥胖,从而引发一系列功能紊乱,增加患病风险。

(4)不健康饮食。高热量、高脂肪、高胆固醇及多盐、多糖饮食也可导致冠心病。为避免患糖尿病应多吃水果、蔬菜。

(5)避免寒冷刺激。长期处于寒冷刺激中,血脉的正常运行收到阻碍,可使冠状动脉收缩,从而痉挛造成心肌缺血,然后发生心绞痛。因此应尽量避免寒冷刺激,做好保暖工作。

(二)心理社会因素

研究发现,冠心病的发病率西方发达国家高于发展中国家,城市高于农村,脑力劳动者高于体力劳动者,这些结果间接证明了心理社会因素与冠心病发生之间的密切联系。

1. 应激因素

冠心病的流行病学研究得出结论:大约 40%的动脉硬化病人没有高血压、高血脂、吸烟等危险因素,其之所以患冠心病与其精神应激有关。与冠心病有关的应激因素包括社会经济状况、工作条件、婚姻冲突、A 型性格等,如亲人生病或离世、生活环境改变、工作压力增大等。长期的不良应激因素刺激可加速动脉硬化及粥样斑块的形成,促使冠心病的发生。

2. 个性心理

近年来许多研究发现,个性行为与疾病之间关系密切,性格直接或间接影响个体的生理和心理健康,具有某个个性行为的人为患某些特定疾病的高发群体。有关研究表明,A 型行为占心血管疾病人数的 85%,冠心病的发生也与 A 型行为关系密切。A 型性格冠心病发病率高于 B 型性格 5 倍,A 型行为不是冠心病发病后的行为改变,而是冠心病的一种危险因素,故有人将 A 型行为类型称为"冠心病个性"。A 型行为的特点是好胜心强、急躁易怒、雄心勃勃、反应敏捷但缺乏耐心、大声说话、易冲动、具有时间紧迫感和攻击倾向等特征。

三、老年冠心病的预防和心理护理

（一）老年冠心病的预防

冠心病预防包括一级预防（对未发生冠心病疾病的危险人群而言）、二级预防（对冠心病早期的患者而言）和三级预防（对冠心病中晚期患者而言，预防冠心病的恶化及并发症的发生），预防措施无论对冠心病患者还是冠心病高发危险人群都十分必要。

1. 一级预防

一级预防亦称为病因预防，是针对致病因素的预防措施，这一阶段疾病并未发生，但某些危险因素已经存在，如病原体感染、精神过度紧张、营养不良、平素缺乏锻炼、家庭发生变故等。此阶段可称为易感染期，具体预防措施如下：

（1）降低血压。目前强调在抗高血压治疗的同时注意控制其他危险因素，因为血压升高易伴有高血脂、高血糖、纤维蛋白原升高以及心电图不正常。

（2）降低血清胆固醇。实验表明，只有维持较长时间的理想胆固醇水平，才能达到预防冠心病的发病或不加重冠心病的目的。建议主要通过非药物途径在人群中预防血脂升高。首先，应广泛开展卫生宣传，对高胆固醇血症者，应在医生指导下采取药物和非药物两种降脂措施。

（3）宣传戒烟和劝阻吸烟。应采取各种措施向无烟社会迈进，例如，禁止青少年吸烟，提倡中年人戒烟，劝告老年人少吸或吸低焦油含量烟，并逐步过渡到戒烟。

（4）减肥。主要是减少热量的摄入和增加运动量，超重和肥胖者应减少热量。但通过极低的热量摄入或完全饥饿以达到迅速减重的方法，是不可取的。

▼ 相关链接

冠心病的早期症状自测

冠心病是中老年人的常见病和多发病，处于这个年龄阶段的人，在日常生活中，如果出现下列情况，要及时就医，尽早发现冠心病，以便及早治疗。

（1）劳累或精神紧张时出现胸骨后或心前区闷痛，或紧缩样疼痛，并向左肩、左上臂放射，持续3～5分钟，休息后自行缓解者。

（2）体力活动时出现胸闷、心悸、气短，休息时自行缓解者。

（3）出现与运动有关的头痛、牙痛、腿痛等。

（4）饱餐、寒冷或看惊险影片时胸痛、心悸者。

（5）夜晚睡眠枕头低时，感到胸闷憋气，需要高枕卧位方感舒适者；熟睡或白天平卧时突然胸痛、心悸、呼吸困难，需立即坐起或站立方能缓解者。

（6）性生活或用力排便时出现心慌、胸闷、气急或胸痛不适。

（7）听到噪声便引起心慌、胸闷者。

（8）反复出现脉搏不齐，不明原因心跳过速或过缓者。

（资料来源：根据网络资料整理而成）

2.二级预防

二级预防提倡"双有效",即有效药物、有效剂量。吃吃停停,停停吃吃,是冠心病二级预防的禁忌,不但效果不好,而且更危险。冠心病二级预防一般指的是 ABCDE 原则。A、B、C、D、E 分别指一些关键原则的英文首字母。

(1)A 一般指长期服用阿司匹林和血管紧张素转换酶抑制剂。前者具有抗血小板凝集作用,可减少冠脉内血栓形成;后者可改善心脏功能,减少心脏重塑、变形,对合并有高血压、心功能不全者更有帮助。

(2)B 指应用 β-肾上腺素能受体阻滞剂和控制血压。目前已证实,若无禁忌证的心梗后患者使用 β 阻滞剂,可明显降低心梗复发率、改善心功能和减少猝死的发生。一般来讲,血压控制在 130/85 mmHg 以下,可减少冠心病的急性事件,且可减少高血压的并发症,如中风、肾功能损害和眼底病变等。

(3)C 指降低胆固醇和戒烟。胆固醇增高是引起冠心病的罪魁祸首,血清胆固醇增高应通过饮食控制和适当服用降脂药把胆固醇降到 4.6 mmol/L(180 毫克/分升)以下,这样可大大降低心梗的再发率。凡是心梗患者无论血清胆固醇增高还是正常,都要长期服用降脂药。

(4)D 指控制饮食和治疗糖尿病。每天进食过多富含胆固醇的食物如肥肉、动物内脏、蛋黄等,是促发冠心病的最大危险因素。因此心梗后的患者应当远离这些高胆固醇食物,提倡饮食清淡,多吃鱼和蔬菜,少吃肉和蛋。在同等条件下,糖尿病患者的冠心病患病率比血糖正常者要高出 2～5 倍。由此可见,控制糖尿病对冠心病患者是何等重要。

(5)E 指教育和体育锻炼。冠心病患者应学会一些有关心绞痛、心肌梗死等急性冠脉事件的急救知识,如发生心绞痛或出现心梗症状时可含服硝酸甘油和口服阿司匹林等,可大大减轻病情和降低病死率。心梗后随着身体逐渐康复,可根据条件在医生指导下适当参加体育锻炼及减肥,是减少冠心病再发心梗的重要举措。

3.三级预防

三级预防是指重病抢救,其中包括康复治疗、预防或延缓冠心病慢性并发症的发生和病人的死亡。冠心病病人如果不注意保健很容易并发心肌梗死和心力衰竭而危及生命。

(二)老年冠心病的心理护理

冠心病治疗是一个综合而庞大的工程,既需要医生准确诊断及合理治疗,更需要患者积极配合,方可取得良好效果。在冠心病护理中,心理护理也是非常重要的。

1.老年综合评估

采用老年综合评估(CGA)来识别老年心身疾病状况,从医学问题、躯体和认知功能、心理状态和社会支持等多层面对老年人进行全面评估。需明确老年人冠心病症状、致病因素、患病时间等,观察老年人的情绪和行为,评估其心理状态,并了解近期重大生活事件等。

2.对症护理

(1)注意休息,适量运动。冠心病患者需要多休息,特别是急性期患者需绝对卧床休息,病情稳定后方可在床上、床边、室内、室外活动,逐步增加活动范围及活动量,但是一旦出现心绞痛发作,应立即停止正在进行的活动,原地休息。保证充足睡眠,每日午睡 30 分钟左右,积极治疗失眠。随时增减衣服,避免受凉引起感冒。

(2)合理饮食,避免便秘。合理饮食可使冠心病危险性降低,应平衡膳食营养,避免摄入过多热量。宜吃低盐低脂、低胆固醇、高蛋白、高维生素、高纤维素、易消化的食物,少吃刺激性食物,控制钠盐及水分摄入。应少食多餐,避免暴饮暴食,戒烟,限酒,勿饮浓茶、咖啡,多吃水果蔬菜。养成定时排便的习惯,必要时可采用润肠剂和口服缓泻药,避免便秘发生,因为便秘时用力排便,可能会诱发心绞痛、心梗发生,严重者会造成猝死。

(3)做好病情观察和监护。应严密观察冠心病患者的病情,测量心率、心律、血压、脉搏、呼吸、体温等,并做好详细记录。注意观察患者神智、面色、四肢、皮肤温度及尿量的变化,一旦发现异常现象应及时告诉医生,及早发现心源性休克。若患者出现呼吸困难,应帮助他采取半坐卧位,保持呼吸道通畅。

(4)加强对病人的用药指导。冠心病治疗以药物治疗最为普遍应用,药物可以改善冠状动脉的血供,降低心肌耗氧量,减轻症状和缺血发作,治疗动脉粥样硬化,预防心梗和猝死。患者应随身携带就医卡和硝酸甘油或速效救心丸。指导患者遵医嘱服药,不要擅自随意增减药量,告知患者常用药物的作用、用法、用量、不良反应及服药后注意事项。如疼痛持续 15 分钟以上或服药后没有缓解,则应及时通知医生,进行专业处理。

3. 心理护理

老年冠心病患者大多会出现紧张焦虑、敏感多疑、悲观抑郁、恐惧绝望等负面情绪,其疾病的发生发展与老年人的性格、心理活动有很大关系,所以在护理中应注意其心理的调整。可以从以下几个方面对冠心病患者进行心理护理。

(1)整合 A 型行为。对 A 型行为的患者采用心理相谈、知识讲座、案例介绍等方法进行心理保健,帮助其意识到 A 型行为对冠心病发病的影响,从而改善其处事方式。常采用支持性疗法、自我放松训练、心理咨询、音乐疗法、暗示疗法等方法减轻患者的心理压力,缓解其紧张焦虑情绪,使患者拥有健康、乐观的心态,即使面对挫折和困境,也能心平气和、坦然面对,远离身心疾病的困扰。已有研究表明,整合 A 型行为可以减少冠心病的发病率。

(2)减少心理应激源的刺激,调节不良情绪。当冠心病患者遇到重大生活事件,如社会经济状况发生改变、亲友生病或离世、婚姻家庭冲突等应激事件时,老年人情绪会出现大的波动,容易出现激动、愤怒、焦虑、抑郁等负面情绪,而这些负面情绪可促使疾病发生发展。因此,应尽量减少冠心病患者的应激源,使其心情舒畅,建立积极乐观的良好心态,保持情绪健康、稳定。鼓励老年人拿得起放得下,坦然面对生活中的一切。

(3)建立良好的社会支持系统。良好的社会支持系统在老年冠心病患者的康复中起着重要的作用。应帮助老年人学会遇事心平气和,不能随意发脾气;要宽以待人,保持人与人之间的融洽。来自亲友、护理人员的精神支持,可以使其感受到温暖,增强战胜疾病的信心和决心。

(4)掌握自我监测和调节的方法。鼓励老年人了解疾病知识,一旦出现胸闷、气短等症状时可以报告医生或及时服用硝酸甘油等药物。教给老年人通过呼吸放松、意念放松、身体放松等自我放松训练,或通过气功、太极拳等活动,增强自身康复能力。

4. 健康指导

(1)疾病相关知识指导。通过宣传、健康教育课堂等方式,普及冠心病相关知识,让患者及家属掌握自我救护的知识及方法。指导患者正确用药,嘱病人随身携带硝酸酯类药物以备发作时急救。定期复查,有危险预兆时应立即就医。告知患者定期复查心电图、血压、血糖、血脂和肝肾功能等。

(2)生活指导。具体包括:①老年冠心病患者居住的环境应保持室内空气清新、光线充足、温湿度适宜。②老年冠心病在夜间发作较多见,应指导患者睡前用温水洗脚以消除疲劳,如夜间突发不适,应及时按铃呼救。③告知患者生活要有规律,早睡早起,保证充足的睡眠和休息,控制生活压力。④改变饮食习惯,健康饮食,多吃谷物、豆类、水果、蔬菜和鱼等,少吃猪肉、油炸食物等,尽量少吃蛋黄。⑤改变生活方式,适当有规律运动,避免剧烈运动,控制体重。⑥预防便秘,必要时可用缓泻剂,洗澡时间不宜过长,应由家人或护理人员陪伴。

心理护理实施

在教师指导下,共同完成案例分析,分组完成心理护理方案制订工作,并进行小组汇报,说明方案的优缺点、现实可行性等,并由教师进行点评、总结。

一、案例分析

通过讨论分析,我们发现案例中的覃爷爷患有老年冠心病,属于老年人常见的心身疾病。我们应帮助贾爷爷正确认识老年冠心病,养成良好的生活习惯,合理饮食,戒烟限酒,平衡心态,避免寒冷刺激,坚持按时服药,避免疾病发展。

二、技能准备

1.老年综合评估。
2.支持性心理疗法的运用。
3.老年冠心病患者的心理护理。

三、心理护理实施

在教师指导下,学生分组为贾爷爷制订心理护理方案,然后讨论,统一方案,并对其实施心理护理。具体可参考以下工作流程:

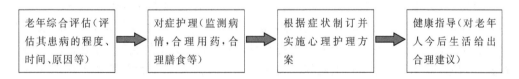

步骤一,搜集整理资料,进行老年综合评估

根据老年人的症状及其心理、社会因素等信息进行老年综合评估。判断确定老年人冠心病的类型和程度,鉴别发病原因,评估其心理状态,并了解近期生活事件对他的影响。

步骤二,对症护理

针对老年人症状表现进行对症护理,主要包括饮食护理、用药监测等。

步骤三,制定并实施心理护理方案

根据老年心身疾病的症状、致病因素、护理禁忌等共同协商制订可行的心理护理方案,按照方案进行心理护理。作为心理护理人员,需预先考虑到老年人可能出现的反应并做好预案,面对突发问题能妥善处理。

步骤四,健康指导

心理护理方案实施后,应及时掌握老年人的心理动态,对护理效果进行评估。及时对老年人今后生活给出合理建议,进行健康方面的指导。

四、总结提升

老年冠心病是常见的心身疾病,药物治疗是最基本的治疗方案,患者一旦确诊,药物治疗要终身维持。当药物疗效欠佳或无效时应尽早做冠脉造影,对冠状动脉病变做出准确评估,然后决定是否行冠状动脉介入治疗或冠状动脉搭桥术。只要做好冠心病的预防工作,了解清楚冠心病的发生原理,杜绝任何引起冠心病的根源,就能很好地阻止冠心病的发生。

任 务 训 练

情境 ➊

齐先生,74岁,患冠心病多年,退休前为企业职工,高中文化。平时性情急躁,爱发火,喜欢与人争高低,喜欢做有挑战、别人不能做的事情。经常会说"我脾气急,就这样""别惹我,小心和你急眼"这类的话。他自己曾上网查过相关信息,知道自己属于A型性格,也清楚A型性格和冠心病的关系。他认为自己以前在工厂就是因为风风火火的性格,做事情多而快,所以每年都是评为优秀员工,也没有什么不好的。现在生病了,他自己也想改变一下,但总是改不了,一遇事情又着急上火了。

思考

1.齐先生对A型行为的认识存在什么问题?

2.该如何对齐先生进行心理护理?

情境 ➋

李先生,退休前为工程师,患冠心病多年,现在某社区养老服务中心生活。李先生性格急躁,做事风风火火的,近期社区养老服务中心想办一场老年活动,打算征求一下入住老年人的意见,当时好几个老年人都在场,有的说办交谊舞会好,有的说办一场书画展,还有的说教大家用手机上网好。大家各有各的意见,一时之间争执不断。这时李先生不高兴了,说这么点事有啥好争的,然后甩手离开了,弄得大家都没有了兴趣,他自己也闷闷不乐了好几天。

思考

1.如果你是李先生的护理员,你将如何帮助他正确应对这一冲突?

2.结合所学谈一谈冠心病患者应如何优化性格。

情境 ➌

张先生,65岁,体胖,曾因心绞痛去医院检查、治疗,出院后医生建议他多运动,适当减肥。于是他每天快走、跑步,还特意利用手机上的计步器每天查看自己走了多少步。近一段时间,他每天暴走一万多步,但身体却有些吃不消,有一次还在外面发病了,幸好随身携带着急救药物,避免了一场意外。

·思考·

1.冠心病患者在运动时应注意些什么?

2.如何对张先生进行有效的心理护理?

情境 四

陆先生,62岁,因心前区疼痛、休息后也不能缓解来院治疗,被诊断为冠心病。陆先生退休前为货车司机,平时性格急躁,一言不合就和人争吵,喜欢吃肉和动物内脏,血脂偏高,爱抽烟、饮酒,每天抽一包烟,喝半斤左右的白酒。家人曾劝过他,但他一直不改,反而变得更加偏激、固执。

·思考·

1.请分析陆先生患冠心病的可能原因有哪些?

2.除了接受医院的系统治疗外,如何对陆先生进行心理护理?

课后习题

一、选择题(每题只有一个正确答案)

1.当前( )疾病以其发病率第一、致残率第一,死亡率第一的特点,成为威胁人类健康的头号杀手。

A.心血管   B.精神   C.癌症   D.糖尿病

2.( )的主要表现是阵发性心前区绞痛或紧压感、沉重闷胀性疼痛,少数病人可有烧灼感、紧张感或呼吸短促伴有咽喉或气管上方紧缩感,每次持续1~15分钟,多数为3~5分钟。

A.隐匿性冠心病   B.心绞痛   C.心肌梗死   D.心肌纤维化

3.( )并成为世界公认的冠心病三大危险因素

A.高胆固醇血症、高血压、吸烟   B.高胆固醇血症、高血压、酗酒

C.高血压、糖尿病、吸烟   D.肥胖、高血压、酗酒

4.下列不属于容易引起冠心病发生发展的应激事件是( )。

A.重大社会经济条件改变   B.婚姻家庭变故

C.亲友突然离世   D.平时家庭聚会

二、判断题

1.老年冠心病的特点是无症状冠心病发生率高,心绞痛症状常常不明显,心绞痛发作时疼痛部位可不典型,急性心肌梗死临床症状可不典型,心肌梗死并发症较多。( )

2.女性比男性更容易得冠心病。( )

3.合理饮食可使冠心病危险性降低,应平衡膳食营养,避免摄入过多热量。( )

4.良好的社会支持系统在老年冠心病患者的康复中起着重要的作用。( )

三、简答题

1.老年冠心病的致病因素有哪些?

2.哪些不良生活习惯可能导致冠心病?

3.老年冠心病的一级预防包括哪些内容？

4.老年冠心病的二级预防包括哪些内容？

5.如何做好老年冠心病的心理护理？

四、思考题

1.结合所学知识,谈一谈如何做好老年冠心病的预防工作。

2.针对具体的老年冠心病患者,如何做好其全方位的心理护理工作。

任务四 老年糖尿病的心理护理

背景分析

　　糖尿病是继心脑血管疾病、恶性肿瘤之后第三大严重影响人类健康的全球性慢性疾病。随着人口老龄化,老年糖尿病的患病率逐渐增加,且患者常伴随多种疾病,应用多种药物,智力和记忆力减退,常无症状或者症状不典型,甚至或被其他慢性疾病所掩饰。因此应重视老年糖尿病的临床特点,关注糖尿病患者的心理护理,做到及早防治,提高生活质量。

学习目标

知识目标

1.掌握老年糖尿病的定义和临床表现。

2.了解老年糖尿病的致病因素。

3.掌握老年糖尿病的预防和心理护理技巧。

能力目标

1.能够根据糖尿病患者存在的心理问题进行正确分析。

2.能够对老年糖尿病患者进行心理护理。

素质目标

1.树立正确的身心疾病观,适时对患病老年人进行健康教育。

2.培养学生养成良好的生活习惯,能对老年人进行健康指导。

3.树立关爱老年人、尊重老年人的工作态度。

案例导入

　　郑奶奶,69岁,患糖尿病6年多了,她总认为糖尿病治不好,但也死不了人,时常暴饮暴食,喜欢吃蛋糕等甜食。她觉得控制饮食根本解决不了问题,还不如想吃什么就吃什么,就是死了也不遗憾。郑奶奶体胖,不爱运动,整日在家看电视,还一边看电视一边吃零食。由于不重视,也没有定期检测血糖,近日因双下肢水肿、脚趾有破损、失眠等症状去社区体检,发现随机血糖为 16.23 mmol/L,医生建议她去医院接受系统治疗,并介绍了疾病继续发展下去可能出现的危险。郑奶奶听了之后很着急,特别担心会出现严重的并发症。

> **·思考·**
>
> 1.郑奶奶患糖尿病后哪些认识和行为是不恰当的?
> 2.如何帮助郑奶奶进行有效的心理护理?

知识准备

一、老年糖尿病的定义和临床表现

(一)老年糖尿病的定义

糖尿病是一种由于胰岛素分泌缺陷或胰岛素作用障碍所致的以高血糖为特征的代谢性疾病。持续高血糖与长期代谢紊乱等可导致全身组织器官,特别是眼、肾、心血管及神经系统的损害及功能障碍和衰竭。严重者可引起失水,电解质紊乱和酸碱平衡失调等急性并发症酮症酸中毒和高渗昏迷。

老年糖尿病是指年龄在 60 岁以上的糖尿病患者,包括两类人群:一是 60 岁以后新确诊为糖尿病的人,二是在 60 岁之前发病而后进入老年阶段的人。随着我国人口老龄化进程加剧,老年糖尿病的患病率也在不断提高,该病并发症多,严重影响老年人的身体健康和生活质量,严重者会导致死亡。

(二)临床表现

糖尿病的症状可分为两大类:一大类是与代谢紊乱有关的表现,尤其是与高血糖有关的"三多一少",多见于 I 型糖尿病,II 型糖尿病常不十分明显或仅有部分表现;另一大类是各种急性、慢性并发症的表现。

1.典型症状

大多 I 型糖尿病患者会出现"三多一少"症状,即多尿、多饮、多食和消瘦。老年糖尿病患者常会出现乏力、轻度口渴、尿频、皮肤瘙痒、多汗等非特异性症状。此外,很多老年糖尿病患者也有多种代谢异常表现,如肥胖、高血压、高血脂、冠心病等。

2.不典型症状

并非所有糖尿病患者都会出现典型症状,一些 II 型糖尿病患者的症状就不典型,很多患者仅有头昏、乏力等症状,甚至无症状。有的人在发病早期或糖尿病发病前阶段,可出现午餐或晚餐前低血糖症状。

3.急性并发症的表现

在应激等情况下病情加重,可出现食欲减退、恶心、呕吐、腹痛、多尿加重、头晕、嗜睡、视物模糊、呼吸困难、昏迷等。糖尿病的急性并发症主要包括高渗性非酮症性糖尿病昏迷、糖尿病酮症酸中毒、低血糖昏迷、糖尿病乳酸性酸中毒等。

4.慢性并发症的主要检查

(1)糖尿病视网膜病变:有无视力下降以及下降的程度和时间;是否检查过眼底或眼底荧光造影;是否接受过视网膜光凝治疗。

(2)糖尿病性肾病:有无浮肿、尿中泡沫增多或者蛋白尿。

(3)糖尿病神经病变:四肢皮肤感觉异常,麻木,针刺,蚁走感。足底踩棉花感,腹泻和便秘交替,尿潴留,半身出汗或时有大汗,性功能障碍。

(4)反复的感染:例如反复的皮肤感染,如疖、痈,经久不愈的小腿和足部溃疡。反复发生的泌尿系感染,发展迅速的肺结核。女性外阴瘙痒。

(5)糖尿病足:糖尿病足是由于多种原因引起的下肢感染、坏死的疾病。统计发现,每年糖尿病足的截肢率高达 40%.

二、老年糖尿病的致病因素

我国老年人糖尿病的患病率比较高,其病因和发病机制比较复杂,主要因素可归纳为生物因素和心理社会因素。

(一)生物因素

1. 遗传因素

大量研究显示老年人患糖尿病有着明显的家族遗传性,大约 25%～50% 的患者有糖尿病家族史,在Ⅱ型糖尿病患者的亲属中大约有 40% 以上的人患有糖尿病。有人认为中国人是糖尿病好发人群,应注意提早预防。

2. 环境因素

环境因素在老年糖尿病的发病中也占有重要地位,由于近几年来经济发展,人们生活水平普遍提高,饮食结构转变,而老年人随着年龄增长全身代谢减慢,老年人在进食过多和运动减少后容易引起肥胖。当人衰老时机体对葡萄糖的利用和代谢均明显下降,出现空腹和餐后血糖水平不同程度的升高,从而使胰岛素分泌增加,造成 β 细胞对葡萄糖刺激的代偿功能降低,最终导致Ⅱ型糖尿病的发生。

3. 其他因素

不良生活方式如吸烟、饮酒者,也是Ⅱ型糖尿病的高发人群。高血压、高血脂、冠心病和慢性阻塞性肺部疾病也被认为是Ⅱ型糖尿病的重要危险因素。

(二)心理社会因素

国内外大量研究表明,生活事件、人格特点、心理应激、情绪等不良心理社会因素在老年糖尿病发生和发展过程中起着重要的作用。心理社会因素始终贯穿于糖尿病发生、发展、预后的整个过程中,不良心理社会因素刺激引起心理应激反应,进而使机体产生生理应激反应,最后使病人的血糖代谢失调,导致Ⅱ型糖尿病的发生。

1. 生活事件因素

有研究表明,通过对生活事件与糖尿病起病关系的调查发现,亲友去世、严重的家庭破裂、社会角色改变、遭受严重意外等不良生活事件对个体心理健康会产生重大影响,进而可能导致糖尿病的发生。有研究表明,生活事件与糖尿病的控制也有着密切关系,在饮食和治疗不变的情况下,一些糖尿病患者由于生活事件的突然刺激,病情可迅速恶化。

2. 人格特点

关于糖尿病与人格特点的研究文献不多,但通过患病后人格调查发现,很多糖尿病患者共有一些人格特征,被称为 D 型人格,其特点是:孩子气,依赖性强,处事被动,乐观向上,寻找趣事,回避痛苦,不合群,注意力不易集中,对应激反应低,生活规律,容易抑郁。

3. 情绪因素

心理社会因素主要以情绪活动为中介对人体器官功能造成影响。有研究发现,焦虑、抑郁等心理倾向与糖尿病的发生有一定相关,稳定情绪可使病人病情缓解,而担忧、抑郁、紧张等常会使病情加剧或恶化。

三、老年糖尿病患者的心理护理

(一)老年综合评估

通过评估了解患者得病的原因,如有无遗传家族史、病毒感染等;了解起病时间、主要症状等;评估患者对疾病知识的了解程度,及患病后有无恐惧、焦虑、抑郁或无所谓等心理变化,有无家庭和社会支持系统;评估患者的身体状况,了解其医学检查结果和护理禁忌。

(二)对症护理

1. 饮食护理

老年糖尿病的基础治疗是饮食疗法,适当控制饮食可减轻症状。向患者说明科学饮食的重要性,并终生坚持糖尿病饮食。老年糖尿病患者要注意自己的日常饮食,保持良好的饮食结构,饮食应清淡、营养均衡,忌吃辛辣、油腻的食物,少食动物内脏、蟹黄等胆固醇高的食物及含糖高的食物。要严格控制主食,定时定量,每周定期测量体重。

2. 运动护理

每天适量运动对老年糖尿病患者是有益的,可以维持机体代谢平衡,保持心情舒畅。但老年糖尿病患者多患有心脑血管疾病,要控制好运动的强度,尽量进行低强度运动,避免因运动过量导致其他疾病或并发症的发生。如无禁忌可鼓励患者每天进行适量的散步、慢跑、打太极等运动,时间集中在餐后一小时血糖高峰时进行,时间以 30 分钟为宜,应避免空腹运动,防止出现低血糖症状。运动中应及时补充水分,随身携带糖果、饼干等小零食,发现低血糖时应及时食用和休息。

3. 用药指导

当运动和饮食不能有效控制血糖水平时,采用药物治疗是有效的治疗方法。药物治疗包括口服降糖药治疗和应用胰岛素两种方法。应指导患者养成遵医行为,严格按照医嘱服用降糖药物,注意药物的用法、药量和配伍禁忌,不可随意增减药量,一旦出现低血糖或其他异常反应要及时去医院就诊。使用胰岛素时要严格检查药剂名称、用量和时间等,掌握正确注射胰岛素的方法,包括注射时间、部位、计量、胰岛素的保存和注意事项等,经常更换注射部位,避免出现组织萎缩或增生产生硬结。

4. 皮肤护理

老年糖尿病患者容易出现皮肤瘙痒及感染症状,患者皮肤抵抗力差,一旦发生皮肤破损,恢复时间较长,因此应指导患者勤洗澡,保持皮肤清洁湿润,用温和无刺激的洗浴用品,常穿柔软宽松的衣物。对于卧床患者应每天按时翻身、按摩,一旦发现皮肤破损要及时处理,防止感染。要注意保养双足,穿着舒适、松软的鞋袜,每晚用温水泡脚,防止糖尿病足的出现。

(三)心理护理

随着人们对生理-心理-社会医疗模式的认识和接纳,越来越多的人意识到负面情绪会造成血糖升高,加重糖尿病,而病情加重又会引起不同程度的焦虑、抑郁、恐惧等心理障碍,造成恶性循环。如今糖尿病患者的心理护理越来越受到人们的重视,同饮食疗法、运动疗法并成为糖尿病的三大基础疗法。

糖尿病患者需终生进行自我管理,与病共存,没有脱离的时间,这是造成糖尿病患者心理问题的主要原因。很多糖尿病患者早期患病,持续到老年期,与糖尿病共存、斗争了很多年,会出现明显的情绪情感低落、压力大、负担重,可以说糖尿病患者的终生自我管理是所有慢性疾病中最大的挑战之一。针对老年糖尿病的心理护理,应注意做到以下几点:

1. 对老年人进行心理疏导

在对老年糖尿病患者的护理过程中,应分析患者目前的心理状态,针对具体情况和原因给予及时有效的干预。对于否认自己得了糖尿病或对检查结果不接受、不遵医嘱的老年人,应分析其否认是全面性的,还是老年人正处于自我矛盾中。如果老年人是完全否认,这时不可强迫老年人接受,应安抚老年人情绪,不刺激他,等待机会,创造适合接受的气氛。总之在老年人的心理疏导中,应耐心倾听,让老年人有机会充分表达自己的内心感受,理解老年人所经历的复杂心理冲突,并用温柔的语言给予关心和支持。在交流中要善于发现老年人的消极想法,及时引导,及时肯定老年人取得的成绩,鼓励其参加糖尿病团体,在团体活动中交流经验,学习疾病知识,增强与疾病斗争的信心。

2. 建立良好的护患关系

经常与老年糖尿病患者进行沟通,取得患者的信任,建立良好的护患关系。随时发现患者细微的心理和行为异常,给予其更多的尊重。多听取、采纳患者的意见及建议,尽量满足他的需求。根据患者的心理状况进行个性化的心理护理,稳定患者的情绪,提高患者的自我管理能力,保持身心健康。

3. 帮助老年人克服消极人格特征,进行个性化心理护理

对糖尿病的治疗效果来说,人格特征的影响是很显著的,在护理中应帮助老年人克服消极人格特征,对老年人进行个性化的心理护理。

(1)忧思型老年人。这类老年人平时谨小慎微,多愁善感,经不起不良精神刺激的影响。治疗效果好或病情好转时高兴万分,但若病情反复或加重,则会忧思重重,难以排解。有的老年人性格内向,不愿向人诉说,只能自己一个人闷着。针对这类老年人,应及时关注其情绪变化,耐心倾听其真实感受,并给予积极回应。在这类老年人面前应注意不可说消极的话语,打击老年人的积极性;不可说模棱两可的话,避免加重老年人的思想负担。分享他们成功的经验,肯定他们取得的成绩,哪怕病情反复或加重时,也要帮他们找出自己身上存在的优势或采取积极有效的方法,帮助他们缓解负面情绪,重拾信心。

(2)悲观型老年人。这类老年人看问题的角度通常都十分消极,表现为性格内向、孤僻,一旦病情加重则悲观绝望,丧失信心,不配合医护人员的治疗与护理,甚至会产生轻生的念头。针对这类老年人,应多鼓励他们,及时肯定他们取得的成绩,如"您最近血糖控制得很好,要继续加油""您能每天坚持饭后散步一小时,真了不起"等,让老年人增加与疾病斗争的信心。当老年人不配合治疗和护理时,应婉言相劝,耐心解释,不可听之任之,也不能强迫老年人。

4.帮助老年人建立社会支持系统

在护理中应学会协调患者与亲属、医护人员、邻居之间的关系,帮助患者建立良好的社会支持系统。特别是要取得亲属的理解和支持,让他们督促和协助患者进行饮食及运动治疗,建立保健计划,多关心患者的病情发展和心理变化,让患者感受到家庭温暖。通过让患者参加社区活动,建立正常的人际交往,培养兴趣爱好,激发患者对生活的热情,分散他对疾病的注意力,增强战胜疾病的信心,保持乐观情绪,避免自卑倾向,形成有规律的良好生活习惯。

(四)健康指导

1.帮助老年人树立正确的疾病观念

随着人们对糖尿病认识的不断深入,越来越多的人意识到有效地预防和控制糖尿病并不是单纯靠药物治疗就可以实现的,而是需要通过对不同层次的老年糖尿病患者进行健康指导,将饮食治疗、药物治疗、运动治疗、心理治疗相结合,才能达到事半功倍的效果。要通过定期举办糖尿病知识专题讲座、播放糖尿病知识专题片等措施对老年糖尿病患者进行健康教育。增强患者对疾病的认识,使其保持积极乐观的心态,积极配合治疗,坚持正确的治疗方法。根据患者的情况制订个性化的健康方案,降低危险因素刺激,生活规律,戒烟限酒,提高糖尿病发展的自我管理能力,提高患者的生活质量。

2.掌握糖尿病患者的饮食宜忌

糖尿病患者的饮食疗法是各类型糖尿病的治疗基础,是糖尿病最根本的治疗方法之一。不论糖尿病患者属何种类型,病情轻重或有无并发症,是否用胰岛素或口服降糖药治疗,都应该严格进行和长期坚持糖尿病饮食控制。

(1)总的原则:控制总热量,少量多餐,高纤维饮食,饮食清淡,避免暴饮暴食,少食含糖高的食物。

(2)尽量吃含胆固醇低的优质蛋白质食物,如奶类、豆制品、鱼、瘦肉等食物;适量吃新鲜水果、蔬菜,但含糖量高的水果和蔬菜应限制。

(3)不适合吃含碳水化合物过高的甜食,如蜂蜜、甜点、冰淇淋、蜜饯及各种糖类食物;应少吃动物内脏、肥肉、猪油、牛油等食物,少吃油炸食品。

(4)在饮食烹调方面应不加糖,如患者想吃甜食,可用木糖醇调味。

(5)不宜饮酒,虽少量饮酒无大碍,但最好是不饮酒。

心 理 护 理 实 施

在教师指导下,共同完成案例分析,分组完成心理护理方案制订工作,并进行小组汇报,说明方案的优缺点、现实可行性等,并由教师进行点评、总结。

一、案例分析

通过讨论分析,我们发现案例中的郑奶奶患有老年糖尿病,属于老年人常见的心身疾病。我们应帮助郑奶奶正确认识老年糖尿病,严格进行饮食控制,适量运动,平衡心态,坚持按时服药,避免疾病发展。

二、技能准备

1.老年综合评估。

2.支持性心理疗法的运用。

3.老年糖尿病患者的心理护理。

三、心理护理实施

在教师指导下,学生分组为郑奶奶制订心理护理方案,然后讨论、统一方案,并对郑奶奶实施心理护理,具体可参考以下工作流程:

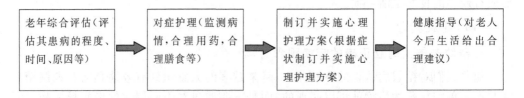

步骤一,搜集整理资料,进行老年综合评估

根据老年人的症状及其心理、社会因素等信息进行老年综合评估。判断确定老年人糖尿病的类型和程度,鉴别发病原因,评估其心理状态,并了解近期生活事件对他的影响。

步骤二,对症护理

针对老年人症状表现进行对症护理,主要包括饮食护理、用药监测等。

步骤三,制订并实施心理护理方案

根据糖尿病的症状、致病因素、护理禁忌等共同协商制订可行的心理护理方案,按照方案进行心理护理。作为心理护理人员,需预先考虑到老年人可能出现的反应并做好预案,面对突发问题能妥善处理。

步骤四,健康指导

心理护理方案实施后,应及时掌握老年人的心理动态,对护理效果进行评估。及时对老年人今后生活给出合理建议,进行健康方面的指导。

四、总结提升

老年糖尿病是常见的心身疾病,很多人谈"糖"色变,因为糖尿病发病率高,并发症遍布全身各系统,对生活质量影响大,需要终身进行自我管理。治疗糖尿病最好的方法是"五驾马车法",即:饮食控制、运动、血糖监测、自我管理教育和药物治疗,降糖、降压、降脂,改变不了生活习惯。

任务训练

情境 一

田女士,62岁,身高165cm,体重50kg。三年前因与家人发生矛盾,心情压抑,以吃零食消除心中闷火,打发时间,渐渐出现了口渴、多饮、乏力等症状,但并未去医院就诊。患者一年前开始反复出现无明显原因的妇科感染,每次用药后可治愈。半月年患者再次出现口渴、多饮、多尿、乏力症状,视力下降明显,看东西会出现重影,偶有脚跟麻木感,去当地医院检查,空腹血糖8.6 mmol/L,餐后1小时血糖15.8 mmol/L,尿糖(＋),尿蛋白(－),酮体(－),血尿酸450 μmol/L。

·思考·

1.田女士患了什么疾病? 有哪些因素影响其发病?

2.如何对田女士进行心理护理和健康指导?

情境 二

周爷爷,72 岁,患有糖尿病多年,退休前为厨师,但他从不自怨自艾,而是每天乐呵呵的,积极面对生活。他坚持规律饮食,少食多餐,坚持不吃高胆固醇和高糖量食物,每天换着花样做饭,吃得健康、快乐。周爷爷喜欢每天一早步行去菜市场买菜,高高兴兴地与菜贩、其他老年人交流,有时还会告诉别人这些菜怎么做好吃。周爷爷每天不需要别人提醒,按时按量服药,自己定期检测血糖。目前周爷爷的血糖控制得很好,没有严重并发症发生。

·思考·

1.结合情境分析,周爷爷患病多年,是怎么样有效控制病情的?

2.周爷爷的案例给了我们哪些启发? 应如何做好老年糖尿病患者的心理护理工作?

情境 三

吴奶奶,68 岁,近期体检她发现自己的血糖值偏高,于是担心得不得了,一直追问医生自己是不是得了糖尿病,严不严重? 医生解释说是糖尿病,但并不严重,只要注意按时服药,注意饮食,注意适当运动,无须过于担心。但吴奶奶还是很担心,据悉吴奶奶的大哥、二姐都有糖尿病,其中二姐就死于糖尿病并发症。吴奶奶之前在饮食上特别注意,几乎不吃甜食,可即使这样还是患上了糖尿病,这令她很沮丧。

·思考·

1.请分析吴奶奶得糖尿病的可能原因有哪些?

2.如何帮助吴奶奶调整心态,做好心理护理工作?

课后习题

一、选择题(每题只有一个正确答案)

1.( )已成为继心脑血管疾病、肿瘤之后的第三大健康杀手。

A.阿尔茨海默症　　 B.意外　　　　　 C.糖尿病　　　　　 D.高血压

2.大多Ⅰ型糖尿病患者会出现多饮、多尿、多食、( )症状。

A.消瘦　　　　　　 B.乏力　　　　　 C.皮肤瘙痒　　　　 D.肥胖

3.老年糖尿病的基础治疗是( ),适当控制饮食可减轻症状。

A.药物治疗　　　　 B.饮食疗法　　　 C.运动疗法　　　　 D.血糖监测

4.通过患病后人格调查发现很多糖尿病患者共有一些人格特征,被称为( )人格。其特点是孩子气,依赖性强,处事被动,乐观向上,爱寻找趣事,能回避痛苦,不合群,注意力不易集中,对应激反应低,生活规律,容易抑郁。

A.A 型　　　　　　 B.B 型　　　　　 C.C 型　　　　　　 D.D 型

5.老年糖尿病患者在( )进行运动为宜,应避免空腹运动。

A.餐后一小时　　　 B.餐前一小时　　 C.餐后立即　　　　 D.餐后半小时

二、判断题

1. 老年糖尿病是指年龄在 60 岁以上的糖尿病患者,包括两类人群:一是 60 岁以后新确诊为糖尿病的人,二是在 60 岁之前发病而后进入老年阶段的人。 （ ）

2. 老年糖尿病患者要注意自己的日常饮食,保持良好的饮食结构,饮食应清淡、营养均衡,忌吃辛辣、油腻的食物,少吃动物内脏、蟹黄等胆固醇高的食物及含糖高的食物。 （ ）

3. 当运动和饮食不能有效控制血糖水平时,采用药物治疗是有效的治疗方法。 （ ）

4. 焦虑、抑郁等心理倾向与糖尿病的发生有一定相关,稳定情绪可使病人病情缓解,而担忧、抑郁、紧张等常会使病情加剧或恶化。 （ ）

三、简答题

1. 老年糖尿病的临床症状有哪些?
2. 老年糖尿病的致病因素有哪些?
3. 老年糖尿病的对症护理包括哪些内容?
4. 如何做好老年糖尿病的心理护理?

四、思考题

1. 结合所学知识,谈一谈如何做好老年糖尿病的预防工作。
2. 针对具体的老年糖尿病患者,如何做好其全方位的心理护理工作。

任务五 | 老年癌症的心理护理

背景分析

癌症是困扰全世界的一种疾病,很多人"谈癌色变",将癌症和死亡结合在一起。老年人由于年龄增长,细胞 DNA 易发生基因突变,患癌的概率比其他年龄群体要高。尽管癌症的发病机制尚未完全弄清,但公认的是癌症与心理社会因素有关,因此做好癌症的早期预防和癌症患者的心理护理工作是十分必要的。本任务分析了癌症的临床表现、致病因素和心理护理,以帮助学生掌握老年癌症患者的心理护理技能。

学习目标

知识目标

1. 掌握老年癌症的定义和临床表现。
2. 了解老年癌症的致病因素。
3. 掌握老年癌症的预防和心理护理技巧。

能力目标

1. 能够对老年癌症患者存在的心理问题进行正确分析。
2. 能够对老年癌症患者进行有效的心理护理。

素质目标

1.树立正确的身心疾病观,适时对患病老年人进行健康教育。
2.培养学生敏锐的观察能力,善于发现老年癌症患者的症状变化。
3.培养学生的迁移能力,能灵活应对,做好个性化护理。

案例导入

欧阳爷爷,66岁,育有二子一女,家庭幸福美满。最近因咳嗽、胸闷等症状,去医院检查被确诊为肺癌。这个消息对他们一家人简直就是晴天霹雳,家人本以为是肺炎之类的小毛病,却没想到是肺癌,但好在不是晚期,尚可以治疗。据悉,欧阳爷爷以往身体状况很好,没有家族遗传病史,不抽烟,偶尔喝酒但不多。近日由于肺癌的确诊,他心理负担很大,心情一直抑郁,总认为自己一生认真负责,怎么会得癌症呢?他一方面想积极配合医生治疗,一方面又怕到时人财两空。于是心里一直纠结,不知该怎么办。最近他情绪不佳,精神、生理状态都很差,病情也恶化了。

思考

1.欧阳爷爷患病后出现了哪些心理问题?
2.如何帮助欧阳爷爷进行心理护理?

知识准备

一、老年癌症的定义和临床表现

(一)老年癌症的定义

癌症亦成为恶性肿瘤,它是100多种相关疾病的总称。细胞是生物体基本的结构和功能单位,细胞增长和分化可满足身体需要,这种有序的过程可保持人们身体健康。人们体内的癌细胞最初是健康细胞,但随着年龄增长或其他原因,导致一些细胞的DNA发生了基因突变,开始无限分裂生长,发展成为肿瘤。随着时间的推移,正常细胞中所累积的DNA损伤越来越多,正常细胞癌变的概率也变大。据统计,在老年人的死亡原因中,恶性肿瘤高达31.1%,已成为老年人病死的主要原因之一。因此,了解老年癌症的特点,对早期诊断、早期治疗有着重要的作用。

(二)老年癌症的临床表现

由于癌症的病理形态不同,发生部位及发展阶段具有差异,每个癌症患者的临床症状都有很大区别。一般癌症早期病人所表现的症状较少,只有疾病发展到一定阶段时才会出现明显的临床症状和体征。而癌症的临床表现一般包括疼痛、肿块、溃疡、出血、梗阻等局部和全身症状。而老年癌症又有如下特点:

(1)老年人的癌前病变易突变为癌:由于老年人脏器衰弱、免疫功能低下,一些良性病变容易被致癌因素诱发导致突变,而且老年人中无症状的潜伏癌较多,因此老年人定期复查、早期治疗癌前病变很重要。

(2)老年患者易患多发性恶性肿瘤:老年人容易同时或先后患上不同组织、器官的原发癌症。据统计,多发性恶性肿瘤占老年人癌症的10%,年龄越大,多发性肿瘤比例越高。

(3)老年癌症易误诊:由于老年人大多都患有多种疾病,其他疾病的病情掩盖,使得癌症的临床表现不典型、全身情况差、反应迟钝、疼痛阈值较高等,因此易造成忽视、漏诊或误诊。即使已确诊为癌症,但由于老年癌症患者常伴有其他疾病,如心脑血管病、糖尿病、前列腺增生等,因此在治疗过程中也应认真分析,系统检查,综合治疗。

(4)老年癌症易导致低钠血症和高钙血症:肿瘤产生抗利尿激素,引起水分潴留而成低钠,患者产生低钠血症,低钠血症在晚期肿瘤患者中十分常见。骨髓瘤及淋巴瘤产生破骨细胞激活因子易引起高钙血症。

二、老年癌症的影响因素

癌症在我国发病率和死亡率均有逐年升高的趋势,因此了解癌症的病因对我们每一个人都是十分重要的。癌症的诱发因素极其复杂,但主要包括以下几个因素。

(一)生物因素

1. 遗传因素

真正直接遗传的肿瘤只是少数不常见的肿瘤,遗传因素在大多数肿瘤发生中的作用是增加了机体发生肿瘤的倾向性和对致癌因子的易感性,即所谓的遗传易感性,包括染色体不稳定、基因不稳定以及微循环不稳定等。如家族性结肠腺瘤性息肉者,因存在胚系细胞APC基因突变,40岁以后大部分均有大肠癌变。再如Brca-1、Brca-2突变与乳腺癌发生相关,家族遗传发生率达80%以上。

2. 免疫因素

先天性或后天性免疫缺陷易引发恶性肿瘤,如丙种蛋白缺乏症患者易患白血病和淋巴造血系统肿瘤,艾滋病患者的恶性肿瘤发生率明显增高。但大多数恶性肿瘤发生于免疫机能"正常"的人群,主要原因在于肿瘤能逃脱免疫系统的监视并破坏机体免疫系统,机制尚不完全清楚。

3. 内分泌因素

体内激素水平异常是肿瘤诱发因素之一,如雌激素和催乳素与乳腺癌有关,生长激素可以刺激癌的发展。

4. 年龄与性别

年龄也是影响癌症的因素之一。随着年龄的增长,细胞DNA基因突变,老年人患癌的概率比其他年龄群体要高。除了原发于性腺的恶性肿瘤外,仅有甲状腺癌和胆囊癌是女性发病率高于男性的,其他恶性肿瘤都是男性高于女性。

5. 其他因素

天然因素也可以致癌,例如在一定条件下紫外线可引起皮肤癌。细菌、寄生虫、真菌在一定条件下均可致癌,如幽门螺杆菌感染与胃癌发生有关系,埃及血吸虫病被证实可诱发膀胱癌,黄曲霉毒素可致肝癌。

(二)心理社会因素

1. 应激、精神紧张

大多数心身疾病患者在其发病前都遇到过不同的生活事件,所遇到的生活事件在同期较健康人多,且程度严重。在中国一项对胃癌的调查中,发现 76％的胃癌病人在确诊前 8 年内报告遇到过生活事件,而在各类生活事件中以人际关系、意外事件和幼年时的经历较为常见。遭遇重大生活事件会引起人们精神高度紧张、心情焦虑抑郁等,这些负面情绪易导致疾病发生。

2. 个性特征

有研究发现 C 型人格与癌症发生密切相关,C 型人格亦称癌症倾向人格,这类人常自我克制、压抑情绪,在遇挫时多失望、悲观,不可自拔。在行为上表现为害怕竞争,逆来顺受,有气往肚子里咽,爱生闷气。C 就是取 Cancer(癌)的第一个字母,预示具有这种性格特征的人易患癌症。癌症与个性的关系在古代已有描述。中国医学《外科正宗》里就有:乳癌是由于“忧思郁结,精想在心,所愿不遂,肝脾逆气,以致经络阻塞,结聚成结”所致。目前,虽然没有足够的证据证明抑郁一定可致癌,但多方研究表明抑郁可提高患癌症的概率及死亡率。而且老年癌症患者在得知患病后容易变得抑郁,抑郁反过来也会加速癌变进程,造成恶性循环。所以保持乐观的生活态度、开朗的性格对预防癌症是很必要的。

▼ 相关链接

C 型行为测试

请认真思考一下问题,它可以帮助你判断自己是否为 C 型性格。

1. 你感到非常愤怒时,你是否把它表现出来?

2. 你是不是认为自己是个很招人喜欢、很不赖的一个人?

3. 你是否不管出了什么事情都尽量把事情做好,没有怨言?

4. 你是不是正在努力完成你想做的事? 你满意你的人际关系吗?

5. 你是否在很多时候都觉得自己没什么价值? 是否常感到寂寞,遭受别人排挤和嫉妒?

6. 如果现在有人告诉你,你只能活 6 个月,你是否会把正在进行的事情继续完成?

7. 如果有人告诉你,你的病已经到了晚期,你能否释怀或感到解脱?

理想的答案是:1. 是;2. 是;3. 否;4. 是;5. 否;6. 是;7. 否。如果你对上述问题的回答中有两个以上的答案是与理想答案相反的,就说明你具有 C 型性格特征。

3. 不良生活习惯

(1)吸烟。吸烟已成为全世界性的社会公害,严重威胁人类健康。有研究发现,约 1/3 因癌症而死亡的患者与吸烟有关,吸烟是肺癌的主要危险因素。

(2)饮酒。大量饮酒也是威胁健康的重要因素。摄入大量烈性酒可导致口腔、咽喉、食管恶性肿瘤的发生。

(3)饮食不当。癌症发病与饮食的关系日益密切,高能量高脂肪食品可增加乳腺癌、子宫内膜癌、前列腺癌、结肠癌的发病率。饮用污染水、吃霉变食物可诱发肝癌、食管癌、胃癌。针对全国肿瘤登记中心的调查数据,中国医学科学院肿瘤医院公布了致癌食物黑名单,其中包括:①腌制食品含致癌物,如咸菜等;②烧烤食品含强致癌物,如烤鸭、烤羊肉串等;③熏豆腐干等常食易患癌;④油炸食品含致癌物;⑤霉变食品含致癌物;⑥隔夜熟白菜和酸菜、反复烧开的水会产生致癌物。

4.环境污染

空气、饮水、食物的污染均可对人类造成严重危害。世界卫生组织已公布的与环境有关的致癌性物质包括:砷、石棉、联苯胺、4-氨基联苯、铬、己烯雌酚、放射性氡气、煤焦油、矿物油、偶联雌激素等。环境中的这些化学的或物理的致癌物通过体表、呼吸和消化道进入人体,诱发癌症。此外,一些医源性因素如电离辐射、X射线、放射性核素可引起皮肤癌、白血病等;细胞毒性药物、激素、砷剂、免疫抑制剂等均有致癌的可能性。

三、老年癌症的心理护理

(一)老年综合评估

对老年癌症患者可做以下评估:

(1)评估老年人此次发病的特点及目前病情、既往病史、治疗经过等。

(2)通过观察、交谈等方法,评估老年人目前的身体状态、精神状态、心理特点等,并了解近期生活事件对老年人的影响。

(3)评估老年人的社会支持系统,特别是家庭在治疗、护理过程中的支持作用。

(二)对症护理

1.疼痛护理

注意观察和询问老年癌症患者疼痛的性质、部位、强度、持续时间、加重或缓解因素等,了解患者是否还有其他伴随症状。有效准备评估是规范疼痛处理的关键步骤,有助于选择合适的治疗及护理手段。WHO提出的癌症疼痛治疗有五个给药原则:①口服给药:简便、无创,便于患者长期服用,对大多数患者适用;②按时给药:是按时给药,而不是按需给药;③按照三阶梯原则给药:根据患者疼痛的轻中重程度,给予不同的药物;④用药个性化:用药剂量需根据患者个人情况而定,以无痛为目的,不应因为对药量限制过于严格而导致用药不足;⑤严密观察用药后的变化,熟悉掌握各类药物的不良反应,及时处理。此外,在老年癌症患者的疼痛护理中,应注意操作动作要轻柔、准确,防止粗暴剧烈,以免引起或加重患者疼痛。

2.病情观察

严密观察老年癌症患者的病情,定时测量其生命体征,并做好详细记录,准确记录24小时的出入量。当患者发生剧烈疼痛时,应遵医嘱给予止痛和镇痛,注意观察患者的疼痛部位、性质、持续时间及用药后是否好转。若出现局部或全身的突发症状时应及时给予处理,做好记录。对于放疗化疗后的患者注意观察是否出现相关的副作用,如胃肠道反应、皮肤变化等,及时给予患者必要的心理安慰及指导。

3.饮食护理

合理饮食不仅对预防癌症发生具有重要意义,对癌症患者的治疗和康复也非常重要。老年癌症患者的饮食结构要合理,应以优质蛋白为主,宜多吃清淡、高营养、质软、易消化和富含维生素的食物,多吃水果和新鲜蔬菜。在护理中应设法增进患者的食欲,根据患者的消化能力,采取少量多餐,粗细搭配,流质、软食与硬食交替,甜咸互换等的形式进餐,保持老年人进餐时心情愉悦,尽可能多与家人一起进餐。

4. 临终关怀

向临终老年人及其家属提供全面的照料,包括生理、心理、社会等方面,尊重老年人的权益,关心临终老年人的生活质量,减轻因临终末期症状引起的疼痛和不适,满足临终老年人在物质或精神方面的需求。帮助临终老年人与亲属在临终阶段增加感情,使家属的身心健康得到维护和增强,使病人在临终时能够无痛苦、无遗憾地走完人生的最后旅程,使家属敢于面对亲人的死亡。

(三)心理护理

不同的性格、不同的病情和不同的治疗过程,老年癌症患者的心理特点也各有不同。对癌症患者的护理,要根据其性格特点和不同时期的心理特点,进行认真分析,实施有效的心理护理,消除患者的心理负担,使患者积极配合治疗,控制疾病发展,减轻并发症的发生。

1. 了解病人心理变化

护理人员要以热情友好的态度接待老年癌症患者,与患者及家属进行详细的沟通,在了解病情、治疗方案和具体治疗方法的基础上,掌握患者的心理变化,了解患者真实的心理状态。一般来说,接受自己患上癌症的事实,老年人会经历否认、愤怒、抑郁、接受和治疗这几个心理阶段。在否认期,他们认为这是医生的误诊,用否认得到个人的心理平衡;在愤怒期,他们表现出强烈的愤怒和悲痛,怨天尤人;在抑郁期,慢慢接受自己患癌的事实,从内心产生无尽的痛楚和悲伤;在接受期,认识到现实无法改变,只能面对,只有以平静的心情面对现实,生活才能更有价值;在治疗期,根据不同的治疗进展,不同患者的情绪会有很大差异,如放化疗患者可能随着副作用的出现而情绪波动较大。

还要了解患者家属的态度、家庭经济条件等多方面因素,进行综合分析,有预见性地判断他们将要或者可能出现的心理问题,从而制定出切实有效的预防措施和心理护理方案,如因病施护、因人施护等,变"事后护理"为"事先控制"。

2. 增强老年人战胜病患的信念

很多癌症病人一旦获悉自己患癌症以后,生的欲望会降低,而死的欲望会增强。这时,护理的主要目的就是唤起患者求生的信念。护理过程中可以通过坚定的表情、鼓励的话语、贴心的服务等来取得病人的信赖。特别是患者发生病情变化时,如出现多器官功能衰竭、疼痛、吞咽困难、恶病质等多种症状时,护理人员应密切观察病情变化,给予必要的支持疗法,除力求改善全身状况外,更应注意对患者进行良好的心理支持,同时多向患者介绍一些积极的案例让他们对未来充满希望。放疗或化疗前,不仅要向病人宣传进行这种治疗的必要性,也要向其讲清治疗期间可能出现的不良反应,使其有足够的心理准备,主动克服困难,积极配合治疗。

3. 心理疏导

负面情绪会显著加速患者肿瘤的恶化。为此,护理人员要为患者实施积极的心理疏导,使其将不良情绪尽早发泄出来。首先,要纠正患者对癌症的错误认知,加强对患者及家属癌症相关知识的普及,使他们充分认识到癌症虽然很严重,但如果早发现、早治疗,后期的生活质量也是不错的。要有极大的同情心,充分理解他们的心情,尽量帮助他们解决困难,引导其通过听音乐等放松身心的方式达到改善不良情绪的目的。

4. 家庭支持

由于家人最了解患者的心理状态、行为方式及表达情绪的方式、生活习惯等,所以家人的支持及照顾是旁人无法替代的。护理人员有责任对家人进行开导和劝慰,使他们能够尽力控制悲伤的情绪,配合医护人员做好患者的心理支持,使患者能更好地配合治疗工作,更有利于疾病的治疗。

(四)健康指导

1. 为老年人进行疾病相关知识的宣教普及

在护理工作中,应根据患者及其家属的文化程度、社会背景、理解能力等因素,有针对性地向他们提供正确的、有价值的疾病相关信息。如让患者了解放化疗之后可能出现的副作用,患者可能出现的异常症状,使病人及家属能有心理准备,积极配合治疗。

2. 促进老年人保持愉悦的情绪和积极的心态

众所周知,负面情绪对机体免疫系统有抑制作用,可促进肿瘤的发展。鼓励患者多与周围的人进行交流,放松心情,可以通过阅读、听音乐、适当的运动等方式来分散注意力,营造良好的生活氛围。

3. 警惕生活中常见的癌症信号

应警惕生活中的危险信号,如不明原因的发烧、出血、体表存在包块等症状可能是癌症的早期信号,应及时检查治疗。老年人如果发现有突然出现的老年斑,也要注意恶性肿瘤的可能性。长期无明显原因的瘙痒、水疱等也要考虑恶性肿瘤的可能,特别是老年人应给予充分的重视。

4. 对老年人进行生活指导

应积极劝诫老年人戒烟戒酒,根据医生建议选择适合自己的饮食菜谱,养成良好的饮食习惯,保证营养摄入和营养均衡。根据自己的身体状况适当进行运动锻炼,增加身体的抵抗力。对于长期卧床的老年人,要积极预防压疮的发生,每 2 个小时为其翻身一次,经常为其进行按压部位按摩。

心理护理实施

在教师指导下,共同完成案例分析,分组完成心理护理方案制订工作,并进行小组汇报,说明方案的优缺点、现实可行性等,并由教师进行点评、总结。

一、案例分析

通过讨论分析,我们发现案例中的欧阳爷爷患有肺癌,属于老年人常见的心身疾病。我们应帮助老年人正确认识癌症,积极面对现实,配合医生治疗,并养成良好的生活习惯,戒烟戒酒,平衡心态,做好患病后的各项心理准备。

二、技能准备

1. 老年综合评估。
2. 支持性心理疗法的运用。

3.老年癌症患者的心理护理。

三、心理护理实施

在教师指导下,学生分组为欧阳爷爷制订心理护理方案,然后讨论,统一方案,并对欧阳爷爷实施心理护理,具体可参考以下工作流程:

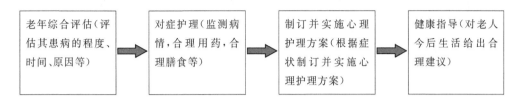

步骤一,搜集整理资料,进行老年综合评估

根据老年人的症状及其心理、社会因素等信息进行老年综合评估。判断确定老年人癌症的类型和程度,鉴别发病原因,评估其心理状态,并了解近期生活事件对他的影响。

步骤二,对症护理

针对老年人症状表现进行对症护理,主要包括疼痛护理、病情观察、饮食护理等内容。

步骤三,制订并实施心理护理方案

根据老年心身疾病的症状、致病因素、护理禁忌等共同协商制订可行的心理护理方案,按照方案进行心理护理。作为心理护理人员,需预先考虑到老年人可能出现的反应并做好预案,面对突发问题能妥善处理。

步骤四,健康指导

心理护理方案实施后,应及时掌握老年人的心理动态,对护理效果进行评估。及时对老年人今后生活给出合理建议,进行健康方面的指导。

四、总结提升

老年癌症患者的心理因素会直接影响到他的治疗和康复,应注意及时观察患癌老年人的心理变化,准确把握其心理特点,帮助其以积极心态面对患癌现实,积极配合医生治疗。即使以当前医疗技术已无力回天,也要尽量帮助其减轻疼痛,使其舒适安宁地度过最后的时光。由于老年人身体机能、免疫力等各方面较年轻时大大降低,一旦老年人得癌症,会更易出现急性感染,因此在老年癌症患者的护理中应注意感染的预防和护理。

任 务 训 练

情境 一

老王退休前是机关工作人员,他唯一的女儿在国外定居,妻子比他早退休。他妻子退休后去了国外。她到国外本来是帮女儿带外孙,没有想到自己的大厨手艺很快助其找到了收入丰厚的工作。老王也在退休后去国外和妻子、女儿一家团聚。他的晚年生活成了很多老同事的"标杆",他也为有如此幸福的晚年而感到欣慰。可是,让所有老同事意想不到的是,半年后,老王回来了。他说有点不舒服,去检查身体,结果是肠癌,而且是晚期。怎么很强壮的人能突然生这么重的病呢?老王的老同事后来了解到,老王在国外生活得并不如意。那时老王虽然和家人在一起了,但是家里的其他人都很忙,就他一个人是闲人,想结交一些朋友,可是不会说英文,所以他几乎没有朋友圈子。在国外马路上也看不到几个人,老王认为国外根本不如国内热闹。老王得的肠癌因为是晚期,癌细胞多处转移,没过两年,他去世了。

·思考·

1. 请分析一下老王得癌症的可能原因。

2. 老王的离世给我们哪些启发?应如何做好癌症预防和患者的心理护理工作?

情境 二

甄先生,65岁,8年前因胃癌进行了胃癌根治术,切除了2/3的胃,经过放化疗之后出院疗养。出院后甄先生并没有把自己当成一个癌症病人而认为家人应该围着自己转。他鼓励儿女好好工作,而自己量身制订了健身、旅游计划。他每天坚持散步、骑自行车一个小时,外出时随身带着水和食物。几年间他走遍了祖国很多名胜古迹,每到一处就拍照留念,平时没事时就拿出照片来欣赏,每天都乐呵呵的。他的身体状况现在非常好,他若不说谁都不知道他是一名癌症患者。

·思考·

1. 结合情境分析甄先生抗癌成功的秘诀有哪些?

2. 甄先生的经历给了我们哪些启发?应如何做好癌症患者的心理护理工作。

课后习题

一、选择题(每题只有一个正确答案)

1. 癌症的临床表现一般包括( )、肿块、( )、出血、梗阻等局部和全身症状。

　　A. 疼痛、溃疡　　　B. 疼痛、消瘦　　　C. 消瘦、溃疡　　　D. 溃疡、抑郁

2. 大多数恶性肿瘤发生于免疫机能"正常"的人群,主要原因在于肿瘤能逃脱免疫系统的监视并破坏机体的( )。

　　A. 身体机能　　　B. 免疫系统　　　C. 各个器官　　　D. 细胞

3. 有研究发现( )人格与癌症发生密切相关,被称为癌症倾向人格,这类人常自我克制、压抑情绪,在遇挫时多失望,悲观,不可自拔。

　　A. A 型　　　B. B 型　　　C. C 型　　　D. D 型

4. 下列不属于老年癌症常见危险信号的是( )。

　　A. 不明原因的出血　　　　　　　B. 长期咳嗽未愈

　　C. 体表出现肿块　　　　　　　　D. 流行性感冒

二、判断题

1. 癌症亦成为恶性肿瘤,它是100多种相关疾病的总称。　　　　　　　　　　　( )

2.遗传是癌症的重要影响因素,大多数癌症都是直接遗传的。　　　　　（　）

3.年龄也是影响癌症的因素之一。随着年龄的增长,细胞 DNA 易发生基因突变,患癌的概率比其他年龄群体要高。　　　　　　　　　　　　　　　　（　）

4.天然因素也可以致癌,例如在一定条件下紫外线可引起皮肤癌。　　　（　）

三、简答题

1.老年癌症的特点是什么?

2.老年癌症的影响因素有哪些?

3.老年癌症的对症护理中包括哪些内容?

4.如何对老年癌症患者进行健康指导?

四、思考题

1.结合所学知识,谈一谈如何做好老年癌症患者的心理护理工作。

2.请分析一下老年癌症患者可能出现的心理变化。护理人员应该如何做好其不同阶段的心理护理?

模块 五

老年死亡教育和临终关怀

 ## 内容聚焦

　　临终关怀对于老年人有尊严地度过人生的终点起着重要作用,它为临终老年人及家属提供生理、心理、社会、精神等方面的全面支持和照护,是一种特殊的医疗保健服务。临终关怀是一项新兴的社会公益事业,是社会进步和人类文明的重要标志。通过本模块内容教学使学生建立正确的死亡观,掌握临终老年人的心理及行为特点,帮助老年人克服恐惧焦虑等负面情绪,坦然面对死亡,得以安详无憾地走完人生最后一程。

任务一　　老年死亡教育

背景分析

　　死亡是每个人迟早要面对的必经历程,有生必有死,生死必相依。随着社会的发展和人们对生命质量的关注,如今人们非常重视优生、优活,却忽视优死。通过死亡教育可以使人们坦然地面对死亡,有意识地提高人生之旅最后阶段的生命质量,以坦然无憾的心情告别人生。本任务分析了老年人的死亡心理、影响老年人死亡态度的因素,重点讲解了死亡教育的内容及实施中的注意事项,并对生前预嘱、安乐死和尊严死等前沿话题做了简单介绍。

学习目标

⊘ 知识目标

1.了解老年人的死亡心理和影响死亡观的因素。

2.掌握死亡教育的内容和老年死亡教育实施中应注意的问题。

3.了解生前预嘱的含义和核心内容。

⊘ 能力目标

1.能够帮助老年人建立正确的死亡观,使老年人坦然面对死亡。

2.能够恰当地对老年人进行死亡教育。

素质目标

1.培养学生养成正确的死亡观念。

2.树立关爱生命、珍惜生命、尊重死亡的观念。

‖ 案例导入 ‖

田爷爷,73岁,身患多种慢性疾病,平日注重健康保健,身体一有不舒服就去医院检查,生怕自己得了可怕的绝症,有一天会痛苦地死去。他经常去参加各种健康讲座,对书上、网上或是道听途说的一些"保健良方""治病秘方"等深信不疑,几乎每月的退休金都用来买这些常用药物和保健产品了。田爷爷动不动就和亲友提及死亡,话里话外都隐含着"他不想死""害怕死亡"的想法,有人笑他太胆小,有人说他是杞人忧天,也有人说生老病死是自然规律,人人都会有死亡的那一天,但不管别人怎么说,田爷爷依然有些想不开。

·思考·

1.老年人的死亡心理有哪些?如何对老年人进行死亡教育?

2.作为将来的养老护理员,你怎么看待死亡?若工作中遇到老人死亡,你会怎么调整自己的心态?

知识准备

一、老年人的死亡心理

(一)对死亡的解释

有生就有死,每个人都会经历死亡。死亡是一种状态,是一个过程,它既是生命的终点,也是一个新的起点,每个人只有也必定有一次与之亲密接触的机会。

关于死亡的定义一般有三种:临床死亡、生物学死亡和脑死亡。临床死亡是医生根据患者临床的生命体征——当患者意识完全丧失,呼吸、心跳完全停止,血压持续为零,经抢救一段时间后上述指标仍不能恢复,瞳孔放大时,可以判断为临床死亡,这也是法律意义上的死亡。生物学死亡是指在临床死亡的基础上,生命体所有的细胞功能停止活动。脑死亡是指以脑干或脑干以上中枢神经系统永久性地丧失功能为参照系而宣布死亡的标准,患者出现持续的严重的意识障碍,所有的生理反射消失,脑电波呈直线,所有的脑干诱发电位消失,但患者仍保留呼吸、心跳和一定水平的血压,这时,可以界定为患者已经脑死亡。

过去人们习惯把呼吸、心脏功能的永久性停止作为死亡标志,但由于医疗技术的进步,心肺复苏术的普及,一些新问题产生了,它们冲击着人们对死亡的认识。因为全脑功能停止、自发呼吸停止后,仍可以靠使用呼吸机等措施在一定时间内维持全身的血液循环和除脑以外的各器官的机能活动,这就出现了"活的躯体,死的脑"这种反常现象。众所周知,脑是机体的统帅,是人类生存不可缺少的器官,一旦脑的功能永久性停止,个体的一生也就终结。这就产生了关于"死亡"概念更新的问题。目前,"脑死亡"的概念逐渐被人们所接受,医学界把脑干死亡 12 小时判断为死亡,因为完整的中枢神经系统目前尚无法移植。

▼ **相关链接**

脑死亡和植物人是一回事吗?

脑死亡有别于"植物人"。"植物人"的脑干功能是正常的,昏迷只是由于大脑皮层受到严重损害或处于突然抑制状态,病人有自主呼吸、心跳和脑干反应,而脑死亡则无自主呼吸,是永久、不可逆的。

(二)老年人的死亡心理

老年人的死亡心理是指老年人对待死亡的观点、看法或意识。受个体年龄、文化程度、健康状况、社会地位、经济状况、宗教信仰、心理成熟程度等因素的影响,不同老年人的死亡心理存在较大的个体差异。

1. 理智型

当理智型老年人意识到死亡将要来临时,能从容面对,会主动询问医生自己到底还能生存多久,会在精神还好时事先立下遗嘱,明确自己死后的财产分配及后事处理。他们能比较镇定自如地面对死亡,尽量避免自己的死亡给亲友带来太多痛苦。一般这类老年人的文化程度比较高,心理成熟度也比较高,是应该提倡的对待死亡的心理类型。

2. 接受型

接受型老年人又分两种类型,一种是主动接受型,如信奉某种信仰,将死亡视为另一种开始,不惧死亡,坦然面对生死;另一种是被动接受型,在积极配合治疗无效后,无可奈何地接受现实,或是受文化传统的影响到一定年龄后会提早准备寿衣、棺木、墓穴等,直到死亡来临。

3. 恐惧型

恐惧型老年人非常害怕死亡,会不惜一切代价地延长生命。他们表现出对生的极度渴望和留恋,希望健康长寿,能充分享受生活带给他们的无穷乐趣,因此他们对死亡充满恐惧,对生活充满留恋。

4. 解脱型

解脱型老年人将死亡当成是一种解脱,他们大多有着严重的生理、心理问题,要么经济极为困顿,要么身患绝症,饱受疾病折磨,要么家庭破碎,子女不孝,老伴离世,因此对生活失去兴趣,深感活着是一种痛苦。这是逃避现实的做法,我们并不提倡这种态度。

5. 无所谓型

这类老年人认为死亡是生活中的最后一件事,是正常现象。因此他们不理会死亡,对死亡抱有无所谓的态度,认为生死由命,既不回避也不积极着手准备,一切听天由命。

二、影响老年人死亡态度的因素

死亡态度是指个体对死亡做出反应时所持的评价性的、较稳定的内部心理倾向。老年人对死亡的高度恐惧会降低其生活质量。目前我国老年人及其家属对待死亡大多持回避态度。影响老年人死亡态度的因素主要有：

1. 文化程度

一般来说，文化程度比较高的老年人，其心理成熟度也比较高，对事物的发展规律有着科学客观的认识，因此能理智地对待死亡。而文化程度相对低的老年人，往往思想保守，对待事物缺乏科学性。但也有研究认为不同文化程度对老年人死亡态度的影响不明显。

2. 身心健康状况

身心健康状况良好的老年人比身心状态差的老年人能更乐观地看待死亡问题，特别是那些乐观对待死亡的老年人，会在人生最后阶段依然活得精彩、充满爱和希望。而那些消极、恐惧死亡的老年人会充满绝望，度日如年。

▼ **相关链接**

不同信仰或宗教对死亡的态度

儒家认为"死生由命，富贵在天"。自然生命既然无法强求，何不将生活的重心放在追求永恒生命的价值上去。儒家讲求与人为善，民风淳朴；发扬慎终追远的精神，使人们恪守孝道，最后臻社会于至善的境界。

道家认为，无朽生命是"道"。他们已超脱个人的生死，因为个人须臾的生命对宇宙而言，是匆匆出入，如同气的聚散；个人生死不足挂齿，只要宇宙运行之道存在，生命就绵延不绝。

佛教主张事物的出现是由于因缘的聚合，事物的消失是由于因缘的分散，缘生缘灭是宇宙运行不变的法则。因此一些现象只是暂有，生命亦为动态的转化，生命由出生、成长、衰老到死亡，不断在变。死亡并非消失，也非失去一切，人之死亡只是从一个阶段进入另一个阶段，也可以说死亡是把人送至一个更高的清灵境界。

天主教主张死是"永生的开始"，一个人不死则不能永生，所以死并不可怕。

基督教把死看成"在耶稣那里睡了的人"，将来一定要复活，而且"和主永远同在"。

（资料来源：根据网络资料整理而成）

3. 其他因素

平常对死亡问题的接触情况会影响到老年人的死亡观，如家人未曾谈论过死亡或家庭气氛不融洽，这些老年人对待死亡大多是焦虑、恐惧或逃避。而那些曾经接触过死亡的老年人对待死亡的态度会更成熟一些。此外，老年人的婚姻状况、经济状况、职业因素等也会对老年人的死亡态度产生影响。

三、死亡教育和生前预嘱

(一)死亡教育

1. 死亡教育的定义

死亡教育是对人类,尤其是对老年人进行有关死亡知识的社会化、大众化教育的过程。死亡教育问题,是伴随死亡学的兴起与发展而产生的,它直接与现代社会中的人所遇到的生死问题有密切关系,如老龄化问题,癌症、艾滋病等绝症问题,自杀、安乐死问题等。死亡教育既是一门课程,也是一种体验,它通过教给人们与死亡相关的医学、哲学、伦理学、社会学、心理学等适当知识,来帮助人们正确认识人生和死亡。

2. 死亡教育的目的

(1)理解生命的有限性,接纳死亡为生命的一部分。人必有一死,意识到这一点才能有生命的紧迫感;接纳死亡为生命的一部分,才能消除对死亡的恐惧,坦然地面对他人和自己的死亡,从而更加珍惜生命,热爱生活。

(2)发展一种尊重生命的人文精神。尊重生命既要尊重他人的生命,不随意伤害他人,也要尊重自己的生命,不随意放弃自己的生命。在对生命的尊重中感悟人生真谛,品味生活,享受生命。

(3)树立信仰,让人生有所敬畏。缺乏信仰就会无所敬畏,而无所敬畏会使人失去底线,只有有所敬畏才能圆满人生。

由此可见死亡教育名为谈"死",实为论"生"。死亡教育帮助人们学会在面对自己和他人的死亡时寻求良好的心理支持,克服死亡带来的恐惧与悲伤,帮助人们树立恰当的人生观和死亡观,教育人们要热爱生活,珍惜生命,正视死亡。

3. 死亡教育的对象

每个人都会死亡,因此应正确认识死亡,接受死亡教育。常见的死亡教育对象有以下几类:

(1)有关死亡教育的专业人员。主要包括研究生死问题的学者和医护人员,他们需掌握有关死亡的专业知识,学会运用所学的生死学的理论去指导人们正确地对待生死问题。

(2)疾病患者及其亲朋好友。帮助疾病患者解决对死亡的焦虑、恐惧和各种思想负担,使患者能坦然面对可能的死亡结局,亦使患者家属和好友有准备地接受丧亲之痛。

(3)所有在校学生。死亡教育需从孩子抓起,使之从小就有关于死亡的正确观念,能够尊重生命,珍惜生命。特别是将来从事养老服务工作的学生,更应该接受系统的死亡教育,将来在工作中既可以很好地应对老年人的死亡问题,同时又可适时适度地为老年人进行死亡教育,帮助老年人正确面对人生和死亡。

4. 死亡教育的具体内容

一般情况下,人们一生中所遇到的死亡问题概括起来有以下几方面:

(1)死亡价值观的问题。在死亡教育过程中,要提供给教育对象合理的死亡价值观,使之克服对死亡的恐惧。同时应教育人们要珍惜自己和他人生命,不要轻易放弃或剥夺生命。

（2）死亡的生理过程问题。在死亡教育中要讲解死亡的生理过程，让教育对象明白死亡的过程和判断标准，面对死亡能做出合适的选择，并建构起对他人之生死的同情、怜悯心态。

（3）面对死亡引起的悲伤情绪调适问题。面对亲友死亡，如何把悲伤情感控制在不伤身体的范围之内，并尽快从心灵痛苦中超脱出来，也是死亡教育的内容。

（4）如何应对未来的死亡问题。每一个人无论生前状态如何，都会或迟或早地面对死亡问题，这是死亡教育过程中最大、最迫切需要解决的问题之一。

（二）老年人死亡教育

1. 老年人死亡教育的内容

由于年龄、疾病等原因，老年人与死亡的距离更加接近，因此对老年人进行死亡教育是很有必要的。其内容主要包括以下几点：

（1）引导老年人正确认识和面对死亡。每个生命都会经历孕育期，然后出生，成长，直至衰老，死亡。在老年人死亡教育中可以通过"准备死亡、面对死亡、接受死亡"三个过程，使其积极提高生命质量，完成自己的心愿，发挥自己最后的余热，维护生命最后的尊严。

（2）帮助老年人发现生命中有价值的闪光点，善于发现老年人生命中的事业、亲情、友情、爱情和人性中的闪光点，协助老年人寻找生命回顾中经历的意义所在。

（3）做好跨文化的死亡教育。应尊重老年人的文化和信仰，对有宗教信仰的人可允许在临终接受法师或牧师的指导，使其平静地面对死亡。

2. 在老年人死亡教育过程中应注意的问题

由于传统文化等原因，我国很多人对死亡问题都持回避态度，作为年轻人，在为老年人进行死亡教育时应注意以下几个问题：

（1）实施者首先要树立正确的死亡观。要想对老年人进行死亡教育，那么实施者自己的死亡观应正确。实施死亡教育的护理人员必须能正确看待生死，坦然面对所护理老年人的死亡，很好地应对老年人死亡产生的情绪问题和后续事务处理。

（2）死亡教育表面说的是"死"，但实际谈的是"生"。应牢牢把握由"生"观"死"，又由"死"观"生"的原则，出发点与落脚点皆在"生"而非"死"。如此才可能谈清有关"死"的问题，并使死亡教育能被人们所理解和接受。

（3）要采用生动、灵活、易被接受的教育形式。在死亡教育中不能故作深沉，可采取引进电影、电视、文学、音乐、座谈会等民众喜闻乐见的形式，在轻松的氛围中使民众了解死亡这样一个沉重的话题。

（三）生前预嘱

1. 生前预嘱

生前预嘱是指人们事先，也就是在健康或意识清楚时签署的，说明在不可治愈的伤病末期或临终时要或不要哪种医疗护理的指示文件。签署"生前预嘱"，是为了掌握自己的生命归途。这个既陌生、厚重又前沿的理念，是源于全世界热议已久的话题。

由一名植物人死亡引发的争议

2005年3月1日,美国女植物人泰利·斯基亚沃在被拔掉进食管13天之后死去。据美联社报道,泰利1990年因医疗事故陷入植物人状态,虽自主呼吸,但只能凭借进食管维持生命。她的丈夫兼监护人迈克尔·斯基亚沃1998年曾向法院申请拔除妻子的进食管。泰利的父母表示反对,并开始了马拉松式的法律诉讼。泰利的进食管曾两度被拔除,随后又被恢复。2005年2月18日,泰利第三次被拔除进食管。泰利的父母又提出上诉。美国总统布什签署了国会通过的法案,要求联邦法院重审此案。但联邦法院最终拒绝了这对夫妇的诉请。2月28日,位于亚特兰大的美国第11巡回上诉法庭做出裁决,拒绝重新为泰利插上维持生命的进食管。此后不久,泰利女士在由她而引发的巨大争论中死去。

全球热议——这样的急救到底有没有必要?

当一个走到生命尽头的人,不能安详离去,反而要忍受心脏按压、气管插管、心脏电击以及心内注射等惊心动魄的急救措施。即使急救成功,往往也不能真正摆脱死亡,而很可能只是依赖生命保障系统维持毫无质量的植物状态……这个时候有没有人关心濒临死亡者的感受,有谁关心他的痛苦,是否了解他的选择呢?

（资料来源:根据网络资料整理而成）

生前预嘱是一个书面计划,其核心内容是告诉医护人员当他不能为自己的医疗护理选择做决定时,他想要的是什么,如,他是否想要手术、插胃管进食或使用呼吸机来维持生命等。病人在健康且可以为自己做决定时写下自己的生前预嘱,在生命后期不能自己做选择的时候,生前预嘱将会发挥作用。生前预嘱是帮助人们选择有尊严的死亡方式的手段之一,应该得到他人的尊重和了解,亲属应帮助立嘱人完成这些愿望。

如今我国公民可以登录"选择与尊严"网站,自愿填写"生前预嘱",并随时修改或者撤销。目前该网站访客虽多,但真正完成生前预嘱的却很少。网站负责人曾介绍说:率先在全国推出首个"生前预嘱"的民间文本,是希望通过"我的五个愿望",让更多人知道什么是"生前预嘱",什么是"尊严死",以及如何通过建立"生前预嘱"实现个人意愿,使更多人知道在生命尽头选择不使用生命保障系统以保持尊严是一种选择,也是一种权利。

2.尊严死和安乐死

安乐死指对无法救治的病人停止治疗或使用药物,让病人无痛苦地死去。"安乐死"一词源于希腊文,意思是"幸福"的死亡。目前世界上赞成安乐死的国家非常少,我国就反对安乐死。而尊严死与让病人无痛苦死去的安乐死并不相同,是一种在病人弥留之际,不做过分的治疗,而是用安宁缓和的方式给病人以临终关怀,最大程度地减轻他们的痛苦,让他们自然而有尊严地离开这个世界。

安乐死与尊严死的区别在于,安乐死是医生协助下的自杀,比如,给予注射药物或口服药,提前结束自然人的生命,目的是为了结束进入临终状态患者的痛苦。而尊严死并不提前结束自然人的生命,而是在尊重个人意愿的前提下,不延长其生命,当然病人也可以选择用各种医疗手段延长生命,重点是出于个人意愿。也就是说尊严死不以任何主动的方式结束他人生命。

现在很多人能接受自己尊严死,但给亲属实施尊严死却很难。这是因为提倡尊严死必然会冲击"百善孝为先"的传统观念。传统观点认为,孝顺父母,就要对父母好,可是人们"对父母好"的理解过于简单化,认为延长寿命就是对他们"好"。其实孝顺父母应顺着父母的意志做事,不能把自己的考虑解释成临终者的意愿,不能为了自己的面子而忽视父母真正的意愿。因此在中国"生前预嘱"还是一个比较前沿的小众话题。

心理护理实施

在教师指导下,共同完成案例分析,分组完成心理护理方案制订工作,并进行小组汇报,说明方案的优缺点、现实可行性等,并由教师进行点评、总结,最后完成"老年人死亡教育的心理护理综合实训评价表"。

一、案例分析

通过讨论分析,我们发现案例中的田爷爷特别害怕死亡,没有建立科学的死亡观。生老病死是自然规律,有生必有死,但人们对死亡的恐惧却是与生俱来的,并不是所有人都能正确认识死亡,坦然面对死亡。

二、技能准备

1. 支持性心理疗法的运用。
2. 老年人死亡教育的心理护理综合实训评价表。

三、心理护理实施

在教师指导下,学生分组为田爷爷制订心理护理实施方案,然后讨论、统一方案,并对其实施心理护理。具体可参考以下工作流程:

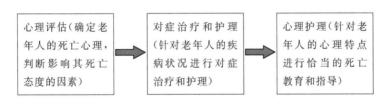

步骤一,分析资料,进行心理评估

首先对老年人的身心健康、社会适应、人际关系等状况进行分析,确定老年人的死亡心理及影响因素,明确其生理机能、心理状态、社会支持资源等。

步骤二,对症治疗和护理

针对老年人的身体健康状况,提供恰当的对症治疗和护理,缓解症状,延缓其疾病发展,打消其部分顾虑。

步骤三,实施心理护理

针对老年人的死亡心理特点进行恰当的死亡教育,帮助老年人正确认识死亡,建立科学的死亡观。

四、总结提升

每个人都有死亡的那一天,这是无法避免的,在死亡的威胁下,人们承受着死亡的巨大心理压力。人们对于死亡最大的恐惧在于死亡的未知性,思考死亡、直面死亡、积极应对死亡,是一门人生必修课,它有助于人们更健康地生活,体现人生的价值和意义所在。

在死亡教育的心理护理实施中应注意以下几点:

(1)在心理评估环节,由于很多老年人虽畏惧死亡但又不愿提及死亡,特别是不愿听年轻人提及死亡,因此在分析老年人的死亡心理时应注意方式方法,不可轻易触碰老年人的隐私和禁忌,在此之前应做好充分准备,做好应急预案。

(2)在对症治疗和护理环节,需了解老年人的身心健康状况,及时给予有效的治疗和护理,缓解老年人的症状和心理压力。在此过程中可向老年人宣传正确的疾病知识,让老年人对疾病发展和自己的症状有正确的了解和认识。

(3)在心理护理环节,应注意根据老年人的心理特点进行适时、适当的死亡教育,帮助老年人正确认识死亡,建立科学的死亡观。但在这一过程中,注意不能强行进行死亡教育,也不能强求老年人改变,应注意因势利导,鼓励老年人为自己所爱的人和爱自己的人而珍爱生命,健康生活。

任务训练

情境一

70岁的汪老先生在2004年被诊断为恶性淋巴癌,医生说他最多只能活一年。面对死神的逼近,他同其他人一样也曾恐惧、焦虑、愤怒过,但在家属和照顾人员的耐心开导下,他不但没有倒下,反而更坚强起来。他认为治病三分靠药物,七分靠精神,他相信凭着开朗乐观的性格和坚强的意志,他一定可以战胜病魔。于是,他每天坚持骑自行车锻炼,后来骑车到处游玩。他骑车兜遍了上海所有公园后,就开始周游全国。十年过去了,汪先生还活得好好的,而他的行程已达四万多公里,他到过福建、珠海、澳门、北京等地。他告诉大家,癌症不等于死亡,只要每天开心,有毅力,一定能战胜病魔。

思考

1. 汪老先生是如何看待死亡的?
2. 从他的案例中我们能得到哪些启示?

情境二

孙伯伯今年75岁,患直肠癌手术一年后病情逐渐加重,剧烈的疼痛令他痛苦不堪,几次他都想自杀,结果都被及时发现。原因是:一方面,他认为自己现在的样子是给家里添麻烦,拖了老婆和孩子的后退。另一方面,以前他也算是个干部,说话办事都很有权威,现在这些个人价值似乎都已不存在了。每每看着病床上的自己成为家庭的累赘,他便感觉不能面对自己,面对生活。最近,他还时不时地发脾气,过后又后悔。身心痛苦折磨得他日不能食,夜不能寐,焦虑、抑郁情绪日益严重。虽然医护人员和家属都尽量劝解他,每天给他讲一些开心的事情,想解除他的恐惧心理。但是,孙伯伯仍然不能发现自己的生存价值,依然钻牛角尖,身心健康也每况愈下。

> **·思考·**

1. 请根据孙伯伯的情况,帮助他进行生命回顾,找出生命闪光点。
2. 如何对这类老年人进行死亡教育?

课后练习

一、选择题(每题只有一个正确答案)

1. 目前,脑死亡的概念逐渐被人们所接受,医学界把脑干死亡( )小时判断为死亡。

A. 12　　　　　B. 6　　　　　C. 24　　　　　D. 8

2. 目前我国老年人及其家属对待死亡大多持( )态度。

A. 否认　　　　B. 回避　　　　C. 积极　　　　D. 消极

3. ( )指人们事先,也就是在健康或意识清楚时签署的,说明在不可治愈的伤病末期或临终时要或不要哪种医疗护理的指示文件。

A. 生前预嘱　　B. 死前申明　　C. 个人医疗遗嘱　　D. 安乐死协议

二、判断题

1. 过去人们习惯把呼吸、心脏功能的永久性停止作为死亡标志。　　　　( )

2. 一般来说,文化程度比较高的老年人,其心理成熟度也比较高,对事物的发展规律有着科学客观的认识,因此能理智地对待死亡。　　　　( )

3. 从古至今,我国有很多人年轻时不信教,但年老之后忽然热衷起宗教来,是因为越老越迷信。　　　　( )

4. 老年人的婚姻状况、经济状况、职业因素等也会对老年人的死亡态度产生影响。　　　　( )

5. 死亡教育需从孩子抓起,使之从小就有关于死亡的正确观念,能够尊重生命,珍惜生命。　　　　( )

三、简答题

1. 老年人的死亡心理有哪几种?
2. 影响老年人死亡心理的因素有哪些?
3. 死亡教育的具体内容有哪些?
4. 什么是生前预嘱?其核心内容是什么?
5. 尊严死和安乐死的区别是什么?

四、思考题

1. 请结合实际情况,谈一下在对老年人进行死亡教育过程中应注意哪些问题。
2. 现在很多人能接受自己尊严死,但给亲属实施尊严死却很难。请结合社会实际谈一下为什么会如此。

任务二 | 老年临终关怀

背景分析

　　临终关怀对老年人有尊严地度过人生的终点起着积极的作用,它是为临终老年人及其家属提供生理、心理、社会、精神等方面的全面支持与照护的一种特殊的医疗保健服务,是一项新兴的社会公益事业,是社会进步与文明的重要标志。通过本任务的实施,让学生掌握临终老年人的心理及行为特点,学会善待临终老年人及其家属,为临终老年人及其家属提供良好的安宁照护,提升老年人的生活质量,使其可以安详、无憾地走完人生旅程。

学习目标

知识目标

1. 了解临终关怀的定义、意义,理解临终关怀的原则。
2. 理解临终老年人的心理特点及行为反应。
3. 掌握与临终老年人沟通的技巧及护理技能技巧。

能力目标

1. 能够运用临终老年人的心理特点,判断他们的心理需求。
2. 能够运用临终老年人的心理护理技能和技巧,为临终老年人提供舒适的心理服务。
3. 能够了解临终老年人对死亡的看法,运用沟通技巧,安慰老年人,使他们能够安详地离开人世。

素质目标

1. 树立关爱生命、珍惜生命、尊重死亡的观念。
2. 树立时刻准备为临终老年人做好护理服务的坚定信念。
3. 养成积极主动地参与临终老年人护理的自觉性。

▌ 案例导入 ▐

　　王爷爷,87岁,高级工程师,为人乐观风趣,随着年龄增长其身体健康状况也日益下降,身患多种慢性疾病。半年前被诊断为胃癌晚期,入院检查发现癌细胞已扩散。鉴于王爷爷的年纪,医生建议保守治疗。王爷爷的家庭经济条件良好,其子女事业小有成就,但工作繁忙,在老人的治疗方案上存在争议,有的主张保守治疗,有的主张手术治疗。王爷爷在得知自己病情后,经过认真考虑决定采取保守治疗,住进了医疗条件较好的某护理院。

　　在护理院中,王爷爷得到了护理人员的细心呵护。他们为老人布置了温馨的房间,呼叫、急救设备齐全,每天医生、护理人员等查房时都会认真询问老人感受,密切关注病情发展,在老人精神较好时陪他聊天,推他外出散步等。虽然王爷爷的病情并没有好转,甚至在不断恶化,但在家人和工作人员的陪伴下,他很舒心、知足,坦然面对最后时刻的到来。

·思考·

1.什么是临终关怀? 老人的临终需求有哪些?

2.从护理员的角度出发,你认为应如何做好临终关怀事业?

知识准备

一、临终关怀概述

(一)临终关怀的定义

临终关怀是近代医学领域中新兴的一门边缘性交叉学科,是社会的需求和人类文明发展的标志,是指对没有治愈希望的患者进行积极又全面的医学人文照顾,它需要控制疼痛及其他症状、解决心理和精神问题,以提高患者生活品质。但各国学者对"临终"有着不同的见解,在美国,无治疗意义估计只能存活 6 个月以内者,被认为是"临终";在日本,以住院治疗至死亡平均 17.5 天为标准,而我国对"临终"未有具体的时限规定。"临终"是指人生所患疾病的终末期或遭受意外濒临死亡的时间,对此期限内患者的关怀即为临终关怀。

临终关怀的宗旨是减少临终病人的痛苦,增加病人的舒适度,提高病人的生命质量,维护临终病人的尊严,使临终者能坦然面对死亡,安然离去。同时希望给予患者家属精神上的支持,给予他们承受现实的力量,进而坦然地接受一切即将面对的问题,为临终患者家庭提供包括沮丧期在内的生理、心理关怀的立体化社会卫生服务。

(二)临终关怀的意义

临终关怀是一项符合人类利益的崇高事业,对人类社会的进步具有重要的意义。

1.临终关怀符合人类追求高生命质量的客观要求

随着人类社会文明的进步,人们对生命的生存质量和死亡质量都提出了更高的要求。人们希望向迎接新生命、翻开人生历程的第一页那样,送走、合上人生历程的最后一页,为人生划上一个完美的句号,以便让患者在死亡时获得安宁、平静、舒适,让家属在病人死亡后没有留下任何遗憾和阴影。

2.临终关怀是人类社会文明的标志

每一个人都希望生得顺利,死得安详,临终关怀正是为让患者尊严、舒适到达人生彼岸而开展的一项社会公共事业,它是社会文明的标志。

3.临终关怀体现了医护职业道德的崇高

医护职业道德的核心内容就是尊重患者的价值,包括生命价值和人格尊严;临终关怀则通过对患者实施整体护理,用科学的心理关怀方法、高超精湛的临床护理手段,以及姑息、支持疗法最大限度地帮助患者减轻躯体和精神上的痛苦,提高生命质量,平静地走完生命的最后阶段。医护人员作为具体实施者,充分体现了以提高生命价值和生命质量为服务宗旨的高尚医护职业道德。

（三）临终关怀的原则

1. 以照料为中心

对临终病人来讲，治愈希望已变得十分渺茫，而最需要的是身体舒适、控制疼痛、生活护理和心理支持，因此，目标以由治疗为主转为对症处理和护理照顾为主，而且护理的重点也要从生理上转移到心理、社会、精神等方面。

2. 维护临终者的尊严

患者尽管处于临终阶段，但个人尊严不应该因生命活力降低而递减，个人权利也不可因身体衰竭而被剥夺，只要未进入昏迷阶段，仍具有思想和感情，医护人员应维护和支持其个人权利：如保留其个人隐私和生活方式，参与医疗护理方案的制订，选择死亡方式等。

3. 提高临终生活质量

在老年人临终阶段，从以往关注的"延长生存时间"转移为"提高生命质量"，是一项非常重要的进步。有些人片面地认为临终就是等待死亡，生活已没有价值，病人也因此变得消沉，对周围的一切失去兴趣。甚至有的医护人员也是如此认识，因而在行为上表现出面孔冷漠、态度、语言生硬，操作粗鲁。临终关怀理论则认为，临终也是生活，是一种特殊类型的生活，所以正确认识和尊重病人最后生活的价值，提高其生活质量是对临终病人最有效的服务。

4. 尊重生命，共同面对死亡

有生便有死，死亡和出生一样是客观世界的自然规律，是不可违背的，是每个人都要经历的事实，正是死亡才使生显得有意义。而临终病人只是比我们早些面对死亡的人。死赋予生以意义，死是一个人的最终决断，所以我们要珍惜生命，珍惜时间，要迎接挑战，勇敢面对。

二、临终老年人的心理

（一）临终老年人的心理需求

在临终阶段，老年人除了生理上的痛苦之外，更重要的是对死亡的恐惧。美国有一位临终关怀专家认为"人在临死前精神上的痛苦大于肉体上的痛苦"。因此，一定要在控制和减少老年患者机体痛苦的同时，做好临终老年人的心理关怀。

一般来说，濒临死亡的老年人其心理需求可分为三种水平：一是维持生命；二是缓解痛苦；三是得到安慰，安详地死去。因此，当死亡不可避免时，病人最大的需求就是安宁、避免骚扰，家属耐心地陪伴，给予精神安慰和寄托。如果有特殊需求，如写遗嘱、见最想见的人等，家属或照护者一定要尽力满足，使其无遗憾地度过人生最后时刻。

（二）临终老年人的心理过程

临终老年人在经历死亡的过程中，会出现不同的心理反应，通常要经历以下几个阶段：

1. 否认期

当老年人间接或直接听说自己可能会死亡时，其心理反应是不承认自己患有绝症或病情恶化，认为是医生的误诊，"不可能""他们一定是搞错了"等。他们常常怀有侥幸的心理到处求医,以期推翻诊断。老年人对生命的渴望不会随着年龄的增长而减弱,相反,他们对生的希望具有很深的渴求,他们在面临生命即将结束时往往发出否认的呼声。

2. 愤怒期

度过了否认期,当病情趋于严重时,病人知道预后不佳,但不理解病情为何恶化到这种程度,常会想"为什么是我?这太不公平了"。他对发生在自己身上的不幸感到很不公平,很不满,一种愤怒、妒忌、怨恨的情绪油然而起,于是把不满情绪发泄在接近他的医护人员及亲属身上。常表现为生气与激怒,对任何事情都不如意、不满意,敌视周围的人,不接受日常的护理或治疗,对于平时热情照料他的医务人员也发脾气,或训斥他的亲属与朋友。有时还对医院的制度、治疗等方面存在不满,以此来缓解内心的不平。

3. 协议期

由愤怒期转入协议期后,病人心理状态会显得较为平静、安详、友善,他承认死亡的来临,为了延长生命,还会提出种种"协议性"的要求,希望能缓解症状。有些老年人认为许愿或者是做善事能扭转死亡的命运,有些病人则对所做过的错事表示悔恨,于是提出种种要求。如有的病人为了延长生命,做出许多承诺作为交换的条件,会说"请让我好起来,我一定……"这样的话。此期病人变得和善,对自己的病情抱有希望,配合治疗,也期盼治疗能延长生命。

4. 忧郁期/沮丧期

病人不得不面对所患疾病的现实,身体状况日益恶化,病症愈加明显,生命垂危,协商也无法阻止死亡的来临,产生很强烈的失落感,表现出极度伤感与绝望。有的人会考虑自己死后对家庭与子女的安排,要求留下遗言。一般病人急切要求与亲朋好友见面,希望有他喜欢的人陪伴照顾。

5. 接受期

这是临终老年人的最后阶段,病年人已对自己即将面临死亡有所准备。在表现平静的同时,病人也很虚弱,极度衰竭,常处于嗜睡状态。如有的病人在一切努力、挣扎过后变得平静,接受即将面临死亡的事实。这一时期病人肯独自思考后事问题,如遗体处理、配偶生活、财产分配等问题。

(三)临终老年人的心理特点

临终老年人大多要经历以上心理过程,因此,在面对死亡时会产生一些共同的心理特点。

1. 求生心理

当一个老年人家庭稳定、衣食不愁时,越老其求生心理越强,越希望能长命百岁,安享晚年。有些病情较重的临终老年人,常常惊恐不安,不时发出呻吟和呼救,他们把希望寄托在医护人员的同情和支持上,期望得到应有的急救和治疗。当看到医护人员以实际行动向自己可期望的方向努力时,便会增强与疾病做斗争的信心和勇气,配合治疗。

2. 无奈转而积极对待

有些患者性格外向,开朗,认识事物比较客观,对自己的病情有一定的认识,在无可奈何的情况下,积极投身于其他事情,从而转移面对疾病而产生的不良心理。

3. 绝望心理

绝望心理的患者比较少见,但他们却给医护人员带来不少麻烦。这些患者自我意识非常强,但对自己的危重病情又接受不了,特别是在治疗一段时间仍不见好转后,便会产生绝望和轻生的念头。经历着生存的病痛,可能使他们最终产生威胁感,而变成一种攻击行为,向周围人,尤其是亲人毫无理智地发泄。有的愤怒后转为抑郁,表现为对治疗和护理的不合作,进而转化为攻击自身的行为。

4. 障碍心理

随着病情的加重,一些老年人的情绪、性格等会出现障碍,如暴躁、孤僻、抑郁、意志薄弱、依赖性增强、自我调节和控制能力差等。患者心情好时愿意和人交谈,心情差时则沉默不语,遇到一些不顺心的小事就大发脾气,事后又后悔莫及,再三道歉。甚至有的患者固执己见,不能很好地配合治疗与护理,擅自拔掉输液管和监护仪等。

5. 忧虑后事心理

进入临终期,大多数临终老年人倾向于思考死亡问题,如比较关心死后的遗体处理,土葬还是火葬,是否被用于尸体解剖和器官捐献移植;有的还会考虑家庭安排,财产分配;有的会担心配偶的生活,子孙的工作、学业;等等。

三、临终关怀的内容

(一)医疗上的临终关怀

由于临终患者大多会出现疼痛、痰液堵塞、呼吸困难等症状,因此医疗上的临终关怀应以止痛、吸痰、缓解呼吸困难等对症治疗为主。医疗上的临终关怀强调适当的治疗,避免不必要的检查和无价值的治疗,不主张对晚期癌症患者采用不间断的化疗和放疗、导管插入、人工呼吸机等来延长死亡过程,增加患者痛苦。

在临终患者的疼痛处理中应及时有效,正确使用三阶梯止痛法,药物止痛的使用顺序是非鸦片类、弱鸦片类、强鸦片类药,给药时间在前一次药物作用未消失前1小时,按时按量服药,不要等患者主诉疼痛再给药,如果仍不能止痛可增加剂量或缩短用药时间直至得到满意控制。

对呼吸困难的患者,药物治疗可使症状得到缓解,吸氧也是较好的有效方法。医护人员应根据病人的缺氧情况,确定给氧方式、时间及流速,并通过血气分析监测给氧效果。为减轻病人的呼吸困难及由此引起的疲劳,护士应指导或帮助病人变换体位、咳痰、保持呼吸道通畅,使其感到更舒适。

(二)生活上的临终关怀

(1)提高患者生活质量。尽量减轻肉体痛苦,使其舒适;加强基础护理,常擦身、沐浴,保持呼吸道通畅、口腔清洁;保持衣服、被褥干净、平整、清洁,使其最后生活阶段舒适和保持尊严。

(2)环境、饮食要求。保持就餐环境优美,饮食可口,采用点菜制或家属烹调,尽量满足患者的要求。

(三)临终心理护理

临终患者同样是一个有思维和情感的人,对待其心理问题与对待生理上的疾病一样复杂。患者不仅要忍受生理上的病痛,更要与精神上的抑郁搏斗,尤其面对死亡。临床技术可能显得苍白无力,因为濒临死亡的患者真正需要的是脱离痛苦和恐惧及精神上的舒适和放松,这就需要及时了解临终患者的心理状态,满足患者的身心需要,使患者在安静、舒适的环境中以平静的心情告别人生,这是临终关怀心理护理的关键。

(四)对临终病人家属的关怀

临终关怀除对临终病人提倡精心护理之外,还要对病人家属进行关怀。病人家属心理、生理感受较复杂,既痛苦又辛苦,他们为病人四处奔波,为经济担心,为将失去亲人而悲痛,他们极需要他人的关怀和帮助。对病人家属的关怀和帮助,医护人员应做到以下几点:

(1)指导家属对临终各阶段病人做好心理安抚,做到否认期不要在病人面前悲伤难过,心照不宣,使病人心理上满足。愤怒期对病人的发怒指责不予计较,尽量满足病人的要求,尽量使病人快乐。对家属过分挑剔的要求,表示谅解。鼓励家属用更多时间与病人相处,允许与病人共同进餐。

(2)诚恳、坦率的谈心能减轻家属的忧虑,使家属对护理人员产生信任,这样可间接地把积极的信息传递给病人。不厌其烦地向家属说明病情,让其理解病人的死亡不可避免,积极劝慰家属以理性思维排除感情干扰,使家属从极度悲哀中解脱出来,超越痛苦的障碍。

(3)如有必要,协助家属做好后事处理,做好遗体护理工作,这是对死者的尊重,亦是对生者的抚慰,要耐心解答家属问题,允许家属和死者做最后告别。

四、临终老年人的心理护理

在临终老年人的心理护理中,首先要与老年人建立良好的护患关系,以真诚态度关心、理解、爱护老年人,取得老年人的充分信任,主动和老年人进行交流,最大限度地减少老年人的身体与心理痛苦,缩短护患之间的心理差距。护理人员与老年人家属要默契配合,多交谈,及时从他们那里获取护理需求及意见,正确掌握老年人的心理特点。

其次要注意工作细节问题,不要放弃,让老年人有生的希望,进行沟通与疏导,变消极为积极;引导老年人在有限的生命里做有益的事情。心理护理的核心是帮助老年人正确认识疾病,积极配合诊断治疗,激发老年人潜在的生存意识,引导他们树立良好的生活愿望,正视现实、战胜自我,对疾病的治疗充满希望。

再次,尊重老年人的主观感受和交流的愿望,注意评估和处理其抑郁和焦虑情绪,尽可能满足老年人的凤愿。护理人员及家属要及时了解老年人真实的想法和临终前的心愿,尽量照顾老年人的自尊心,尊重他们的权利,减轻他们的焦虑、抑郁和恐惧,使其没有遗憾地离开人世。

第四,提供温馨的家庭照护。临终老年人在生命的最后时刻往往希望得到别人,尤其是亲人的理解和支持。他们需要倾诉内心的愿望和嘱托,需要与家人沟通和交流,害怕被人冷漠和抛弃的孤独感,此时,家庭作为他的主要支持系统,对其心理及身体的安抚起着至关重要的作用。家属要积极配合,给老年人以感情支持,消除其孤独感,增加其安全感,增强其信心和勇气,使老年人在临终时刻感到自己被重视,体验生活的温暖和希望,忘记烦恼和孤独。

第五,帮助老年人保持社会联系。临终老年人容易产生被孤立、被遗弃感,因此,应鼓励老年人的亲朋好友等社会成员多探视老年人,尽可能与老年人接触,不要嫌弃他们，更不能漠视他们的生存价值。另一方面要鼓励老年人关心他人，关心社会，积极与社会联系，从而体现人生最后的价值。

第六，适时有度地优死教育。优死教育包括：首先，世界上万事万物都有兴衰的历程，人生亦不例外。因衰老而死亡是一种"善终"，是最自然的方式，也是人生完整的最后一环。其次，死亡之后感知觉自然就会终止，疾病所带来的痛苦也不再会延续，更不存在所谓的"死亡世界"，不必为了解"死后是什么样的"而恐惧。最后，死亡虽然会把患者和至亲分开，会让他们悲伤，但是对患者来说，越是能够做到安详和坦然面对死亡，越能减少他们的担心，减轻他们的痛苦。

第七，重视临终老年人的个性化护理。"以人为本"是心理护理的一贯原则，临终护理时要尊重老年人的民族习惯和宗教信仰，根据老年人不同的职业特点、心理反应、性格特征、社会文化背景等施与不同的精神安慰和心理疏导，才能有好的护理效果。没有统一的标准，也没有全篇一律的方法。如有的老年人可以告诉其病情进展，有的老年人就需要给以善意的谎言；有的老年人需要耐心解释、徐徐善诱才能摆脱痛苦，有的老年人则用上帝的安排等来进行安慰；等等。因此，了解临终老年人的个性化特征意义重大。

心理护理实施

在教师指导下，共同完成案例分析，分组完成心理护理方案制订工作，并进行小组汇报，说明方案的优缺点、现实可行性等，并由教师进行点评、总结，最后完成"老年人临终关怀心理护理"综合实训评价表。

一、案例分析

通过讨论分析，我们发现案例中的王爷爷属于癌症晚期的临终老人。王爷爷心态较好，能直面疾病，在护理院得到了细心呵护，能平静、有尊严地等待最后时刻的到来。

二、技能准备

1. 支持性心理疗法的运用。
2. "老年人临终关怀心理护理"综合实训评价。

三、心理护理实施

在教师指导下，学生分组为王爷爷制订心理护理实施方案，然后讨论、统一方案，并对其实施心理护理。具体可参考以下工作流程：

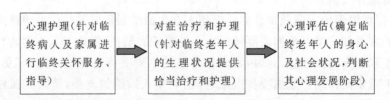

心理护理（针对临终病人及家属进行临终关怀服务、指导）→ 对症治疗和护理（针对临终老年人的生理状况提供恰当治疗和护理）→ 心理评估（确定临终老年人的身心及社会状况，判断其心理发展阶段）

步骤一，分析资料，进行心理评估

首先对临终老年人的身心健康、社会适应、人际关系等进行分析，确定临终老年人的生理机能、心理状态、社会支持资源等。

步骤二,对症治疗和护理

针对临终患者生理状况提供恰当的治疗和护理,注意疼痛、呼吸困难等症状的治疗和护理。

步骤三,实施心理护理

针对临终老年人及其家属进行心理护理。

四、总结提升

临终关怀不以治愈为目的,其宗旨是减少临终病人的痛苦,增加病人的舒适度,提高病人的生命质量,维护临终病人的尊严,使临终者能坦然面对死亡,安然离去。

在临终老年人心理护理实施中应注意以下几点:

(1)在心理评估环节,由于临终老年人可能在较短地时间内会经历明显而重大的身心变化,因此不能仅凭一次评估就做出诊断,而应进行多次评估和诊断。应根据临终老年人的心理特点和生理症状准确判断其心理发展阶段,并做出合适的应对。

(2)在对症治疗和护理环节,需要特别注意做好基础护理,保持病人的皮肤完整,使病人感到舒适,并保持较好的外在形象;在进行基础护理时,不要忘记遮挡病人,尊重病人的隐私,不能随便应付;在疼痛控制中,要有针对性地、有效地使用麻醉剂,按时、按量给药。

(3)在心理护理环节,对临终老年人的死亡教育适合在老年人情绪相对平稳时进行,当老年人处于否认、愤怒情绪时,认可其情绪才是第一位的。做好家属的死亡教育,尽量避免家属不理智地继续进行各种不必要的检查和无价值的治疗。

任务训练

情境 ❶

78岁的欧婆婆患肺癌多年,并伴有多种脏器功能衰竭,今年4月她病情加重住进老年关怀病院。欧婆婆经常拉着护理人员的手说,自己最放心不下是他在外地的儿子。

欧婆婆的儿子是国内一所知名医院的毒理专家、医学博士,得知母亲身患恶性肿瘤晚期后,他说:"我知道死亡有一万多道门,让人们各自退场离去。"他没有选择为母亲做放疗和化疗,而是让母亲安享最后的人生。他向家人和护理人员交代,万一母亲出现昏迷或者呼吸心跳停止,不要采取积极的抢救措施,尽可能做好相应照护和心理安慰即可。如果可能,就适当做镇静催眠让母亲安详地离开人世。

就这样,在护理人员和家属的精心呵护和耐心照料下,欧婆婆心情一直都不错。直到有一天,欧婆婆让护理员小张抱一抱她,小张轻轻地把她抱在怀里,她的脸上挂着一丝微笑,就这样,欧婆婆安详地走了。小张说:"人到濒死时,很少有意识清醒的。在意识逐渐丧失的过程中,很多人都试图抓点什么。比如紧紧攥住家人或护理人员的手,这能给患者极大的安慰。"有时候还要在老年人耳边轻轻说"不要怕!你的家人都在你身边,还有医生、护士也都在这里。你是安全的"等等,这样老年人才能得到临终前的安抚。

> **·思考·**
>
> 1.分析判断欧婆婆的临终心理表现,并找出其特征。

2.分析判断欧婆婆儿子为其临终阶段选择的心理护理方式是否正确？有哪些优点与不足？

情境 二

孙奶奶,88岁,在家上厕所时不慎跌倒导致骨折。送去医院后医生告知,由于老年人年龄太大,没有手术价值,建议找个养老机构疗养。于是孙奶奶的子女遵从医生的建议,把孙奶奶送进了某养老机构疗养。在养老机构里,由于孙奶奶脾气倔强,性格古怪,不愿配合护理人员的护理工作,导致入院几天后就发生了压疮。这时孙奶奶仍不配合护理,也不配合换药治疗。几个月后,早期压疮就变成了非常严重的大面积深度压疮,感染、压疮消耗紧随其后,老年人渐渐感觉自己身体不行了。于是,她哭着哀求医生、护理员救救她,医生、护理员叫她怎样做她就怎样做。但不管怎样,孙奶奶的生命还是走到了尽头,临终还紧紧抓着护理员的手,满眼写满了恐惧和不舍。

·思考·

1.请分析一下孙奶奶在养老机构不配合护理的可能原因有哪些?

2.针对这种情况,应如何做好老年人的临终护理。

课后练习

一、选择题(每题只有一个正确答案)

1.临终关怀的宗旨是减少临终病人的痛苦,增加病人的舒适度,提高病人的（　），维护临终病人的（　）,使临终者能坦然面对死亡,安然离去。

A.生命质量、尊严　　　　　　　　B.生存时间、尊严

C.生存时间、人格　　　　　　　　D.生命质量、人格

2.临终老年人在经历死亡的过程中,会出现不同的心理反应,一般第一个过程是（　）。

A.否认期　　　　B.接受期　　　　C.愤怒期　　　　D.协议期

3.老年人已对自己即将面临死亡有所准备,在表现平静的同时,病人也很虚弱,极度衰竭,常处于嗜睡状态,这时的老年人处于临终的（　）阶段。

A.否认期　　　　B.接受期　　　　C.愤怒期　　　　D.协议期

4.临终关怀心理护理的关键是需要及时了解临终患者的心理状态,满足患者的身心需要,使患者在（　）的环境中以平静的心情告别人生。

A.孤独、安静　　　B.孤独、舒适　　　C.安静、舒适　　　D.欢乐、舒适

二、判断题

1.临终关怀是近代医学领域中新兴的一门边缘性交叉学科,是社会的需求和人类文明发展的标志。　　　　　　　　　　　　　　　　　　　　（　　　）

2.对临终病人来讲,治愈希望已变得十分渺茫,而最需要的是身体舒适、控制疼痛、生活护理和心理支持。　　　　　　　　　　　　　　　　　　（　　　）

3.在老年人临终阶段,从以往关注的"延长其生存时间"转移为"提高老年人的生命质量",是一项非常重要的进步。　　　　　　　　　　　　　　（　　　）

4.临终关怀只需要对临终病人进行精心护理,不需要对病人家属进行关怀。（　　　）

5.临终关怀的重点不是治愈疾病、挽救生命,而是了解临终患者的心理状态,满足患者的身心需要,使患者在安静、舒适的环境中以平静的心情告别人生,这是临终老年人心理护理的关键。　　　　　　　　　　　　　　　　　　　　　　　　（　　）

三、简答题

1.临终关怀的意义有哪些?

2.临终关怀的原则是什么?

3.临终老年人的心理过程是什么?

4.临终关怀的内容有哪些?

四、思考题

1.如何根据临终老年人的症状分析其心理特点,并进行有针对性的个性化护理。

2.请结合实际情况,谈一下应如何做好临终老年人的心理护理工作。

参 考 文 献

[1] 余运英.老年心理护理[M].北京:机械工业出版社,2016.

[2] 蒋玉芝.老年人心理护理[M].北京:北京师范大学出版集团/北京师范大学出版社,2015.

[3] 李欣.老年心理维护与服务[M].北京:北京大学出版社,2013.

[4] 孙颖心,齐芳.老年人心理护理[M].北京:中国劳动社会保障出版社,2014.

[5] 张岩松,等.老年服务与管理人才队伍建设的研究与实践[M].北京:清华大学出版社,2014.

[6] 王洪兰,李兰.护理心理[M].2版.北京:高等教育出版社,2017.

[7] 胡英娣.老年人心理与行为[M].北京:海洋出版社,2017.

[8] 洪立,王华丽.老年期初代专业照护——护理人员实务培训[M].北京:中国社会出版社/北京大学医学出版社/中国劳动社会保障出版社,2014.

[9] 姜乾金.医学心理学:理论、方法与临床[M].北京:人民卫生出版社,2012.

[10] 岳晓东.心理咨询基本功技术[M].北京:清华大学出版社,2015.

[11] 史宝欣.老人关怀与家庭护理[M].重庆:重庆出版社,2007

[12] 周郁秋,张渝成.康复心理学[M].2版.北京:人民卫生出版社,2014.

[13] 刘艳,石振玉,张志芳.老年焦虑症患者的临床特点及护理[J].中国老年保健医学,2009(7).

[14] 刘志敏,李健,张岩松.中国尊严养老现状、原因分析及解决策略[J].中国老年学杂志,2017(2).

[15] 刘志敏.我国空巢老人孤独感现状及对策研究[J].学理论,2014(6).

[16] 詹淑琴.美好生活,从高质量睡眠开始[J].心理与健康,2016(3).